职业教育智慧康养系列新形态教材

老年人基础照护

滨州职业学院
中德诺浩（北京）教育科技股份有限公司 组编

主编 \ 王燕 周娜娜

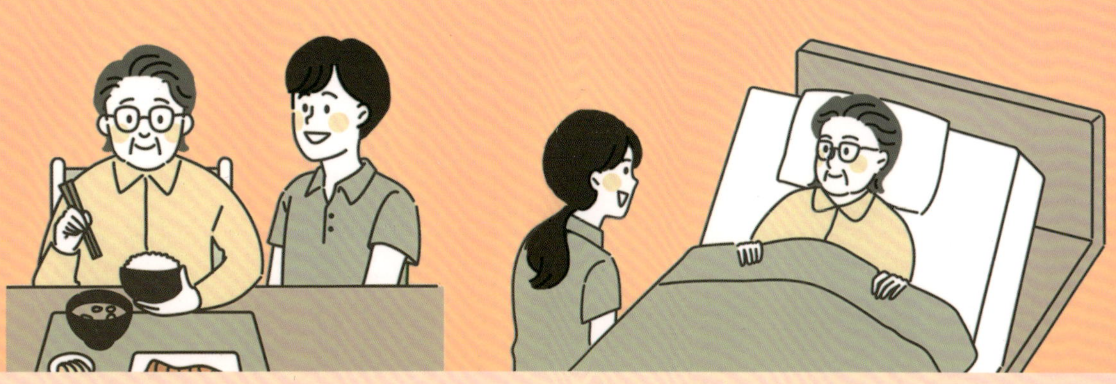

大连理工大学出版社

职业教育智慧康养系列新形态教材

老年人 基础照护

滨州职业学院
中德诺浩（北京）教育科技股份有限公司 组编

主编 王燕 潍坊护理职业学院
周娜娜 济南市社会福利院
副主编 裘云 江苏经贸职业技术学院
李莉 重庆城市管理职业学院
李成 滨州职业学院
田园 沧州医学高等专科学校
参编 祝丽群 潍坊护理职业学院
王荣青 吕梁高级技工学校
饶芸 贵阳康养职业大学
史东福 临沂市经济学校
于海萍 潍坊护理职业学院
刘书莲 洛阳职业技术学院

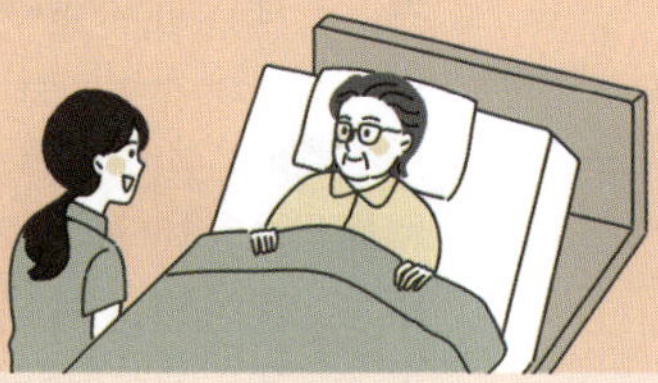

大连理工大学出版社

内容提要：

本教材突出了“对标国际职业技能标准、融合国家专业教学标准、对接企业岗位用人标准”的特色，全篇采用情境教学，以典型工作任务为载体，重点突出，目标明确，注重学生分析能力、实践能力、动手能力的培养，符合学生认知特点，体现了先进职业教育理念。

本教材以工作场景、工作人物和工作情节进行任务导入，设置了晨间综合护理、日间生活综合护理、日间基础综合护理、晚间及特殊时期综合护理4个情境，以岗位工作能力为主线，岗位工作流程为学习过程，形成14个典型工作任务，从而完成老年人日间及夜间的照护工作。

本教材适用于高等职业院校护理专业老年护理方向、老年服务与管理专业、健康管理专业、现代家政服务与管理专业等教学使用，也可作为本科教育的教学资源，以及供养老机构、社区服务人员和培训机构使用。

图书在版编目(CIP)数据

老年人基础照护 / 王燕，周娜娜主编. -- 大连：大连理工大学出版社，2024.7

ISBN 978-7-5685-4522-8

Ⅰ. ①老… Ⅱ. ①王… ②周… Ⅲ. ①老年人—护理学—高等职业教育—教材 Ⅳ. ①R473.59

中国国家版本馆CIP数据核字(2023)第123225号

出版人 苏克治
策划编辑 赵 部　　**责任编辑** 初 蕾
责任校对 刘丹丹　　**封面设计** 方 茜

出版发行 大连理工大学出版社
地　　址 大连市软件园路80号　　**邮政编码** 116023
电　　话 0411-84708842（发行）0411-84708943（邮购）
邮　　箱 dutp@dutp.cn
网　　址 https://www.dutp.cn

印　　刷 大连图腾彩色印刷有限公司印刷
幅面尺寸 185mm×260mm　　**印　　张** 19　　**字　　数** 462千字
版　　次 2024年7月第1版　　**印　　次** 2024年7月第1次印刷
书　　号 978-7-5685-4522-8　　**定　　价** 83.80元

职业教育智慧康养系列新形态教材
专家指导委员会

教材编写委员会

序　言

PREFACE

自我国进入老龄化社会以来，老年人口规模和比例总体呈上升趋势，人口老龄化进程加速发展，高龄化趋势日益凸显。2020年到2030年将是我国老年人口增长最快的阶段，预计2030年老年人口总量将接近4亿。人口老龄化是我国实现第二个一百年奋斗目标征程中的重要国情，走出积极应对人口老龄化的中国道路，艰巨性和复杂性前所未有。党的十八大以来，党和国家领导人作出一系列重要指示，规划部署国家老龄事业发展和养老体系建设。在党的二十大报告和《中华人民共和国国民经济和社会发展第十四个五年规划和2035年远景目标纲要》中都作出专门部署。

随着中共中央办公厅、国务院办公厅印发《关于推进基本养老服务体系建设的意见》以及《国务院办公厅关于发展银发经济增进老年人福祉的意见》（国办发〔2024〕1号）等一系列重要政策陆续出台，我国养老服务体系全面优化，围绕满足老年群体的多样化需求，各级党委、政府加快构建新发展格局，着力推动高质量发展，也有效推动了养老服务高质量发展，主要体现在以下四个方面：一是养老服务着力点更加明晰，养老服务工作重点逐步聚焦扩大养老服务供给、增强护理服务、加强监管、提高服务质量等方面；二是发展内容更加追求质量，养老服务的发展重点逐步从追求“床位增长”向“提高内涵”的发展阶段转变，聚焦满足老年人急难愁盼的养老问题和提升老年人的服务满意度；三是医养结合服务体系更加健全，长期护理保险制度成为缓解失能老年人家庭照料负担、推动养老服务产业发展的重要途径；四是数字技术运用更加广泛，伴随着互联网信息技术快速发展，养老服务更加强调与数字技术的融合发展，养老服务适应数字化转型。

近年来，我国养老服务从政策到实践都取得了长足进展，但仍然面临发展不平衡、不充分的巨大挑战，其中一个重要体现来自专业服务人才方面。《中共中央 国务院关于加强新时代老龄工作的意见》《“十四五”国家老龄事业发展和养老服务体系规划》等重大政策规划对加强养老服务人才队伍建设提出明确任务要求，民政部等12部门也联合印发了《关于加强养老服务人才队伍建设的意见》。挑战主要体现在以下几个方面：一是高技能人才缺乏，作为支撑老年人幸福晚年的重要力量，我国养老服务高素质专业人才队伍存在数量短缺、从业人员年龄偏大、年轻从业人员流失严重等问题；二是养老服务人员对新理念、新技术掌握有待提高，智慧养老等创新养老服务理念，物联网、大数据、人工智能等科技手段亟待行业从业者快速接受与掌握。此外，作为培养养老护理专业化人才的主要途径，当前各职业院校在养老护理专业群建设、优质教材与教学资源开发、教师团队建设等方面须补足短板，加快建设发展步伐以满足产业实际用人需求。

为满足国家战略下对高素质康养技能人才的迫切需求和职业院校高质量康养人才培养的需求，由沧州医学高等专科学校、滨州职业学院牵头，中德诺浩（北京）教育科技股份有限公司通过多元联动的创新机制，组建包括行、企/临床、校、研等在内的300余位专家的课程开发团队，编写这套“职业教育智慧康养系列新形态教材”，可谓正逢其时。

该系列教材从走出中国特色积极应对人口老龄化道路出发，聚焦国家养老服务体系建设，以产业发展为导向，以“对标国际职业技能标准，融合国家专业教学标准，对接企业岗位用人标准”为定位，在全面借鉴国际康养专业人才培养的理念、标准的基础上，融合教育部专业目录下相关专业的教学标准，对接国内相关有代表性、引导性企业的实际岗位的用人需求，提炼企业典型工作任务，将知识、技能、思政融为一体，以工作过程为导向、以典型任务为载体、以综合职业能力培养为目标，形成“岗课赛证”融通的新形态教材。我相信，这套教材的出版发行必将对提升我国养老服务职业教育人才培养水平、提高行业从业人员素质、推动养老服务专业知识普及、探索相关职业教育研究等方面发挥重要的作用。

风好正是扬帆时，奋楫逐浪天地宽。在党和国家的正确指引下，职教领域上下齐心协力，行业内外热情参与，我国养老服务职业教育人才培养正在向着高质量发展的目标迈步前进。真诚祝愿广大有志青年能够通过使用这套教材，充分领会最新养老服务理念，扎实掌握先进养老护理知识和技术技能，走进养老护理人才队伍，书写为老年人服务的工匠精神和大爱情怀，为我国老年人幸福生活贡献力量。

中国人民大学老年学研究所所长

中国老年学和老年医学学会副会长

民政部专家委员会委员

杜鹏

前 言

PREFACE

我国自1999年开始进入老龄化社会，近年来老龄化程度在逐年加深。“十四五”时期，60岁及以上老年人口总量将突破3亿，占比将超过20%，进入中度老龄化阶段。2035年左右，60岁及以上老年人口将突破4亿，在总人口中的占比将超过30%，进入重度老龄化阶段。老龄化社会的到来，给我国政治、经济、社会、文化带来巨大而深远的影响，党和国家对此高度重视，及时提出积极应对老龄化国家战略。2022年10月，习近平总书记在党的二十大报告中明确提出“推动实现全体老年人享有基本养老服务”。

人才是健康养老产业发展的关键，养老服务专业人才队伍建设是我国养老服务体系的重要组成部分。但是，我国专业化、高素质养老服务人才缺口巨大，成为制约亿万老年人生命健康和幸福生活的重要因素，也是影响康养这一万亿级蓝海产业健康发展的关键短板。而高质量的教材匮乏，是导致人才培养不适应产业发展需要的重要原因之一。《国务院关于印发“十四五”国家老龄事业发展和养老服务体系规划的通知》（国发〔2021〕35号）指出，“加强养老服务领域职业教育教学资源建设，遴选一批优秀课程和教材，持续推动职业院校深化养老服务领域教师、教材、教法改革”。《中华人民共和国职业教育法》第二十一条提到“国家采取措施，加快培养托育、护理、康养、家政等方面技术技能人才”。这是国家通过立法，罕见针对某个领域的人才培养作出法律规定，说明这四类人才培养的重要性和紧迫性。

综上所述，为了弥补高质量康养人才短缺这个短板，为我国养老事业提供强有力的人才和技能支撑，我们编写了这本职业教育新形态一体化教材。

本教材主要具备以下特点：

1. 对标国际理念，打造范式创新

本教材主要借鉴个性化养老、社交互动、自立支援等国际先进的养老照护服务理念、极致人性化照护服务技能、智能辅具设备应用，同时融合中国孝道文化，结合当前国内“9073”养老服务格局，培养具备国际视野、适应未来养老新范式的创新人才。

2. 对接职教双标，岗课赛证融通

本教材依据职业教育专业教学标准要求，以健康养老产业链老年照护岗位需求“知识+技能+素养”为主导，以教育教学为中心，以职业院校健康养老照护等技能大赛项目为依托，以老年照护、健康照护等职业技能鉴定评价标准为依据，通过“岗课赛证”融通，实现高质量人才培养目标。

3.产教深度融合,创新教材形态

本教材由潍坊护理职业学院等优秀职业院校与济南市社会福利院等机构专家共同编写,融合了健康养老服务企业典型照护服务实践案例、创新教学模式与方法、产业前沿知识与先进技术,采用工作手册式教材形式、图文并茂设计,配套多样化数字资源,有效激发学生学习兴趣和创新潜能。

4.坚持德育为先,德技并行兼修

本教材遵循职业教育的人才培养规律,坚持立德树人、德技并修。在内容编写中,坚持正确的政治方向和价值导向,落实课程思政要求,弘扬尊老、敬老、爱老的中华传统美德,培育劳模精神、劳动精神、工匠精神和人文关怀的素养。

本教材由潍坊护理职业学院王燕、济南市社会福利院周娜娜任主编,江苏经贸职业技术学院裘云、重庆城市管理职业学院李莉、滨州职业学院李成、沧州医学高等专科学校田园任副主编,潍坊护理职业学院祝丽群、吕梁高级技工学校王荣青、贵阳康养职业大学饶芸、临沂市经济学校史东福、潍坊护理职业学院于海萍、洛阳职业技术学院刘书莲参与编写。其中,祝丽群编写情境一任务一,刘书莲编写情境一任务二、情境一任务三、情境三任务一,史东福编写情境一任务四、情境二任务三,周娜娜编写情境一任务五、情境三任务四,王荣青编写情境二任务一,王燕、李成、田园编写情境二任务二,裘云编写情境三任务二,饶芸编写情境三任务三,李莉编写情境四任务一,于海萍编写情境四任务二。

此外,本教材在编写过程中得到了行业、企业、职业院校等产、学、研各方面专家、技术骨干的参与和支持,在此致以诚挚的谢意。

本教材可作为职业院校智慧健康养老服务与管理专业核心教材,也可作为相关康养类专业核心课教材和拓展课教材使用,同时还可供从事养老服务、管理、培训的技术人员学习和参考。

尽管我们在教材特色的建设方面做出了许多努力,但是由于编写团队水平有限,教材中仍可能存在一些疏漏和不妥之处,敬请各教学单位和读者在使用本教材时多提宝贵意见,以便我们不断完善。

教材编写组

目　录

CONTENTS

情境一
晨间综合护理

情境介绍

晨间综合护理情境包括老年人仪容仪表整理、为老年人测量生命体征、为老年人测量血糖与体重、环境清洁、感染防控五项工作任务。

老年人仪容仪表整理工作任务涵盖老年人常见能力评估的内容、老年人各项能力评估的具体内容及结果应用、晨间护理的基本内容及观察要点等知识；为老年人测量生命体征工作任务涵盖常见体征（T、P、R、BP）的意义及对老年人健康的影响、测量生命体征的方法及观察要点、为老年人测量各项体征的注意事项等知识；为老年人测量血糖与体重工作任务涵盖测量血糖及体重的意义、不同类型老年人血糖及体重的测量方式、测量血糖及体重的操作步骤等知识；环境清洁工作任务涵盖尊重、指导老年人做家务的方法、环境及物品清洁概念和基本方法，以及整理、更换床单位的操作方法和注意事项、垃圾分类的意义、垃圾分类的处理方法及原则等知识；感染防控工作任务涵盖消毒隔离的相关知识、防护知识、常用消毒液的使用、常见传染病的预防知识，以及照护隔离老年人的要求及观察要点等知识。

情境目标

- 能够正确评估老年护理对象的照护需求，完成整理老年人仪容仪表的服务。
- 能够按照操作规范，完成准确测量老年人各项体征的服务。
- 能够根据老年人身体状况，选择恰当的血糖与体重测量方式，完成老年人血糖与体重测量。

- 能够正确评估老年护理对象的照护需求，完成为老年人清洁环境的服务。
- 能够针对老年人感染防控给予消毒、隔离等指导，完成消毒、隔离等服务。

任务一　老年人仪容仪表整理

教学资源

任务导入

场景：某老年服务中心

人物：小高(护理员)、3位老年人

情节：某老年服务中心区域内已入住3位老年人，护理员小高负责这3位老年人的生活照护。每天清晨，小高需要根据这3位老年人的身体状况，分别选择适宜的方式为老年人进行仪容仪表整理。如果你是护理员小高，应该如何做？

任务目标

- 能够根据老年人的自理能力情况，为老年人选择适宜的方式完成洗漱照护。
- 能够根据老年人的自理能力情况，为老年人选择适宜的方式完成穿脱衣物照护。

任务实施

(一)老年人洗漱及穿脱衣物方式的选择

1.知识学习

(1)老年人类型

不同的身体状况对于老年人的类型有着不同的定义，见表1-1-1。

表 1-1-1 老年人类型划分

类型	身体状况
基本自理老年人	老年人身体状况良好，四肢健全，日常生活活动（一般包括进食、修饰、洗澡、如厕、穿衣、大小便控制、床椅转移、平地行走、上下楼梯）能够完全自理，不依赖他人帮助
部分自理老年人	老年人肩、臂、肘、前臂、手等上肢部位或腿、脚等下肢部位不受思维控制运动，存在功能障碍，日常生活活动不能够完全自理，需要他人护理
	老年人同一侧上、下肢不受思维控制运动，存在功能障碍时，属于偏瘫老年人，又称为半身不遂老年人。此类老年人的日常生活活动不能够完全自理，需要他人护理
完全不能自理老年人	老年人身体完全瘫痪或病情危重卧床，日常生活活动需要全部依赖他人护理

(2) 老年人洗漱方式的选择

保持老年人身体清洁，不但有维护皮肤功能、维持正常体温、调节感觉功能、预防皮肤病和压疮的积极作用，而且可以消除疲劳、促进血液循环、改善睡眠、提高新陈代谢和增强抗病能力，还能起到愉悦情绪的效果。根据老年人的身体自理程度，晨间洗漱可分为指导、协助、介护三种方式。

1）指导

当老年人身体状况良好（包括步态、平衡功能、肌力正常），四肢健全（包括关节活动度良好），日常生活活动能够完全自理，不依赖他人帮助时，属于基本自理老年人，护理员应鼓励老年人自行完成洗漱，宜选择指导的方式，并做好现场看护，如图 1-1-1 所示。

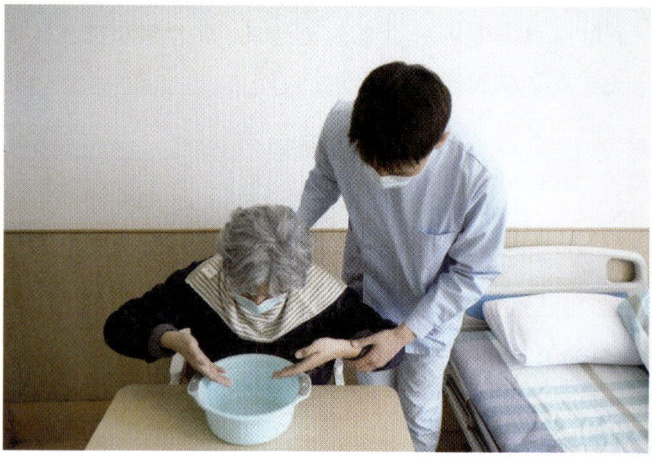

图 1-1-1 指导自理老年人洗漱

2）协助

当老年人肩、臂、肘、前臂、手等上肢部位或腿、脚等下肢部位不受思维控制运动（包括步态不稳或无法正常行走、关节活动度差或一侧身体功能受损),存在功能障碍,日常生活活动不能够完全自理,需要他人护理时,应鼓励老年人发挥自身残存功能,宜采用协助方式,协助老年人洗漱,如图 1-1-2 所示。

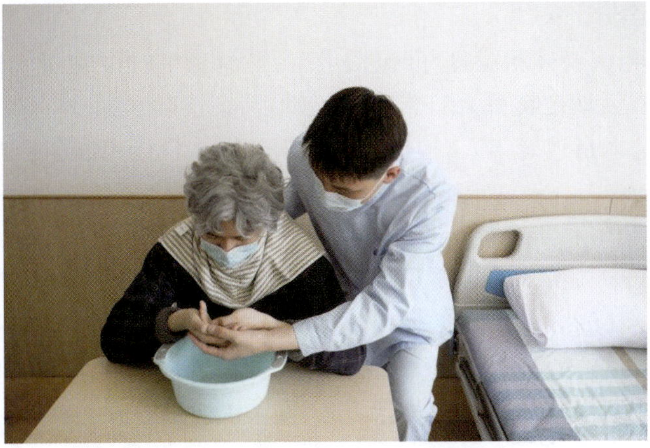

图 1-1-2　协助老年人洗漱

3)介护

当老年人身体完全瘫痪或病情危重卧床,日常生活活动需要全部依赖他人护理时,属于完全不能自理老年人,宜采用介护的方式帮助老年人洗漱,如图 1-1-3 所示。

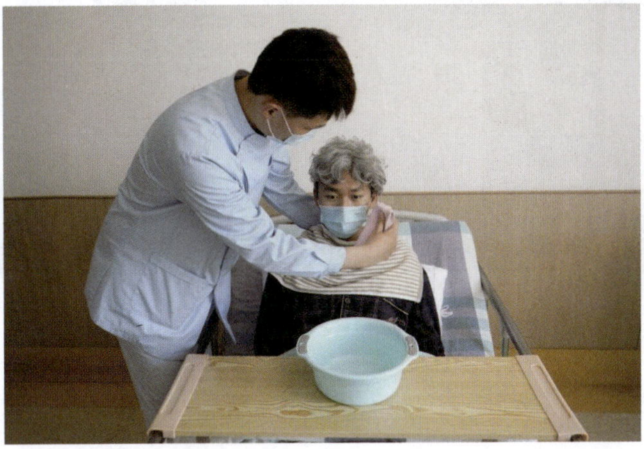

图 1-1-3　为介护老年人洗漱

(3)老年人穿脱衣物方式的选择

老年人的服装不仅需要舒适,而且应对健康长寿有益,相对来说,棉质服装是最佳选择。老年人的服装应具有实用、整洁、美观的特点,并具有保暖、防寒的作用。老年人对外界环境的适应能力较差,冬季畏寒,夏季怕风。因此,老年人应选择冬季保暖、夏季消暑、春秋防风的服装。老年人的服装应力求宽松轻便、利于活动。在面料选择上,纯棉制品四季适宜,夏季适宜选择凉爽透气的真丝、棉麻类服装。

衣着整洁不仅使老年人显得神采奕奕,也有利于身体健康。老年人的内衣及夏季衣服应常洗常换,保持整洁。根据老年人的文化素养,选择

微课　老年人穿脱衣物方式的选择

符合老年人自身气质的服装，宜款式简洁、剪裁美观、穿着方便。通过评估结果，根据老年人的身体自理程度，穿脱衣物可分为指导、协助、介护三种方式。

1）指导

当老年人身体状况良好（包括步态、平衡功能、肌力正常），四肢健全（包括关节活动度良好），日常生活活动能够完全自理，不依赖他人帮助时，属于基本自理老年人，护理员应鼓励老年人自行完成穿脱衣物，宜选择指导的方式，并做好现场看护，如图1-1-4所示。

2）协助

当老年人肩、臂、肘、前臂、手等上肢部位或腿、脚等下肢部位不受思维控制运动（包括步态不稳或无法正常行走、关节活动度差或一侧身体功能受损），存在功能障碍，日常生活活动不能够完全自理，需要他人护理时，应鼓励老年人发挥自身残存功能，宜采用协助方式，协助老年人穿脱衣物，如图1-1-5所示。

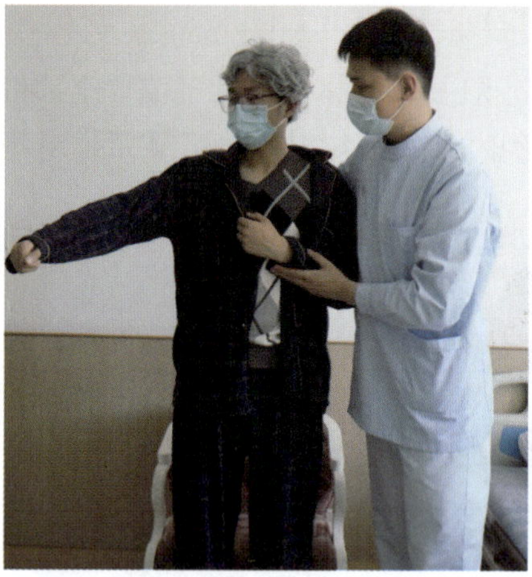

图1-1-4　指导自理老年人穿脱衣物

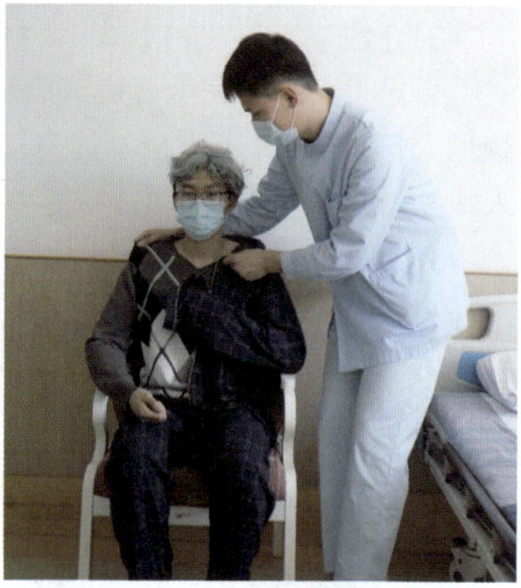

图1-1-5　协助老年人穿脱衣物

3）介护

当老年人身体完全瘫痪或病情危重卧床，日常生活活动需要全部依赖他人护理时，属于完全不能自理老年人，宜采用介护的方式帮助老年人穿脱衣物，如图1-1-6所示。

（4）协助老年人穿脱简易矫形器

矫形器是以金属、塑料或弹力材料制成的装置，以补偿神经肌肉功能缺陷导致的肢体不稳定，或通过施加额外的力以纠正躯体畸形，适用于人体四肢、躯干等部位。矫形器的分类与应用见表1-1-2。

表 1-1-2　矫形器的分类与应用

分类	应用
常见矫形器有躯干矫形器、上肢矫形器、下肢矫形器等	● 当老年人患有腰椎间盘突出症时，在急性期可使用腰围固定带，起到稳定和支持腰部的作用 ● 中风常发生在老年期，预后不良常会导致偏瘫，典型体征为一侧足下垂及手指屈曲，可以使用足踝矫形器给予纠正（图 1-1-7），提高老年人站立和行走能力。还可以佩戴手指矫形器，纠正患手屈曲状态

矫形器的作用

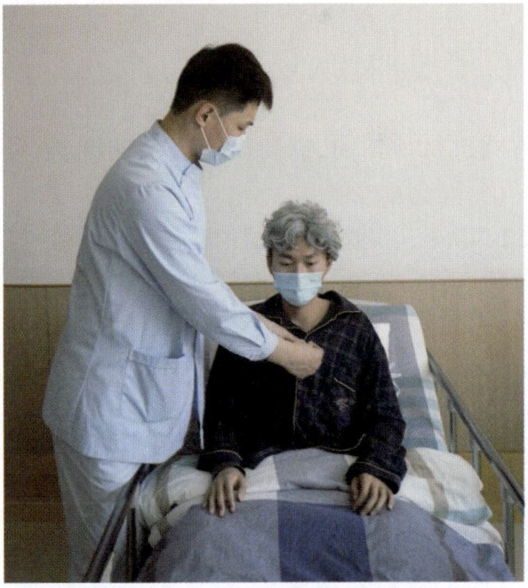

图 1-1-6　为介护老年人穿脱衣物

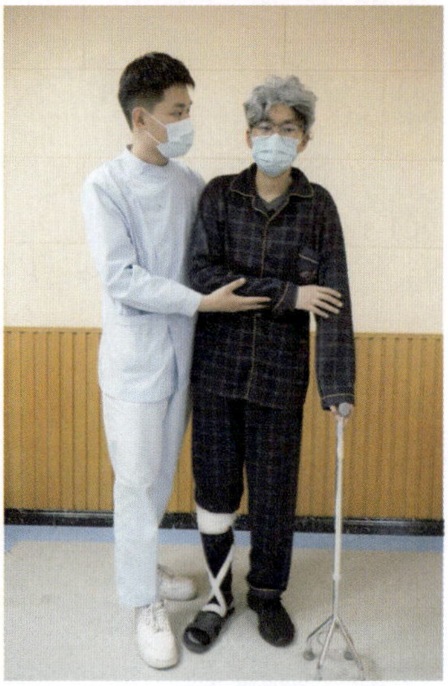

图 1-1-7　协助老年人穿脱足踝矫形器

（5）老年人身体自理程度和能力的评估

在为老年人选择合适的仪容仪表整理方式前，护理员应对老年人的身体状况与自理程度进行评定，也可通过观察、与老年人交流、鼓励老年人、亲身演示等方法评估老年人的身体状况，然后再进行相应的护理操作。护理员可参考表 1-1-3 评估老年人的步行功能。

表 1-1-3　老年人步行功能分级

级别	表现	步行评定
0 级	不能走，需要轮椅或 2 个人协助才能走	无功能
Ⅰ级	需要使用双拐或需要 1 个人连续不断地搀扶才能行走及保持平衡	需要大量持续性帮助
Ⅱ级	能行走但平衡不佳，不安全，需要 1 个人在旁给予持续或间断地接触身体的帮助或需要使用膝踝足矫形器、单拐、手杖等，以保持平衡和保证安全	需要少量帮助

续表

级别	表现	步行评定
Ⅲ级	能行走，但不正常或不安全，需要1个人监护或言语指导，但不接触身体	需要监护或言语指导
Ⅳ级	在平地上能单独行走，但在上下斜坡、不平的地面上行走或上下楼梯时仍有困难，需要他人帮助或监护	平地上独立
Ⅴ级	在任何地方都能独立行走	完全独立

2.技能操作

(1)操作准备

在对老年人仪容仪表整理方式进行评估前，需要做好必要的准备，见表1-1-4。

表1-1-4 操作准备(老年人洗漱及穿脱衣物方式的选择)

准备类型	具体要求	准备记录
环境准备	室温、环境适宜	是□ 否□
物品准备	老年人基本信息表、评估表、笔	是□ 否□
护理员准备	清洗双手、戴口罩	是□ 否□
老年人准备	知晓接下来的操作	是□ 否□

(2)操作过程

1)沟通

告知老年人要为其整理仪容仪表，在操作之前，要根据以往方式和老年人现在的身体状况评估整理方式，在征得老年人同意后再进行操作。

2)操作实施

在对老年人进行仪容仪表整理前，需要对老年人的身体进行必要的评估，了解老年人的身体状况，见表1-1-5。

表1-1-5 操作记录(老年人洗漱及穿脱衣物方式的选择)

护理对象	基本情况	身体状况	自理能力	洗漱、穿脱衣物方式
老年人1	刘奶奶，72岁，腿脚活动自如，思维清晰，可外出参加活动等	□步行功能正常 □步行功能障碍 □肌力正常 □肌力受损 □关节活动度正常 □关节活动度受损 □瘫痪	□日常生活活动基本自理 □日常生活活动部分自理 □日常生活活动完全不能自理	□指导 □协助 □介护

续表

护理对象	基本情况	身体状况	自理能力	洗漱、穿脱衣物方式
老年人2	任奶奶，79岁，5年前突发脑梗致左侧肢体偏瘫，左脚穿戴矫形器可行走，左手可轻微抓握，沟通交流正常	□步行功能正常 □步行功能障碍 □肌力正常 □肌力受损 □关节活动度正常 □关节活动度受损 □瘫痪	□日常生活活动基本自理 □日常生活活动部分自理 □日常生活活动完全不能自理	□指导 □协助 □介护
老年人3	杨奶奶，88岁，因脑梗导致全身活动不灵，无法自主翻身，日常全部依赖他人护理	□步行功能正常 □步行功能障碍 □肌力正常 □肌力受损 □关节活动度正常 □关节活动度受损 □瘫痪	□日常生活活动基本自理 □日常生活活动部分自理 □日常生活活动完全不能自理	□指导 □协助 □介护

（二）老年人仪容仪表的护理

1.知识学习

（1）洗漱方式

①水温不可过热，以防烫伤。清洗面部时，按照面颊、额头、鼻部、下颌、眼周、耳后、颈部的顺序进行揉搓。清洗双手时，揉搓手掌、手背、指缝、指尖及手腕，不要有遗漏部位。梳理动作要轻缓，先从额头梳至脑后2~3 min，再从左鬓梳至右鬓1~2 min，再从右鬓梳至左鬓1~2 min，低头，从枕部发根处往前梳1~2 min，不可以强拉硬拽。头发缠绕成团不易梳理时，可蘸水湿润后再梳理。

②剃须时，应按照从左到右、从上到下的顺序进行，应绷紧皮肤，以免刮伤。胡须较为坚硬时，可用温热毛巾热敷5~10 min。

③老年人沐浴后指甲较软，更方便修剪。老年人指甲较硬时，可用温水浸泡或用温热湿毛巾包裹5 min，再进行修剪。先修剪手指甲，后修剪脚指甲。手指甲宜圆剪，脚指甲宜平剪。修剪指甲时，应避免剪伤皮肤。修剪完毕的指甲边缘应光滑、无毛刺。

④在洗发过程中，若发现老年人有不适，应及时调整操作方法。注意室温、水温变化，及时擦干老年人的头发，防止着凉。洗发操作应轻快，避免老年人感到疲劳。缓慢冲水，避免流入眼、耳或打湿被服。在洗发过程中，观察并询问老年人有无不适，以便及时调整操作方法。如若被服被打湿，应及时更换。

温馨提示

○鼓励自理的老年人在保障安全的前提下自己做晨、晚间梳洗，护理员应离手、不离眼。

○对于部分自理的老年人，护理员协助照护。

○对于完全不能自理的老年人，由护理员给予照料。

(2)穿脱方式

①每一步操作需要老年人配合时,应及时进行语言沟通。辨别好衣身、衣袖,避免协助老年人穿着时,套错衣袖。协助老年人取坐位及更换衣物时注意安全。先辨别衣物前、后面,再协助老年人进行穿着,以免穿反。穿衣时,先穿患侧,再穿健侧;脱衣时,先脱健侧,再脱患侧。协助老年人更换操作应轻柔、快捷,避免老年人受凉。

②穿脱裤子不可硬拽,以免损伤老年人皮肤。穿裤子时,护理员首先应辨别裤子正、反面,以免穿反,操作应轻柔、快捷,避免老年人受凉。

③脱袜子后应检查老年人的脚部皮肤情况。穿鞋前应检查鞋内是否平整,有无异物。应根据医师指导协助老年人穿脱。

④矫形器穿脱前后均应检查是否完好。使用矫形器时,应注意松紧度,避免过松造成滑脱或过紧影响下肢血液循环。

(3)整理方式

①对于自理老年人或基本自理老年人,护理员应首先引导并鼓励老年人自行完成仪容仪表整理,并根据老年人身体状况适当协助。护理员要加强现场看护,保障老年人安全。护理员应按照以下操作流程与方法指导老年人完成仪容仪表整理,见表1-1-6。

表1-1-6 操作流程与方法(自理老年人或基本自理老年人)

操作流程	操作方法	注意事项
步骤①	为老年人准备好衣物,老年人自行依次穿好衣物、鞋袜等	根据老年人喜好、温度、舒适度等情况由老年人自行挑选衣物
步骤②	引导老年人自行到洗手间或洗漱台旁,坐稳	按照老年人意愿取得配合后进行
步骤③	给老年人调节好水温,依次完成洗脸、洗手、刷牙、剃须、梳头等工作	全程守护,可适当协助,避免打湿衣物,保障老年人安全
步骤④	护理员协助老年人涂润肤油,整理好仪容仪表,引导老年人回到房间	根据老年人自理程度提供帮助
步骤⑤	护理员将洗手间或洗漱台清洗干净,然后协助老年人做餐前或睡前准备等工作	根据老年人身体状况提供服务

②对于部分自理老年人,护理员应鼓励老年人用健侧手完成仪容仪表整理,患侧手协助。护理员要全程守护,注意老年人安全。护理员应按照以下操作流程与方法指导老年人完成仪容仪表整理,见表1-1-7。

表1-1-7　操作流程与方法(部分自理老年人)

操作流程	操作方法	注意事项
步骤①	为老年人准备好衣物,协助老年人依次穿好衣物、鞋袜等,注意辨别老年人的健侧和患侧,遵循穿衣服先穿患侧、脱衣服先脱健侧的原则,为老年人佩戴好足踝矫形器,根据老年人身体状况协助老年人	根据个人喜好、温度、舒适度等情况由老年人自行挑选衣物,并注意检查矫形器是否可正常使用
步骤②	协助老年人至洗手间或洗漱台旁,为老年人准备好座椅并检查座椅稳定性,协助老年人坐稳	根据老年人身体状况协助老年人,注意老年人安全
步骤③	护理员调好水温,将打湿的毛巾放在老年人健侧手中,鼓励老年人自行完成洗脸、洗手、刷牙、剃须、梳头等工作,患侧手协助,健侧手主导	水温38~42 ℃,根据老年人身体状况,避免打湿老年人衣物
步骤④	再次用干净的水冲洗毛巾,鼓励老年人重复擦拭,直至干净为止	
步骤⑤	用干毛巾擦干水渍,涂上润肤油,协助老年人整理好仪容仪表	
步骤⑥	叮嘱老年人走稳,协助老年人回房间	根据老年人身体状况和需要,注意老年人安全
步骤⑦	护理员将洗手间或洗漱台清洗干净,然后协助老年人做餐前或睡前准备等工作	

③对于完全不能自理老年人,护理员要全部完成老年人的仪容仪表整理,并保障老年人安全,操作流程与方法见表1-1-8。

表1-1-8　操作流程与方法(完全不能自理老年人)

操作流程	操作方法	注意事项
步骤①	先调节好水温,用脸盆盛适量的水放至老年人床旁,备用	水温38~42 ℃
步骤②	与老年人沟通,在颈部围干净毛巾,依次完成面颊、额头、鼻部、下颌、眼周、耳后、颈部、双手、口腔洗漱	
步骤③	再次用干净的水冲洗毛巾,重复擦拭,直至干净为止,撤下颈部毛巾	
步骤④	为老年人擦干水渍,涂润肤油并协助老年人剃须或梳头	
步骤⑤	日间按季节特点,按时为老年人进行床上擦浴,涂润肤油并修剪指甲	
步骤⑥	为老年人更换干净衣物,盖好盖被,将床单、被套、枕巾、枕套等用品依次撤下,清洗,晾干备用	
步骤⑦	喂老年人喝温开水,根据需要依次提供如餐前、睡前、翻身等准备工作	

温馨提示

○要充分尊重老年人的自身意愿，并在取得老年人的配合后进行。

○沟通时要做到态度和蔼、语言亲切，体现尊老、敬老的职业素养。

注意事项

○洗漱水温适宜，避免烫伤老年人。

○避免拖、拉、拽，尽量鼓励应用老年人自身的力量。

○在洗漱过程中多观察老年人是否有不舒服，保障老年人安全。

2.技能操作

老年人1：刘奶奶，72岁，腿脚活动自如，思维清晰，可外出参加活动等。

老年人2：任奶奶，79岁，5年前突发脑梗致左侧肢体偏瘫，左脚穿戴矫形器可行走，左手可轻微抓握，沟通交流正常。

老年人3：杨奶奶，88岁，因脑梗导致全身活动不灵，无法自主翻身，日常全部依赖他人护理。

(1)操作准备

在操作前应做好相关准备，将准备结果记录在表1-1-9中。

表1-1-9 操作准备（老年人仪容仪表的护理）

准备类型	具体要求	准备记录
环境准备	保持安全、整洁、温馨、舒适的洗漱环境，温度、湿度适宜，空气清新，无异味	是□ 否□
物品准备	脸盆、毛巾、牙刷、牙缸、润肤油、梳子、剃须刀、干净衣物、轮椅、床上小桌等	是□ 否□
护理员准备	保持服装整洁，洗净并温暖双手，无长指甲，无佩戴饰物	是□ 否□
老年人准备	知晓接下来的操作	是□ 否□

(2)操作过程

1)沟通评估

在为老年人整理仪容仪表前，需要与老年人沟通，做好工作准备，了解各位老年人的基本信息及以往的照顾方式，收集评估信息，见表1-1-10。

表1-1-10 沟通评估（老年人仪容仪表的护理）

评估项目	具体要求	完成情况
身体活动情况	要做到态度和蔼、语言亲切，能评估出老年人的四肢活动、平衡、肌力及关节活动度情况	是□ 否□
老年人仪容仪表整理的实际需求	要充分尊重老年人的自身意愿，并在取得老年人的配合后进行	是□ 否□
沟通准备	告知老年人接下来的操作方法、目的，叮嘱老年人听从护理员的指令进行适当的四肢活动，对老年人身体状况与自理能力进行评估，以便于选择适合的护理方式	是□ 否□
其他需求	询问是否有排泄需求	是□ 否□

2)操作实施

为老年人进行洗漱操作时,应做好洗漱操作记录,见表1-1-11。

表1-1-11　洗漱操作记录表

护理对象	护理方式	洗漱地点	辅具	部位	洗漱	洗漱时长
老年人1	□指导 □协助 □介护	□床上 □卫生间	□轮椅 □搀扶 □无法行走	□双手 □面部 □颈部 □耳朵 □口腔	双手温度: □微凉 □温暖 双手颜色: □红润 □苍白 双手皮肤: □破损 □完好 指甲长度: □适宜 □稍长	时长: ________
老年人2	□指导 □协助 □介护	□床上 □卫生间	□轮椅 □搀扶 □无法行走		面色: □红润 □苍白 □暗淡 □蜡黄	时长: ________
老年人3	□指导 □协助 □介护	□床上 □卫生间	□轮椅 □搀扶 □无法行走		颈部是否触及包块: □是 □否	时长: ________

为老年人穿戴矫形器时,应做好穿戴操作记录,见表1-1-12。

表1-1-12　穿戴操作记录表

护理对象	四肢活动度	护理方式	穿戴过程	穿戴顺序	穿戴时长
老年人1	□四肢活动自如 □完全瘫痪 部分肢体偏瘫: □左上肢 □左下肢 □右上肢 □右下肢	□指导 □协助 □介护	□快速自行完成 □缓慢自行完成 □完全协助	上衣: ________ 裤子: ________ 鞋袜: ________	时长: ________

续表

护理对象	四肢活动度	护理方式	穿戴过程	穿戴顺序	穿戴时长
老年人2	□四肢活动自如 □完全瘫痪 部分肢体偏瘫： □左上肢 □左下肢 □右上肢 □右下肢	□指导 □协助 □介护	□快速自行完成 □缓慢自行完成 □完全协助	上衣：______ 裤子：______ 鞋袜：______	时长：______
老年人3	□四肢活动自如 □完全瘫痪 部分肢体偏瘫： □左上肢 □左下肢 □右上肢 □右下肢	□指导 □协助 □介护	□快速自行完成 □缓慢自行完成 □完全协助	上衣：______ 裤子：______ 鞋袜：______	时长：______

检查评估

护理员按照表1-1-13中的检查项目进行自我检查，并将检查结果和自我点评记录在表1-1-13中。

表1-1-13　自我检查记录表(老年人仪容仪表整理)

序号	检查项目	检查结果	自我点评
1	是否穿护理服并保持服装整洁	是□　否□	
2	操作前是否洗净并温暖双手	是□　否□	
3	是否对老年人身体状况进行评估	是□　否□	
4	使用轮椅、剃须刀等设备、工具前是否进行安全检查	是□　否□	
5	是否按照标准步骤进行操作	是□　否□	
6	是否完成操作记录	是□　否□	

护理对象根据表 1-1-14 中的检查项目对护理员的服务情况进行检查，并将检查结果和结果点评记录在表 1-1-14 中。

表 1-1-14　护理对象检查记录表（老年人仪容仪表整理）

序号	检查项目	检查结果	结果点评
1	是否对仪容仪表整理的准备、操作目的进行解释	是□　否□	
2	是否询问有无排泄等特殊要求	是□　否□	
3	服务态度是否和蔼，语言是否亲切	是□　否□	
4	是否根据身体状况给予指导、协助或介护	是□　否□	
5	是否全程守护老年人安全	是□　否□	

教师根据表 1-1-15 中的检查项目对护理员的任务完成情况进行检查，并将检查结果和结果点评记录在表 1-1-15 中。

表 1-1-15　教师检查记录表（老年人仪容仪表整理）

序号	检查项目	检查结果	结果点评
1	是否按时完成任务	是□　否□	
2	团队协作是否顺畅	是□　否□	
3	设备、用具及物品是否整理恢复	是□　否□	
4	床位是否整理干净	是□　否□	
5	工作页填写是否如实、准确、完整	是□　否□	

任务小结

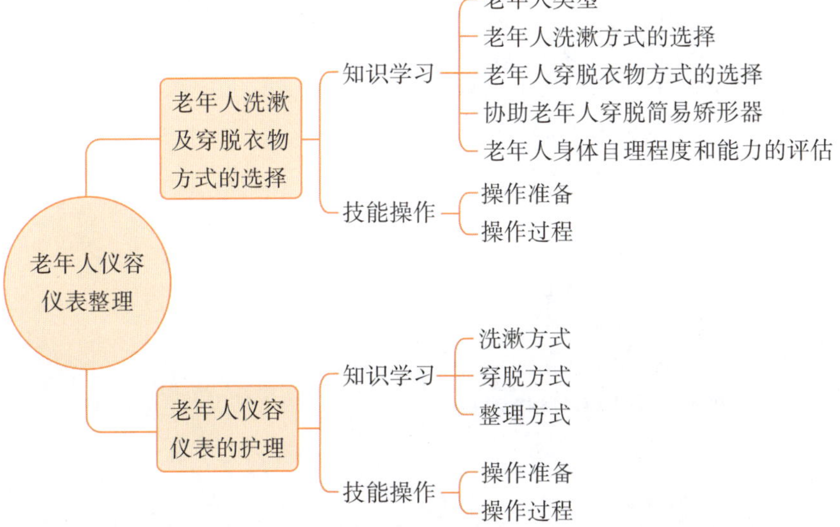

附表

1. 平衡评定（表 1-1-16）

表 1-1-16 平衡功能评定量表（Berg）

项目	项目内容	初期评定	中期评定	末期评定
1. 由坐到站	4分：不用手扶持独立、稳定地站起 3分：用手扶持独立地站起 2分：经过几次努力用手扶持站起 1分：需要较少的帮助站起 0分：需要中度或最大的帮助站起			
2. 独立站立	4分：安全站立 2 min 3分：监护下站立 2 min 2分：无扶持下站立 30 s 1分：经过几次努力无扶持站立 30 s 0分：不扶持不能站立 30 s			
3. 无靠背独立坐，双足着地	4分：安全坐 2 min 3分：监护下坐 2 min 2分：坐 30 s 1分：坐 10 s 0分：没有支撑不能坐 10 s			
4. 由站到坐	4分：少量用手帮助安全地坐下 3分：用手帮助控制身体下降 2分：后方腿靠着椅子控制身体下降 1分：独立地坐但不能控制身体下降 0分：扶持下坐			
5. 床—椅转移	4分：少量用手帮助下安全转移 3分：大量用手帮助下安全转移 2分：口头提示或监护下转移 1分：需要1人帮助转移 0分：需要2人帮助转移			
6. 闭眼站立	4分：安全站立 10 s 3分：监护下站立 10 s 2分：站立 3 s 1分：站立稳定但闭眼不超过 3 s 0分：需要帮助以防摔倒			

续表

项目	项目内容	初期评定	中期评定	末期评定
7. 双足并拢站立	4分：自己并拢双脚安全站立1 min 3分：自己并拢双脚监护站立1 min 2分：自己并拢双脚站立不超过30 s 1分：帮助下并拢双脚站立15 s 0分：帮助下并拢双脚站立不超过15 s			
8. 站立位上肢前伸	4分：向前伸不超过25 cm 3分：向前伸超过12.5 cm 2分：向前伸超过5.5 cm 1分：监护下向前伸手 0分：尝试向前伸手时失去平衡			
9. 站立位从地拾物	4分：轻松、安全地捡起物体 3分：监护下捡起物体 2分：离物体3~5 cm不能捡起物体，但能独自保持平衡 1分：不能捡起物体，尝试需要监护 0分：不能尝试或需要帮助维持平衡			
10. 转身向后看	4分：看到双侧后方，重心转移良好 3分：看到一侧后方，另一侧缺乏重心转移 2分：只能轻微侧身，可维持平衡 1分：监护下尝试侧身 0分：帮助下尝试侧身			
11. 转身一周	4分：安全地360°转身，4 s内两个方向 3分：安全地360°转身，4 s内一个方向 2分：安全地360°转身，但速度较慢 1分：口头提示或监护下转身 0分：帮助下转身			
12. 双足交替踏	4分：独立、安全地站立，20 s内完成8步 3分：独立站立，超过20 s完成8步 2分：没有监护下完成4步 1分：少量帮助下完成2步或以上 0分：帮助下防止摔倒或不能尝试			

续表

项目	项目内容	初期评定	中期评定	末期评定
13. 双足前后站	4分：双脚一前一后，独立保持30 s 3分：一只脚在另一只脚稍前方，独立保持30 s 2分：更小的步长，独立保持30 s 1分：帮助下迈步保持15 s 0分：站立或迈步时失去平衡			
14. 单腿站立	4分：独立单脚站立超过10 s 3分：独立单脚站立5~10 s 2分：独立单脚站立3 s或以上 1分：尝试抬腿不能保持3 s，但能独立站立 0分：帮助下防止摔倒或不能尝试			
总分				
老年人或家属签字				

最高分56分，最低分0分。

0~20分：平衡能力差，只能坐轮椅。

21~40分：平衡能力一般，能辅助步行。

41~56分：平衡能力好，能独立行走。

≤40分，预示有跌倒的危险。

2. 肌力评估（表1-1-17）

表1-1-17　肌力评定量表（MMT）

右侧					左侧		
			肩	伸			
				屈			
				外展			
				内收			
				外旋			
				内旋			
			肘	伸			
				屈			
			前臂	旋后			
				旋前			

续表

右侧					左侧		
			腕	伸			
				屈			
				尺偏			
				桡偏			
			髋	伸			
				屈			
				外展			
				内收			
				外旋			
				内旋			
			膝	伸			
				屈			
			踝	跖屈			
				背屈			
			足	内翻			
				外翻			

5　抗重力体位下，能抗最大阻力完成全关节活动范围运动

4　抗重力体位下，能抗中等阻力完成全关节活动范围运动

4-　抗重力体位下，能抗中等阻力完成大于1/2全关节活动范围运动

3+　抗重力体位下，能抗中等阻力完成小于1/2全关节活动范围运动

3　抗重力体位下，能完成全关节活动范围运动

3-　抗重力体位下，能完成大于1/2全关节活动范围运动

2+　抗重力体位下，能完成小于1/2全关节活动范围运动

2　去除重力体位下，能完成全关节活动范围运动

2-　去除重力体位下，能完成大于1/2全关节活动范围运动

1+　去除重力体位下，能完成小于1/2全关节活动范围运动

1　去除重力下无关节活动，可触及或观察到肌肉收缩

0　去除重力下无关节活动，没有触及或没有观察到肌肉收缩

3. 关节活动度评估(表1-1-18)

表1-1-18 关节活动度评定量表(ROM)

右侧								左侧					
主动	被动	主动	被动	主动	被动	ROM		主动	被动	主动	被动	主动	被动
						肩	伸(0°~50°)						
							屈(0°~180°)						
							外展(0°~180°)						
							内收(20°~40°)						
							外旋(0°~90°)						
							内旋(0°~90°)						
						肘	伸(0°~10°)						
							屈(0°~150°)						
						前臂	旋后(0°~90°)						
							旋前(0°~90°)						
						腕	伸(0°~70°)						
							屈(0°~90°)						
							尺偏(0°~55°)						
							桡偏(0°~25°)						
						髋	伸(0°~15°)						
							屈(0°~125°)						
							外展(0°~45°)						
							内收(0°~45°)						
							外旋(0°~45°)						
							内旋(0°~45°)						
						膝	伸(0°)						
							屈(0°~150°)						
						踝	跖屈(0°~45°)						
							背屈(0°~20°)						
						足	内翻(0°~35°)						
							外翻(0°~25°)						

4. 精神状态评估（表 1-1-19~表 1-1-21）

表 1-1-19　简易精神状态检查量表(MMSE)

序号	检查内容	评分
1	今年是公元几年?	1
2	现在是什么季节?	1
3	现在是几月份?	1
4	今天是星期几?	1
5	今天是几号?	1
6	您现在在哪个城市?	1
7	您现在在哪个区?	1
8	您现在住在什么地方(街道)?	1
9	您现在在什么地方(哪个医院)?	1
10	我们现在在第几层楼?	1
11	复述:气球	1
12	复述:大象	1
13	复述:香蕉	1
14	复述:请跟我念句子,如“大象比马大”	1
15	辨认:铅笔	1
16	辨认:手表	1
17	计算:100–7	1
18	计算:93–7	1
19	计算:86–7	1
20	计算:79–7	1
21	计算:72–7	1
22	回忆:气球	1
23	回忆:大象	1
24	回忆:香蕉	1
25	理解能力测试:“请您用右手拿着这张纸”	1
26	理解能力测试:“用双手将这张纸对折起来”	1

续表

序号	检查内容	评分
27	理解能力测试:“将对折的纸放在您的左腿上”	1
28	完成指令的能力:请您念一遍这个句子,如“闭上您的眼睛”,并按照句子的意思去做	1
29	请您写出一个完整的句子,如“生活是美好的”	1
30	看图作画:要求画出两个相交的多边形,一个是四边形,另一个是五边形	1
总分		30

简易精神状态检查量表(Mini-Mental State Examination,MMSE)总分为30分,评定时间为5~10 min。根据患者的文化程度划分认知障碍的标准:一般文盲≤17分,小学文化≤20分,中学文化≤24分。在标准分数线下考虑存在认知功能障碍,须进一步检查。表中1~5题测试时间定向力,6~10题测试地点定向力,11~14题测试复述能力,15~16题测试辨认能力,17~21题测试计算能力,22~24题测试记忆能力,25~28题测试理解能力,29题测试表达能力,30题测试结构模仿能力,如答错可进行单项检测。

表1-1-20 认知功能筛查量表(CASI)

序号	检查内容	评分
1	今天是星期几?	1
2	现在是几月份?	1
3	今天是几号?	1
4	今年是哪一年?	1
5	这是什么地方?	1
6	请说出872这三个数字	1
7	请倒数刚才说出的数字	1
8	请说出2597这四个数字	1
9	请听清975这三个数字,然后数1~10,再重复说出刚刚听过的数字	1
10	请听清7569这四个数字,然后数1~10,再重复说出刚刚听过的数字	1
11	从星期日倒数至星期一	1
12	9+3等于几?	1
13	再加6等于几(9+3基础上)?	1
14	18减去5等于几?请记住下面几个词,一会儿我会问您:帽子、汽车、大树、26	1

续表

序号	检查内容	评分
15	快的反义词是慢,上的反义词是什么?	1
16	大和硬的反义词分别是什么?	1
17	橘子和香蕉属于水果类,红和蓝属于哪一类?	1
18	您面前有几张纸币,您看是多少钱?	1
19	我刚才让您记住的词中第一个词是什么?	1
20	第二个词是什么?	1
21	第三个词是什么?	1
22	第四个词是什么?	1
23	计算:100−7	1
24	再减去7等于几?	1
25	再减去7等于几?	1
26	再减去7等于几?	1
27	再减去7等于几?	1
28	再减去7等于几?	1
29	再减去7等于几?	1
30	再减去7等于几?	1
总分		30

认知功能筛查量表(Cognitive Abilities Screening Instrument,CASI)与MMSE量表类似,检查内容包括定向力、注意力、心算能力、瞬时记忆能力、短时记忆能力、结构模仿能力、语言(命名、理解、书写)能力、概念判断能力等,检查时间为15~20 min,总分为30分,≤20分为异常。

表1-1-21　格拉斯哥昏迷量表(GCS)

项目	患者反应	评分
睁眼反应	自动睁眼	4
	听到言语命令时睁眼	3
	刺痛时睁眼	2
	刺痛时不睁眼	1
运动反应	能执行简单口令	6
	刺痛时能指出部位	5
	刺痛时肢体能正常回缩	4
	刺痛时身体出现异常屈曲(去皮质状态)(上肢屈曲、内收内旋,下肢伸直、内收内旋,踝跖屈)	3

续表

项目	患者反应	评分
运动反应	捏痛时身体出现异常伸直(去大脑强直)(上肢伸直、内收内旋,腕指屈曲,下肢伸直、内收内旋,踝跖屈)	2
	刺痛时毫无反应	1
语言反应	能正确回答问话	5
	言语错乱,定向障碍	4
	说话能被理解,但无意义	3
	能发声,但不能被理解	2
	不发声	1

格拉斯哥昏迷量表(Glasgow Coma Scale,GCS)总分为15分,最低分为3分。≤8分为重度损伤,预后差,9~11分为中度损伤,≥12分为轻度损伤。≤8分提示有昏迷,≥9分提示无昏迷。数值越低,预示病情越重。患者GCS总分达到15分时,才有可能配合进行认知功能评定。

任务二　为老年人测量生命体征

教学资源

任务导入

场景：某老年颐养中心

人物：小刘（护理员）、4位老年人（新入住）

情节：某老年颐养中心近期入住4位老年人。护理员小刘负责这4位老年人的体征测量，即体温、脉搏、呼吸、血压。在测量前，小刘需要根据4位老年人的身体状况，为其选择合适且正确的体征测量方法，保证获取老年人准确的体征信息。假如你是护理员小刘，应该如何做？

任务目标

- 能够根据老年人的身体状况，准确评估体温测量方法，完成老年人的体温测量。
- 能够根据老年人的身体状况，准确评估脉搏测量方法，完成老年人的脉搏测量。
- 能够根据老年人的身体状况，准确评估呼吸测量方法，完成老年人的呼吸测量。
- 能够根据老年人的身体状况，准确评估血压测量方法，完成老年人的血压测量。

任务实施

（一）为老年人测量体温

1.知识学习

（1）认识体温

体温是指人体内的温度，是物质代谢转化为热能的产物。临床上常以口腔、直肠、腋下等处的温度代表体温。正常人的体温相对恒定，是通过大脑和丘脑下部的体温调节中枢调节和神经体液的作用，使产热和散热保持动态平衡，是保证新陈代谢和生命活动正常进行的必要条件。体温调节示意如图1-2-1所示。

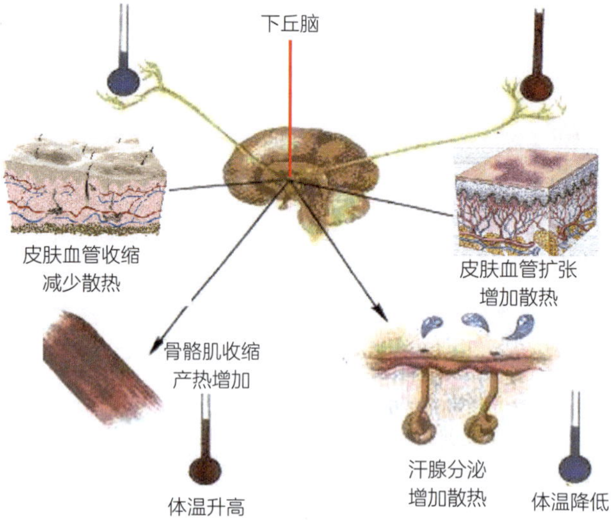

图1-2-1　体温调节示意

(2)体温计的种类

1)水银体温计

我国使用的水银体温计[图1–2–2(a)]为摄氏刻度，体温计一端内装入水银，利用水银遇热膨胀的原理，测试时水银升入有刻度的玻璃细管中。储汞槽和玻璃管连接处有一个狭窄部分，可防止水银自动降落，以保证能够看到准确的读数。水银柱必须经过甩动才能下降。用水银体温计测量的体温有口腔温度、直肠温度和腋下温度三种。为方便人体不同部位测量，水银体温计分为肛温计(身圆头粗)、腋温计(身扁头细)、口温计(身圆头细)三种。

2)电子体温计

这是近年来逐渐被广泛使用的新产品，是一种以数字显示的体温计，克服了水银体温计不易读数的缺点。电子体温计[图1-2-2(b)]的形状只有一种，可以用来测量肛温、腋温或口温。如果电池不受潮，可以测量上万次，使用时应避免重摔，以免电路受损而失灵。

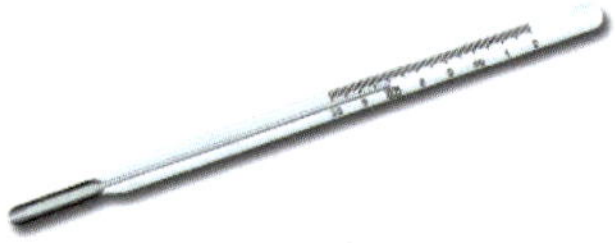

(a)水银体温计

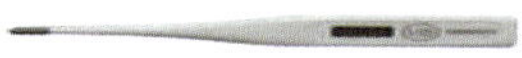

(b)电子体温计

图1-2-2　体温计分类

(3)人体体温

1)体温的正常值

人体体温有一个较稳定的正常范围,口腔温度(又称口温)为36.3~37.2 ℃,腋下温度(又称腋温)较口腔温度低0.2~0.5 ℃,直肠温度(又称肛温)较口腔温度高0.2~0.6 ℃,超出这个范围是发热。以口腔温度为例,37.3~38 ℃是低热,38.1~39 ℃是中等热,39.1~41 ℃是高热,41 ℃以上是超高热。

2)体温的影响因素

体温并不是固定不变的,可受年龄、性别、昼夜、情绪、运动及环境等因素的影响(表1-2-1)而出现生理性波动,但此波动应在正常范围内。

表1-2-1 体温的影响因素

影响因素	内容
年龄因素	老年人由于基础代谢率偏低,体温在正常范围的低值
性别因素	一般女性的体温略高于男性
昼夜因素	人体的体温一般在2~6时最低,在16~20时最高,但波动范围不超过0.8 ℃。这种昼夜的节律性波动,可能与人体活动、代谢、血液循环及肾上腺素分泌的周期性变化有关
情绪因素	激动、紧张等可使交感神经兴奋,基础代谢率增高,导致体温一时性升高
运动因素	运动时由于骨骼肌紧张并强烈收缩,产热量增加并超过散热量,导致体温一时性升高
环境因素	外界环境温度直接影响体表温度
其他因素	如睡眠、饥饿、服用镇静剂等均可使体温下降

(4)体温测量的部位及适用范围

1)腋下测温

如老年人无特殊情况,一般可以选择测量腋下温度。腋下有创伤、手术或炎症,腋下出汗较多,肩关节受伤或消瘦不能夹紧体温计者,不适宜测量腋下体温。

2)口腔测温

昏迷、精神异常、口鼻手术、口腔疾患或呼吸困难的老年人均不宜测量口腔温度。进食、饮水、面颊部进行冷热敷者,应30 min后再测量口温。

3)直肠测温

直肠测温适用于昏迷的老年人。直肠或肛门疾患、手术、腹泻、心肌梗死的老年人禁忌测量肛温。坐浴、灌肠后应间隔30 min才能进行肛温的测量。

体温过高的观察与判断

体温过低的病因与护理

(5)为老年人测量体温的护理

1)操作准备

在为老年人测量体温前,需要做好必要的准备,见表1-2-2。

表1-2-2 测温护理服务操作准备

准备类型	具体要求	备注
环境准备	光线明亮,温度、湿度适宜,环境安全	根据季节调节温度、湿度:冬天室温维持在18~20 ℃,夏天室温维持在22~24 ℃,室内湿度维持在50%~60%
物品准备	水银体温计1支(盛放在垫有纱布的容器中)、带盖容器(内放配制好的消毒液)、消毒纱布、体温记录单、笔、记录时间用的表,必要时准备润滑剂及床上支撑辅具(包括枕头、靠垫、楔形垫)等	根据老年人需要补充其他物品,保障老年人在测温过程中处于舒适、安全的状态
护理员准备	保持服装整洁并洗净双手,保持双手温暖	护理员采用七步洗手法洗净双手
老年人准备	在测量体温前避免喝热饮或冷饮、剧烈运动、情绪激动及洗澡,安静休息30 min以上	排除影响实际体温的因素

2)操作流程与方法

护理员应根据老年人的身体状况及自理能力为老年人提供测温护理服务,见表1-2-3。

表1-2-3 测温护理服务操作流程与方法

操作流程	腋温测量操作方法	口温测量操作方法	肛温测量操作方法	注意事项
步骤①	征得老年人同意后,协助老年人解开衣扣,暴露腋下,用干纱布擦干腋下汗液	征得老年人同意后,叮嘱老年人张口,舌抵腭	征得老年人同意后,帮助老年人翻身侧卧,床旁放置围挡或屏风,解开老年人裤带,暴露其臀部,使两腿保持屈曲	按照老年人意愿,取得配合后进行

续表

操作流程	腋温测量操作方法	口温测量操作方法	肛温测量操作方法	注意事项
步骤②	将体温计水银端放入老年人腋窝深处，并贴紧皮肤，叮嘱老年人屈臂过胸夹紧体温计，如老年人不能自理，护理员应在床边扶持，保证上臂将体温计夹紧。盖好衣被，注意保暖	将体温计的水银端斜放于舌下热窝（位于舌系带两侧，左右各一，是口腔中温度最高的部位），叮嘱老年人闭口用鼻呼吸，勿用牙咬体温计	润滑肛表水银端之后，将肛表水银端轻轻插入肛内3~4 cm，用手扶持固定，注意保暖	根据老年人自理能力提供帮助
步骤③	10 min后取出体温计，协助老年人整理衣被，读数，然后将体温计浸泡于消毒容器中，洗手，记录	3 min后取出体温计，协助老年人漱口，将体温计用消毒纱布擦干，读数，将体温计浸泡于消毒容器中，洗手，记录	3 min后取出，帮助老年人擦净肛门，穿好衣裤，协助老年人取舒适的卧位。用消毒纱布将体温计从玻璃端向水银端旋转擦净，并用清水冲洗，读数，将体温计浸泡于消毒容器中，洗手，记录	读数方法：一手横拿体温计尾部，即远离水银柱的一端，手不可触碰水银端，背光站立，使眼与体温计刻度保持同一水平，然后慢慢地转动体温计，从正面看到很粗的水银柱时就可读出相应的温度值

温馨提示

- ○尊重老年人自身意愿，在取得老年人配合后进行。
- ○沟通时态度和蔼，语言亲切，体现尊老、敬老素养。
- ○测量前，护理员用手握热温度计（水银体温计），避免太凉，老年人感到不适。

注意事项

- ○测量过程中告知老年人，若体温计滑落或脱位应保持原位不动，及时告知护理员。
- ○体温计滑落时，护理员应耐心寻找，避免体温计破碎误伤老年人。
- ○发现体温计破碎，水银外流，护理员应立即采取安全的方法处理。

2.技能操作

（1）操作准备

准备任务实施所需的全部物品，相关人员做好准备，见表1-2-4。

表1-2-4　操作准备（为老年人测量体温）

准备类型	具体要求	准备记录
环境准备	光线明亮，温度、湿度适宜，环境安全	是□　否□
物品准备	水银体温计1支（盛放在垫有纱布的容器中）、带盖容器（内放配制好的消毒液）、消毒纱布、体温记录单、笔、记录时间用的表及床上支撑辅具（包括枕头、靠垫、楔形垫）等	是□　否□
护理员准备	洗手，戴口罩、手套	是□　否□
老年人准备	衣着宽松、舒适，便于测量	是□　否□

(2)操作过程

1)沟通评估

在测量体温前,需要与老年人沟通,收集评估信息,见表1-2-5。

表1-2-5 沟通评估(为老年人测量体温)

评估项目	具体要求	完成情况
身体活动情况	做到态度和蔼、语言亲切,能评估出老年人的四肢活动情况、肌力情况、有无运动、有无饮水进食或洗澡等	是□ 否□
测量部位情况	细心、谨慎查看,测量腋温要评估老年人腋下有无出汗、伤口等,测量口温要评估老年人口腔能否自主闭合、有无口腔疾患等,测量肛温要评估患者的肛门处是否清洁、有无肛门疾患等	是□ 否□
老年人实际测温需求	充分尊重老年人,耐心解释,告知老年人测量体温的必要性,取得老年人配合后进行	是□ 否□
其他需求	询问是否有排泄需求。如有排泄需求,先协助排泄再测温	是□ 否□

2)操作实施

根据表1-2-6中老年人的基本情况,对老年人的身体状况、自理能力、测量部位进行评估,并分别为老年人测量体温。采用角色扮演法,两人一组,一人扮演老年人,另一人扮演护理员,依次轮流交替进行任务实施,并将操作结果填写在表1-2-6中。

表1-2-6 操作记录表(为老年人测量体温)

护理对象	基本情况	身体状况	自理能力	测量部位
老年人1	刘奶奶,68岁,1周前发生心梗,有时心房纤维颤动。现常常胸闷,偶有张口呼吸,手臂活动自如,但腿脚丧失知觉	□上肢功能障碍 □下肢功能障碍 □偏瘫 □瘫痪	□日常生活活动基本自理 □日常生活活动部分自理 □日常生活活动完全不能自理	□腋温 □口温 □肛温 温度:______
老年人2	李爷爷,70岁,半月前因发生脑血栓导致右侧手臂及腿脚完全丧失知觉	□上肢功能障碍 □下肢功能障碍 □偏瘫 □瘫痪	□日常生活活动基本自理 □日常生活活动部分自理 □日常生活活动完全不能自理	□腋温 □口温 □肛温 温度:______

续表

护理对象	基本情况	身体状况	自理能力	测量部位
老年人3	王爷爷，74岁，肢体活动自如，因患口腔癌1个月前做过口腔手术，合并糖尿病，体形非常消瘦	□上肢功能障碍 □下肢功能障碍 □偏瘫 □瘫痪	□日常生活活动基本自理 □日常生活活动部分自理 □日常生活活动完全不能自理	□腋温 □口温 □肛温 温度：______
老年人4	张奶奶，66岁，高位截瘫，呼吸微弱，但表达能力尚可，思维清晰	□上肢功能障碍 □下肢功能障碍 □偏瘫 □瘫痪	□日常生活活动基本自理 □日常生活活动部分自理 □日常生活活动完全不能自理	□腋温 □口温 □肛温 温度：______

（二）为老年人测量脉搏

1.知识学习

脉搏，即动脉搏动，在每个心动周期中，由于心脏的收缩和舒张，动脉管壁产生有节律的搏动，称为脉搏。正常情况下，心率和脉率是一致的。脉搏的评估包括脉率、脉律、脉搏的强弱三个方面。

（1）正常脉搏

1）脉率指每分钟脉搏搏动的次数

健康成人在安静、清醒状态下脉率为60~100次/min。脉率可受年龄、性别、体形、活动、饮食、情绪变化等影响。例如：老年人脉率偏慢，女性稍快；运动时的脉率要高于休息时；饮用浓茶或者咖啡可以使脉率增快等。正常情况下，脉率和心率是一致的，脉率是心率的指示，当脉率微弱，难以测定时，应测量心率。

2）脉律指脉搏的节律性，它反映了左心室的收缩情况

正常脉律应均匀规则、间隔时间相等、跳动力量均匀。

3）评估脉搏时还应关注脉搏的强弱及动脉管壁的情况

正常脉搏触诊时应强弱均匀，动脉管壁光滑、柔软，富有弹性。

（2）异常脉搏

常见的异常脉搏有脉率异常、脉律异常、强弱异常及动脉管壁异常四个方面。

1）脉率异常

①心动过速。成人在安静、清醒状态下，脉率超过100次/min为心动过速。常见于发热、甲状腺功能亢进、心力衰竭、疼痛等。正常人也可出现一过性窦性心动过速。一般体温每升高1 ℃，成人心率约增加10次/min。

②心动过缓。成人在安静、清醒状态下，脉率小于60次/min，称为心

动过缓。常见于颅内压增高、房室传导阻滞、甲状腺功能减退等。服用某些药物,如地高辛、普萘洛尔等,也可引起心动过缓。

2)脉律异常

①间歇脉。间歇症是在一系列正常规则的脉搏中,出现一次提前而较弱的搏动,其后有一个较长的间歇(代偿性间歇)。常见于各种器质性心脏病。洋地黄中毒会出现期前收缩,正常人在过度疲劳、精神兴奋、体位改变时也偶尔会出现期前收缩。

②脉搏短绌。在同一单位时间内,脉率低于心率。其特点为心律完全不规则,心率快慢不一,心音强弱不等。见于心房纤维颤动的老年人。脉搏短绌越多,心律失常越严重。当病情好转时,脉搏短绌可能消失。其发生机制是由于心肌收缩力强弱不等,有些心输出量少的收缩不能引起周围血管的搏动,因而造成脉率低于心率。

3)强弱异常

①洪脉。当心输出量增加,动脉充盈度和脉压较大时,脉搏大而有力,称为洪脉,见于高热、甲状腺功能亢进老年人。

②细脉。当心输出量减少,动脉充盈度降低,脉搏细弱无力,扪之如细丝,称为细脉,又叫丝脉,见于大出血、休克老年人。

4)动脉管壁异常

动脉硬化时,管壁粗硬,失去弹性。用手触摸时,有紧张条索感,见于动脉硬化老年人。

(3)脉搏测量的部位

皮肤浅表处的大动脉均可作为测量脉搏的部位。常选桡动脉,其次为颞动脉、颈动脉、肱动脉、腘动脉等。

(4)为老年人测量脉搏的护理

1)操作准备

在为老年人测量脉搏前,需要做好必要的准备,见表1-2-7。

表1-2-7 测量脉搏护理服务操作准备

准备类型	具体要求	备注
环境准备	光线明亮,温度、湿度适宜,环境安全	根据季节调节温度、湿度:冬天室温维持在18~20 ℃,夏天室温维持在22~24 ℃,室内湿度维持在50%~60%
物品准备	记录时间用的表(带秒针)、记录笔和纸,必要时备听诊器	根据老年人需要补充其他物品,保障老年人在测量脉搏的过程中处于舒适、安全的状态
护理员准备	保持服装整洁并洗净双手,保持双手温暖	护理员采用七步洗手法洗净双手

续表

准备类型	具体要求	备注
老年人准备	在测量脉搏前避免喝热饮或冷饮、剧烈运动、情绪激动及洗澡等，保持心情平缓并安静休息20~30 min	排除影响实际脉搏的因素

2)操作流程与方法

护理员应根据老年人的身体状况、房颤史、服药情况等为老年人提供测量脉搏的护理服务，见表1-2-8。

表1-2-8 测量脉搏护理服务操作流程与方法

操作流程	操作方法	注意事项
步骤①	征得老年人同意后，协助其取卧位或坐位，手腕伸展，手掌向上	按照老年人意愿，取得配合后进行。为偏瘫者测量脉搏时，应在健侧肢体测量
步骤②	通常用食指、中指、无名指三指指腹并齐按压在桡动脉处，按压力度适中，以清楚触及为准	护理员不可用自己的拇指测量脉搏，因拇指小动脉搏动明显，容易与老年人的脉搏相混淆。脉搏细弱难以触诊时，应测心尖搏动
步骤③	按要求测量30 s或1 min，协助老年人恢复舒适体位，洗手，记录	一般情况测量30 s，测得数值乘以2；危重患者或异常脉搏者应测1 min，同时注意脉律、脉搏的强弱。由两名护理员同时测量，一人测心率，一人测脉率，由听心率者发出“起”或“停”口令，计时1 min

温馨提示

○老年人安静休息20~30 min，排除干扰因素后进行测量。

○为偏瘫老年人测量脉搏时，应选择健侧肢体；全身瘫痪老年人可以测量心率。

○充分考虑老年人身体活动能力，在必要时给予老年人一定的帮助。

注意事项

○异常脉搏、危重及心脏病、心律不齐、使用洋地黄类药物等老年人需要测量1 min。

○若老年人平时脉搏不易测到，也需要测量1 min。

○脉搏短绌老年人需要由两名护理员同时测量，一人测脉率，一人测心率。

2.技能操作

(1)操作准备

在操作前做好相应的准备工作，将准备结果记录在表1-2-9中。

表1-2-9 操作准备(为老年人测量脉搏)

准备类型	具体要求	准备记录
环境准备	室内温度、湿度适宜，光线明亮，安静舒适	是□ 否□
物品准备	记录时间用的表、笔和纸，必要时备听诊器	是□ 否□
护理员准备	洗手，戴口罩	是□ 否□
老年人准备	衣着宽松、舒适，便于测量	是□ 否□

(2)操作过程

1)沟通评估

在测量脉搏前，需要与老年人沟通，收集评估信息，见表1-2-10。

表1-2-10 沟通评估(为老年人测量脉搏)

评估项目	具体要求	完成情况
身体活动情况	做到态度和蔼、语言亲切，能评估老年人是否有偏瘫、瘫痪或者剧烈运动、情绪激动、紧张恐惧等影响测量的情况	是□ 否□
心脏情况及服药情况	细心、谨慎查看老年人病历，评估心脏情况	是□ 否□
老年人实际测脉搏需求	充分尊重老年人，耐心解释，告知老年人测量脉搏的目的及意义，取得老年人配合后进行	是□ 否□
其他需求	询问是否有排泄需求	是□ 否□

2)操作实施

根据表1-2-11中老年人的基本情况，对老年人的身体状况、房颤史、服药情况等进行评估，决定是否需要其他护理员一起协助测量，并将结果记录在表1-2-11中。

表1-2-11 操作记录表(为老年人测量脉搏)

护理对象	基本情况	身体状况	有无服用洋地黄类药物	有无发生过房颤	是否需要其他护理员协助测量
老年人1	刘奶奶，68岁，1周前发生心梗，有时心房纤维颤动。现常常胸闷，偶有张口呼吸，手臂活动自如，但腿脚丧失知觉	□上肢功能障碍 □下肢功能障碍 □偏瘫 □瘫痪	□有 □无	□有 □无	□是 □否
老年人2	李爷爷，70岁，半月前因发生脑血栓导致右侧手臂及腿脚完全丧失知觉	□上肢功能障碍 □下肢功能障碍 □偏瘫 □瘫痪	□有 □无	□有 □无	□是 □否
老年人3	王爷爷，74岁，肢体活动自如，因患口腔癌1个月前做过口腔手术，合并糖尿病，体形非常消瘦	□上肢功能障碍 □下肢功能障碍 □偏瘫 □瘫痪	□有 □无	□有 □无	□是 □否
老年人4	张奶奶，66岁，高位截瘫，呼吸微弱，但表达能力尚可，思维清晰	□上肢功能障碍 □下肢功能障碍 □偏瘫 □瘫痪	□有 □无	□有 □无	□是 □否

（三）为老年人测量呼吸

1.知识学习

呼吸是指机体与外界环境之间气体交换的过程。人的呼吸过程包括外呼吸（肺通气、肺换气）、气体在血液中的运输、内呼吸（组织细胞与血液间的气体交换）三个相互联系的环节，如图1-2-3所示。

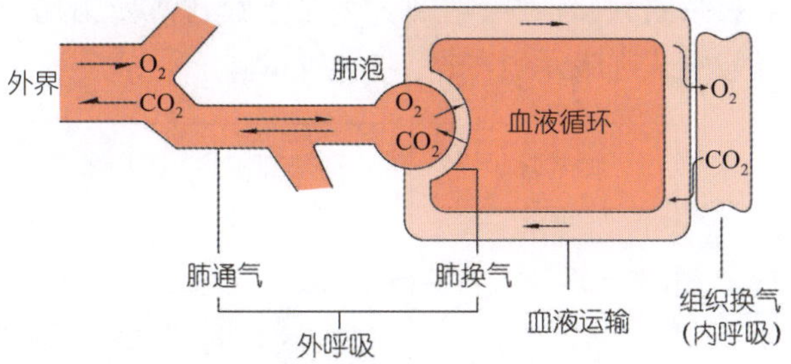

图1-2-3 呼吸过程示意

健康人在静息状态下，呼吸稳定而有节律。正常成人安静时呼吸频率为16~20次/min，节律规则，呼吸运动均匀无声且不费力。呼吸与脉搏的比例为1:4。呼吸可受年龄、活动、情绪等因素影响。

（1）老年人呼吸状况评估类型

老年人呼吸稍慢，活动和情绪激动时加快，休息和睡眠时较慢。此外，呼吸的节律还可受意识的支配。应从呼吸频率、深度、节律、声音及形态等方面对老年人的呼吸状况进行评估，常见的异常呼吸有以下类型：

1）频率异常

①呼吸过速：呼吸频率超过24次/min称为呼吸过速，也称气促。见于发热、疼痛、甲状腺功能亢进等。一般体温每升高1℃，呼吸频率增加3~4次/min。

②呼吸过缓：呼吸频率低于12次/min，称为呼吸过缓。见于颅内压增高、镇静剂过量。

2）深度异常

①深度呼吸：是一种深而规则的大呼吸，又称库斯莫尔呼吸，见于糖尿病酮症酸中毒和尿毒症酸中毒等。

②浅快呼吸：是一种浅表而不规则的呼吸，见于呼吸肌麻痹、某些肺与胸膜疾病，也可见于濒死患者。

3）节律异常

①潮式呼吸：又称陈-施呼吸，指呼吸由浅慢逐渐加快加深，然后再由深快逐渐变浅变慢，经过一段时间的呼吸暂停（5~20 s）后，再开始重复以上呼吸过程，如此周而复始，呈潮水涨落样。多见于神经系统疾病，如脑炎、脑膜炎、颅内压增高。

②间断呼吸：又称毕奥呼吸，表现为有规律的呼吸几次后，突然停止呼吸，间隔较短时间后，随即又开始呼吸，如此反复交替。常在临终前发生。

4)声音异常

①蝉鸣样呼吸:常见于喉头水肿、喉头异物等。

②鼾声呼吸:多见于昏迷患者。

5)形态异常

①腹式呼吸减弱,胸式呼吸增强。多见于腹膜炎、大量腹水、腹腔内肿瘤等。

②胸式呼吸减弱,腹式呼吸增强。多见于肺、胸膜或胸壁的疾病。

腹式呼吸与胸式呼吸示意如图1-2-4所示。

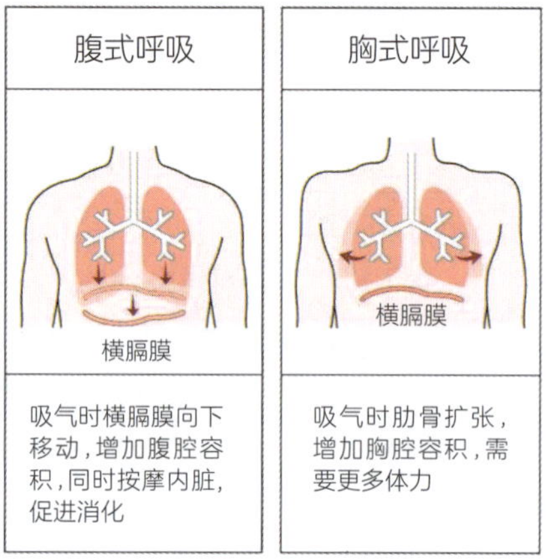

图1-2-4 腹式呼吸与胸式呼吸示意

6)呼吸困难

呼吸困难也是老年人的常见症状之一。呼吸困难是指呼吸频率、节律和深度的异常,又称呼吸窘迫,是呼吸功能不全的一个重要症状。呼吸困难主要由于气体交换不足、机体缺氧所致。老年人自感空气不足、胸闷、呼吸费力、不能平卧,可表现为烦躁、张口耸肩、口唇及指甲发绀、鼻翼扇动、端坐呼吸、辅助呼吸肌参与呼吸活动,造成呼吸频率、深度、节律的异常。呼吸困难可分为三种情况。

①吸气性呼吸困难:特点是吸气显著困难,吸气时间延长,有明显的三凹征(吸气时胸骨上窝、锁骨上窝、肋间隙出现凹陷),如图1-2-5所示。常见于气管阻塞、气管异物、喉头水肿等。

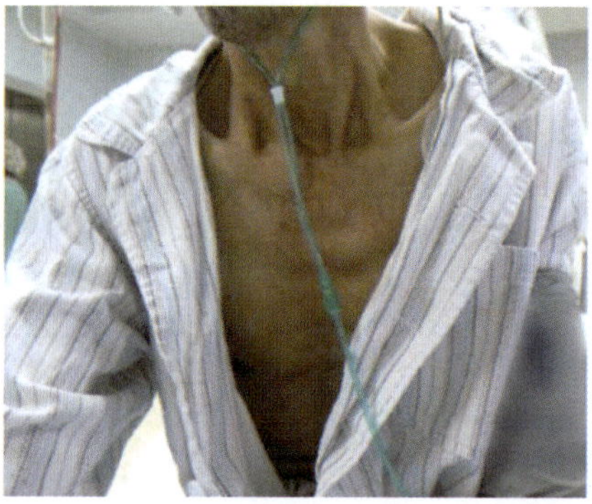

图1-2-5 三凹征

②呼气性呼吸困难：特点是呼气费力，呼气时间延长。常见于支气管哮喘、阻塞性肺气肿等。

③混合性呼吸困难：特点是吸气、呼气均感到吃力，呼吸频率增加。常见于重症肺炎、广泛性肺纤维化、大面积肺不张、大量胸腔积液等。

(2)为老年人测量呼吸的护理

1)操作准备

在为老年人测量呼吸前，需要做好必要的准备，见表1-2-12。

表1-2-12　测量呼吸护理服务操作准备

准备类型	具体要求	备注
环境准备	光线明亮，温度、湿度适宜，环境安全	根据季节调节温度、湿度：冬天室温维持在18~20 ℃，夏天室温维持在22~24 ℃，室内湿度维持在50%~60%
物品准备	记录时间用的表(带秒针)、记录笔和纸，必要时备棉花(可用棉签抽出棉丝)	根据老年人需要补充其他物品，保障老年人在测量呼吸的过程中处于舒适、安全的状态
护理员准备	保持服装整洁并洗净双手，保持双手温暖	护理员采用七步洗手法洗净双手
老年人准备	在测量呼吸前避免喝热饮或冷饮、剧烈运动、情绪激动及洗澡等，保持心情平缓并安静休息20~30 min	排除影响实际呼吸的因素

2)操作流程与方法(表1-2-13)

表1-2-13　测量呼吸护理服务操作流程与方法

操作流程	操作方法	注意事项
步骤①	征得老年人同意后，协助其取卧位或坐位，手腕伸展，手掌向上	按照老年人意愿，取得配合后进行
步骤②	将手放在老年人的桡动脉处似测量脉搏状，眼睛余光观察老年人胸部或者腹部的起伏，一起一伏为一次呼吸，统计老年人呼吸的次数。此外还要注意观察老年人呼吸频率、深度、节律、声音、形态的变化及有无呼吸困难	病情危重老年人的呼吸微弱不易察觉，可用少许棉花置于老年人鼻孔前，观察棉花被吹动的次数
步骤③	测量完毕，协助老年人恢复舒适体位，洗手，记录	正常呼吸者测30 s，乘以2；异常呼吸者应测1 min

注意事项

○老年人安静休息20~30 min，排除干扰因素后方可进行测量。

○胸闷或呼吸困难的老年人，多采用端坐位或半坐卧位，有利于呼吸。

2.技能操作

(1)操作准备

准备任务实施所需的全部物品,确认人员准备,见表1-2-14。

表1-2-14 操作准备(为老年人测量呼吸)

准备类型	具体要求	准备记录
环境准备	光线明亮,温度、湿度适宜,环境安全	□是 □否
物品准备	记录时间用的表、笔和纸,必要时备棉花(可用棉签抽出棉丝)	□是 □否
护理员准备	洗手,戴口罩	□是 □否
老年人准备	衣着宽松、舒适,便于测量	□是 □否

(2)操作过程

1)沟通评估

在测量呼吸前,需要与老年人沟通,收集评估信息,见表1-2-15。

表1-2-15 沟通评估(为老年人测量呼吸)

评估项目	具体要求	完成情况
身体活动情况	做到态度和蔼、语言亲切,能评估老年人是否有剧烈运动、情绪激动、紧张恐惧等影响测量的情况	□是 □否
基础疾病情况	评估老年人是否存在导致呼吸异常或呼吸困难的基础疾病,如肺部疾病、心脏疾病、糖尿病等	□是 □否
老年人实际测呼吸需求	充分尊重老年人,耐心解释,告知老年人测量呼吸的目的及意义,取得老年人配合后进行	□是 □否
其他需求	询问是否有排泄需求	□是 □否

2)操作实施

根据表1-2-16中老年人的基本情况,对老年人的身体活动状况、自理能力、呼吸功能等进行评估,为老年人选择舒适的测呼吸体位,并将结果记录在表1-2-16中。

表1-2-16 操作记录表(为老年人测量呼吸)

护理对象	基本情况	身体状况	自理能力	是否存在呼吸异常	舒适测量体位
老年人1	刘奶奶,68岁。1周前发生心梗,有时心房纤维颤动。现常常胸闷,偶有张口呼吸,手臂活动自如,但腿脚丧失知觉	□上肢功能障碍 □下肢功能障碍 □偏瘫 □瘫痪	□日常生活活动基本自理 □日常生活活动部分自理 □日常生活活动完全不能自理	□是 □否	□端坐位 □半坐卧位 □平卧位

续表

护理对象	基本情况	身体状况	自理能力	是否存在呼吸异常	舒适测量体位
老年人2	李爷爷,70岁。半月前因发生脑血栓导致右侧手臂及腿脚完全丧失知觉	□上肢功能障碍 □下肢功能障碍 □偏瘫 □瘫痪	□日常生活活动基本自理 □日常生活活动部分自理 □日常生活活动完全不能自理	□是 □否	□端坐位 □半坐卧位 □平卧位
老年人3	王爷爷,74岁。肢体活动自如,因患口腔癌1个月前做过口腔手术,合并糖尿病,体形非常消瘦	□上肢功能障碍 □下肢功能障碍 □偏瘫 □瘫痪	□日常生活活动基本自理 □日常生活活动部分自理 □日常生活活动完全不能自理	□是 □否	□端坐位 □半坐卧位 □平卧位
老年人4	张奶奶,66岁。高位截瘫,呼吸微弱,但表达能力尚可,思维清晰	□上肢功能障碍 □下肢功能障碍 □偏瘫 □瘫痪	□日常生活活动基本自理 □日常生活活动部分自理 □日常生活活动完全不能自理	□是 □否	□端坐位 □半坐卧位 □平卧位

(四)为老年人测量血压

1.知识学习

血液在血管内流动时,对单位面积血管壁的侧压力称为血压。通常所说的血压指的是动脉血压。心室收缩时,动脉血压上升达到的最高值称为收缩压。心室舒张末期,动脉血压下降达到的最低值称为舒张压。收缩压与舒张压的差值称为脉压。血压的计量单位为毫米汞柱(mmHg)或千帕(kPa),二者的换算关系为:1 mmHg=0.133 kPa;1 kPa=7.5 mmHg。

微课 为老年人测量血压

(1)血压基本知识

1)正常血压

正常成人在安静状态下的血压范围比较稳定,以肱动脉为例,其正常范围为收缩压90~139 mmHg,舒张压60~89 mmHg,脉压30~40mmHg。血压可随年龄、性别、环境等变化而产生变化。例如:随着年龄的增长,血压随之上升;女性在更年期后,血压有不同程度的升高;一天之中,血压的水平不相同,通常凌晨最低,傍晚最高;低温、睡眠不佳也会引起血压轻微上升;同一个体的身体不同部位,血压也有区别,一般右侧上肢比左侧上肢血压高10~20 mmHg,下肢血压高于上肢血压20~40 mmHg;此外,情绪激

异常血压的护理

动、紧张、恐惧、运动后，血压均可升高。

2)异常血压

血压超过正常范围即为异常血压。常见的异常血压有以下两种。

①高血压

收缩压≥140 mmHg和(或)舒张压≥90 mmHg称为高血压。具体分级见表1-2-17。

表1-2-17　高血压分级

分级		收缩压范围/mmHg	舒张压范围/mmHg
正常血压		90~139	60~89
高血压	1级	140~159	90~99
	2级	160~179	100~109
	3级	≥180	≥110
单纯收缩期高血压		≥140	≥90

②低血压

收缩压低于90 mmHg，舒张压低于60 mmHg称为低血压。常见于大量失血、休克、急性心力衰竭等。

3)脉压异常

脉压增大，常见于主动脉硬化、主动脉瓣关闭不全、甲状腺功能亢进等；脉压减小，常见于心包积液、缩窄性心包炎、末梢循环衰竭等。

(2)血压测量工具

1)血压计的种类

常用的血压计有水银血压计及电子血压计，如图1-2-6和图1-2-7所示。

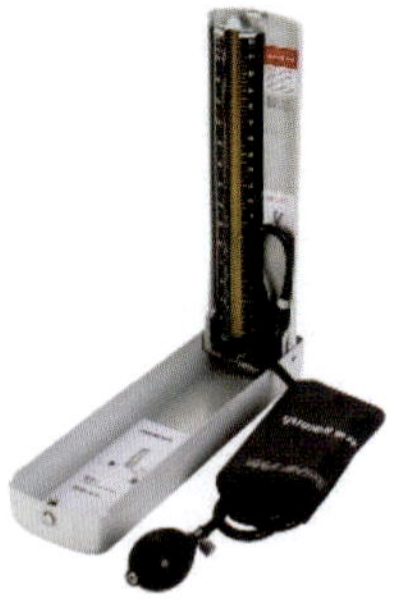

图1-2-6　水银血压计

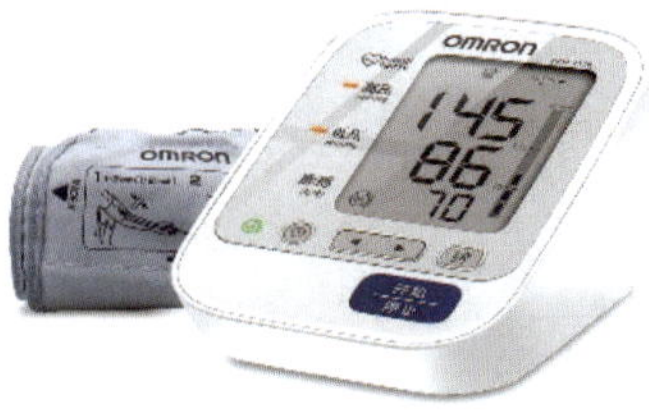

图1-2-7　电子血压计

①水银血压计：常用的是台式水银血压计。水银血压计的玻璃管面标有双刻度，一侧为0~300 mmHg，最小分度值为2 mmHg，一侧为0~40 kPa，最小分度值为0.5 kPa。其特点为测得数值准确、可靠，但较笨重，不易携带，且玻璃管部分易破裂。

②电子血压计：采用自动采样电脑控制数字运算，有自动放气程序，数秒钟内可得到收缩压、舒张压及脉搏数值。特点是操作方便，不用听诊器，省略放气系统，排除听觉不灵敏、噪声干扰等造成的误差，但准确性较差。

2）血压计性能检查

血压计应定期检测、校对。每次测量血压前，应检查血压计，包括玻璃管有无破损，水银有无泄漏，气囊、橡胶管有无老化、漏气，听诊器是否完好等。具体检查方法：打开血压计盒后，取出袖带并用手挤压；打开水银槽开关后，关闭气门充气，观察水银柱，如果水银柱不动，表示血压计漏气或水银量不足；放气后，将血压计盒右倾45°，使水银彻底流回水银槽；关好水银槽开关，将袖带内余气排净并放回，整理血压计备用。还应检查听诊器，连接是否紧密、头端是否完好等。

（3）为老年人测量血压的护理

1）操作准备

在为老年人测量血压前，需要做好必要的准备，见表1-2-18。

表1-2-18 测量血压护理服务操作准备

准备类型	具体要求	备注
环境准备	光线明亮，温度、湿度适宜，环境安全	根据季节调节温度、湿度：冬天室温维持在18~20 ℃，夏天室温维持在22~24 ℃，室内湿度维持在50%~60%
物品准备	台式水银血压计、听诊器、笔和纸	根据老年人需要补充其他物品，保障老年人在测量血压的过程中处于舒适、安全的状态
护理员准备	保持服装整洁并洗净双手，保持双手温暖	护理员采用七步洗手法洗净双手
老年人准备	在测量血压前避免喝热饮或冷饮、剧烈运动、情绪激动及洗澡等，保持心情平缓并安静休息20~30 min	排除影响实际血压的因素

2）操作流程与方法

护理员应根据老年人的身体状况、自理能力等为老年人提供测量血压的护理服务，操作流程与方法见表1-2-19。

表1-2-19 测量血压护理服务操作流程与方法

操作流程	操作方法	注意事项
步骤①	● 征得老年人同意后，协助其取舒适的体位，可以是坐位或仰卧位，将被测量的肢体置于测量体位，使被测肢体肱动脉与心脏处于同一水平位置，即卧位时平腋中线，坐位时平第四肋软骨 ● 协助老年人将衣袖卷至肩部，暴露上臂（衣服袖口如果太紧，必要时脱袖），使手掌面向上，手肘伸直，上臂呈45° 外展	● 按照老年人意愿，取得配合后进行。若为偏瘫老年人测量血压，应选择健侧上臂测量 ● 测量时，应使水银柱"0"刻度与心脏处于同一水平线，若手臂高于心脏，测得的血压值偏低，反之则偏高 ● 如果老年人需要长期检测血压，为保证数值的准确性和可比性，应做到四定：定时间、定部位、定体位、定血压计
步骤②	● 放平血压计，打开血压计水银槽开关，驱尽袖带内空气，将袖带平整、无褶地缠于老年人上臂中部，使袖带下缘距肘窝 2~3 cm，松紧以能插入一指为宜 ● 戴好听诊器，用手触摸肱动脉搏动处，将听诊器的听件放于肱动脉搏动处，稍加压力固定 ● 另一只手关闭气门并向袖带内充气。充气时，应使水银柱平稳上升，高度以动脉波动音消失后再升高 20~30 mmHg 为宜 ● 松开气门，缓慢、平稳地放气，使水银柱缓缓下降，速度以 4 mmHg/s 为宜 ● 放气时，仔细聆听动脉搏动音，同时双眼平视血压计的水银柱所指示的刻度，当出现第一声动脉搏动音时，水银柱所指的刻度为收缩压；继续放气，动脉搏动音继续存在并增大，当动脉搏动音减弱或者消失时，水银柱所指的刻度为舒张压	● 按要求选择合适宽度的袖带，袖带过宽测得的血压值偏低，袖带过窄测得的血压值偏高 ● 袖带的松紧也需要适宜，袖带过松测得的血压值偏高，袖带过紧测得的血压值偏低 ● 充气、放气应缓慢、平稳，不可过快、过猛，防止水银外溢或读数误差 ● 当发现血压听不清或异常时，应重复测量。先将袖带内气体驱尽，使水银柱降至"0"刻度，稍等片刻再行第 2 次测量，一般连续测 2~3 次，取其最低值
步骤③	● 测量完毕取下袖带，协助老年人穿好衣服，并恢复原来的舒适体位 ● 整理袖带，排尽袖带内空气，放入盒内，将血压计盒右倾45° 并关闭水银槽开关，盖好血压计盒盖 ● 洗手，记录	● 要定期检测和校对，以保持准确性 ● 注意袖带的清洁卫生，传染病患者的血压计、听诊器专人固定使用，防止交叉感染

2.技能操作

(1)操作准备

准备任务实施所需的全部物品,做好人员准备,见表1-2-20。

表1-2-20 操作准备(为老年人测量血压)

准备类型	具体要求	准备记录
环境准备	光线明亮,温度、湿度适宜,环境安全	是□ 否□
物品准备	台式水银血压计、听诊器、笔和纸	是□ 否□
备用物品	床上支撑辅具(包括枕头、靠垫、楔形垫)等	是□ 否□
护理员准备	洗手,戴口罩	是□ 否□
老年人准备	衣着宽松、舒适,便于测量	是□ 否□

(2)操作过程

1)沟通评估

在测量血压前,需要与老年人沟通,收集评估信息,见表1-2-21。

表1-2-21 沟通评估(为老年人测量血压)

评估项目	具体要求	完成情况
身体活动情况	做到态度和蔼、语言亲切,能评估老年人肢体功能、活动度,是否有剧烈运动、情绪激动、紧张恐惧等影响测量的情况	□是 □否
测量部位情况	评估老年人测量部位是否存在其他医疗设备或器具(如PICC置管通路、静脉输液管路等),皮肤有无水肿、破溃	□是 □否
老年人实际测血压需求	充分尊重老年人,耐心解释,告知老年人测量血压的目的及意义,取得老年人配合后进行	□是 □否
其他需求	询问是否有排泄需求	□是 □否

2)操作实施

根据表1-2-22中老年人的基本情况,对老年人的身体状况、自理能力等进行评估,为老年人选择测量血压的适宜体位。采用角色扮演法,两人一组,一人扮演老年人,另一人扮演护理员,依次轮流交替进行任务实施,并将操作记录填写在表1-2-22中。

注意事项

○选择适宜体位,老年人安静休息20~30 min,排除干扰因素后测量。

○手臂有管路的老年人,选择另一侧肢体测量;偏瘫老年人、肢体受伤老年人,选择健侧测量。

○充分尊重老年人,耐心解释,尊重老年人的自主性。

表1-2-22　操作记录表(为老年人测量血压)

护理对象	基本情况	身体状况	自理能力	测量
老年人1	刘奶奶,68岁,1周前发生心梗,有时心房纤维颤动。现常常胸闷,偶有张口呼吸,手臂活动自如,但腿脚丧失知觉	□上肢功能障碍 □下肢功能障碍 □偏瘫 □瘫痪	□日常生活活动基本自理 □日常生活活动部分自理 □日常生活活动完全不能自理	□坐位 □仰卧位 血压: ________
老年人2	李爷爷,70岁,半月前因发生脑血栓导致右侧手臂及腿脚完全丧失知觉	□上肢功能障碍 □下肢功能障碍 □偏瘫 □瘫痪	□日常生活活动基本自理 □日常生活活动部分自理 □日常生活活动完全不能自理	□坐位 □仰卧位 血压: ________
老年人3	王爷爷,74岁,肢体活动自如,因患口腔癌1个月前做过口腔手术,合并糖尿病,体形非常消瘦	□上肢功能障碍 □下肢功能障碍 □偏瘫 □瘫痪	□日常生活活动基本自理 □日常生活活动部分自理 □日常生活活动完全不能自理	□坐位 □仰卧位 血压: ________
老年人4	张奶奶,66岁,高位截瘫,呼吸微弱,但表达能力尚可,思维清晰	□上肢功能障碍 □下肢功能障碍 □偏瘫 □瘫痪	□日常生活活动基本自理 □日常生活活动部分自理 □日常生活活动完全不能自理	□坐位 □仰卧位 血压: ________

检查评估

护理员按照表1-2-23中的检查项目进行自我检查，并将检查结果和自我点评记录在表1-2-23中。

表1-2-23 自我检查记录表（为老年人测量生命体征）

序号	检查项目	检查结果	自我点评
1	是否穿护理服并保持服装整洁	是□ 否□	
2	操作前是否洗净双手	是□ 否□	
3	是否对老年人身体状况进行评估	是□ 否□	
4	使用护理床、轮椅等设备、工具前是否进行安全检查	是□ 否□	
5	是否按照标准步骤进行操作	是□ 否□	
6	是否完成操作记录	是□ 否□	

护理对象根据表1-2-24中的检查项目对护理员的服务情况进行检查，并将检查结果和结果点评记录在表1-2-24中。

表1-2-24 护理对象检查记录表（为老年人测量生命体征）

序号	检查项目	检查结果	结果点评
1	是否清楚说明体征测量前的姿势准备目的	是□ 否□	
2	是否询问有无排泄等特殊要求	是□ 否□	
3	服务态度是否和蔼，语言是否亲切	是□ 否□	
4	是否协助调整测量体征的姿势	是□ 否□	
5	测量体征姿势是否轻稳、安全	是□ 否□	
6	测量体征姿势调整是否舒适、稳定	是□ 否□	

教师根据表1-2-25中的检查项目对护理员的任务完成情况进行检查，并将检查结果和结果点评记录在表1-2-25中。

表1-2-25 教师检查记录表（为老年人测量生命体征）

序号	检查项目	检查结果	结果点评
1	是否按时完成任务	是□ 否□	
2	团队协作是否顺畅	是□ 否□	
3	设备、用具及物品是否整理恢复	是□ 否□	
4	实训床位是否整理干净	是□ 否□	
5	工作页填写是否准确、完整	是□ 否□	

任务小结

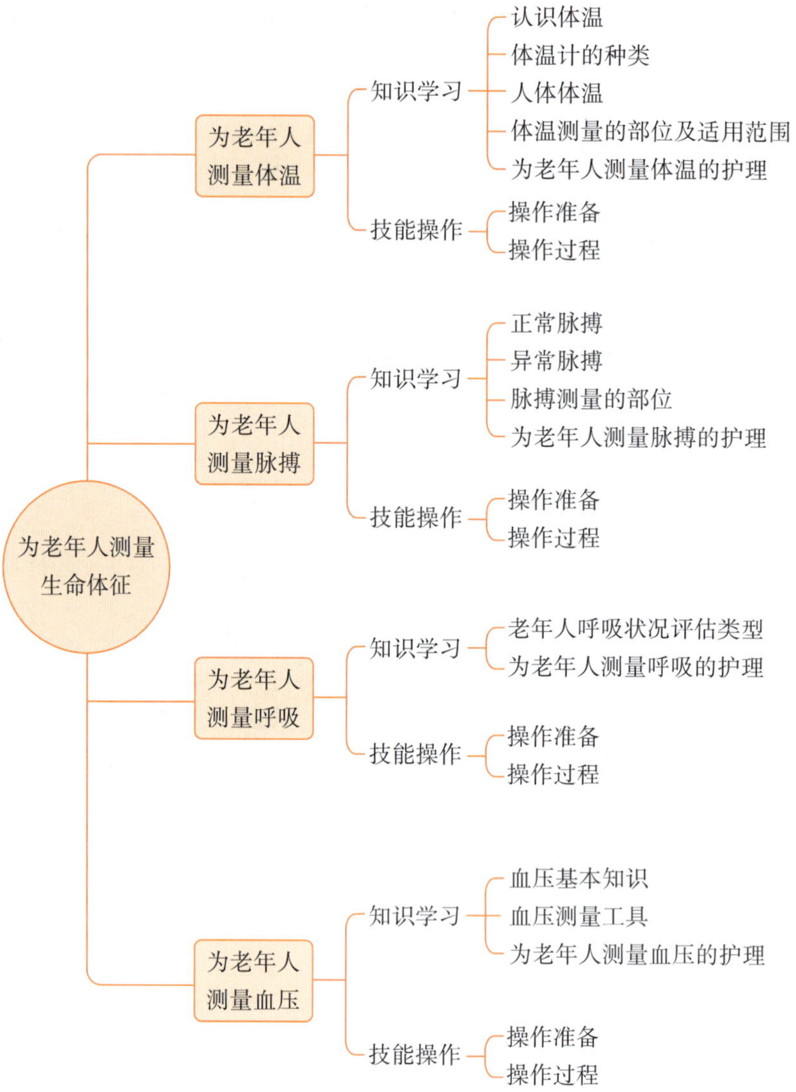
为老年人测量生命体征
为老年人测量体温
知识学习
认识体温
体温计的种类
人体体温
体温测量的部位及适用范围
为老年人测量体温的护理
技能操作
操作准备
操作过程
为老年人测量脉搏
知识学习
正常脉搏
异常脉搏
脉搏测量的部位
为老年人测量脉搏的护理
技能操作
操作准备
操作过程
为老年人测量呼吸
知识学习
老年人呼吸状况评估类型
为老年人测量呼吸的护理
技能操作
操作准备
操作过程
为老年人测量血压
知识学习
血压基本知识
血压测量工具
为老年人测量血压的护理
技能操作
操作准备
操作过程

任务三　为老年人测量血糖与体重

教学资源

任务导入

场景：某老年颐养中心

人物：小刘（护理员）、3位老年人

情节：某老年颐养中心近期入住3位老年人。护理员小刘负责这3位老年人的血糖和体重测量。在测量前，小刘需要根据3位老年人的身体状况，为其选择合适且正确的测量方法。假如你是护理员小刘，应该如何做？

任务目标

- 能够根据老年人的身体状况，选择恰当的血糖测量方法，完成老年人的血糖测量。
- 能够根据老年人的身体状况，选择恰当的体重测量方法，完成老年人的体重测量。

任务实施

（一）为老年人测量血糖

1. 知识学习

（1）血糖的定义

血糖是指血液中的葡萄糖，是人体能量的重要来源之一。血糖必须保持一定的水平才能维持人体内各器官和组织的正常运行，过高或过低均对机体的正常功能不利。空腹血糖正常参考值为3.9~6.1 mmol/L，餐后2 h血糖正常参考值为5.1~7.8 mmol/L。

微课　为老年人测量血糖

(2)正确解读血糖值

不同时间检测的血糖，具有不同的临床意义。糖尿病患者在监测血糖时，必须了解并结合血糖监测时间，正确解读所测血糖值，具体见表1-3-1。

表1-3-1 不同血糖类型

血糖类型	血糖意义
空腹血糖	诊断糖尿病和用于糖尿病病情监测的重要指标，反映基础胰岛素分泌水平或者药物对于夜间、清晨的血糖控制情况
餐前血糖	主要用来指导食物摄入量和餐前注射胰岛素的剂量，若患者餐前血糖为 8~11 mmol/L，可适当减少进餐量
餐后 2 h 血糖	能较好反映进食量及使用的降糖药物是否合适，便于调整降糖药物剂量或种类
睡前血糖	主要为防止夜间低血糖，若睡前血糖小于 6 mmol/L，患者可补充几块无糖饼干、一份水果等
随机血糖	了解波动性高血糖，若患者血糖波动较大或怀疑自身出现低血糖，应随时监测血糖
凌晨3点的血糖	主要反映夜间有无低血糖发生，尤其是清晨出现不可解释的空腹高血糖时，应监测凌晨 3 点的血糖

(3)监测血糖的意义

1)血糖升高或血糖降低的表现形式

生理性增高常见于情绪紧张时或饭后1~2 h；病理性增高常见于糖尿病等疾病。生理性降低常见于饥饿、剧烈运动、注射胰岛素后或服用降糖药物后；病理性降低常见于注射胰岛素过量、糖代谢异常等情况。应遵医嘱按时监测血糖，准确识别异常血糖，预防血糖过高，避免血糖过低。

2)血糖监测的结果

血糖监测的结果可用来反映饮食控制、运动治疗和药物治疗的结果。实施血糖监测可以更好地掌控自身的血糖变化，对生活、活动、饮食、合理用药都具有重要指导意义。同时，实施血糖监测可以降低糖尿病老年人发生低血糖并发症的风险。

(4)为老年人测量血糖的护理

1)操作准备

在为老年人测量血糖前，需要做好必要的准备，见表1-3-2。

表 1-3-2　测量血糖护理服务操作准备

准备类型	具体要求
环境准备	光线明亮，温度、湿度适宜，环境安全，空气新鲜
物品准备	血糖仪、血糖试纸、一次性采血针、消毒酒精、无菌棉签、血糖记录单、笔，必要时准备床上支撑辅具（包括枕头、靠垫、楔形垫）等
护理员准备	保持服装整洁，无配饰、无长指甲，洗净双手并保持双手温暖
老年人准备	在测量血糖前避免情绪激动，安静休息 10 min 以上

2）操作实施

①指导老年人手臂短暂下垂或甩动，增加血液循环，然后选择老年人的手指端采血。

②取适量 75% 酒精消毒采血手指端，待干。

③查看血糖试纸与血糖仪是否匹配。

④将血糖试纸安装至血糖仪上。

⑤取采血针，护理员一手扶住老年人采血手指端下部，用采血针刺在指尖一侧，刺破皮肤。

⑥待血液渗出，取无菌棉签轻轻拭去第一滴血。

⑦采集第二滴血样于血糖试纸的测试区上，至血液全部浸湿血糖试纸（图 1-3-1）。

⑧等待读取数值。

⑨取无菌棉签按压老年人手指采血点，并叮嘱老年人用力按压 1~2 min 止血。

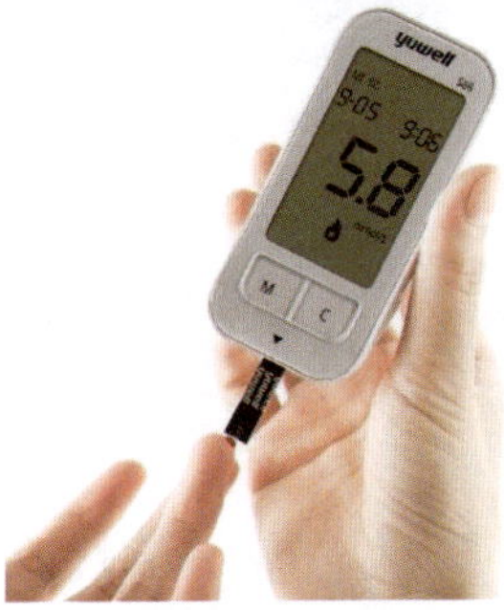

图 1-3-1　测血糖

3）记录、上报

①读取血糖仪上的数字，告知老年人，并记录在记录单上。

②如有异常，立即报告家属或医护人员。

4）整理用物

① 协助老年人穿衣并躺卧舒适。

② 将使用后的血糖试纸、采血针、干棉签扔至垃圾桶内。

③ 将血糖仪、酒精放回原位。

温馨提示

○充分尊重老年人的自身意愿，并在取得老年人的同意后进行。

○沟通时要做到态度和蔼、语言亲切，体现尊老、敬老的职业素养。

○在测量血糖前，避免老年人情绪激动，安静休息10 min以上。

注意事项

○使用血糖仪前，一定要调整好血糖仪代码，使其与你正在使用的试纸代码相同，尽量选择使用原厂配套生产的试纸。

○在用酒精对采血手指端进行消毒后，一定要等酒精完全挥发再开始采血，否则不仅会增加疼痛感，未挥发的酒精还极易混入血液里，使血液中的葡萄糖浓度降低，进而导致血糖值偏低。

○忌用含碘的消毒剂，因碘酒、碘伏等含碘的消毒剂会与血糖试纸中的酶发生化学反应，导致测出的血糖值产生误差。

○采血时不要挤压手指，若用力挤压手指，部分组织液也可能被挤出流进血液，进而影响血糖值。

○日常应将试纸放置于阴凉、干燥处，而且必须保存在原装的试纸筒内。不使用过期、受潮的试纸，因为会影响测试结果。

2. 技能操作

(1)操作准备

准备任务实施所需要的全部物品，并做好人员准备。将准备结果记录在表1-3-3中。

表1-3-3 操作准备(为老年人测量血糖)

准备类型	具体要求	准备记录
环境准备	室内环境整洁，温度、湿度适宜	是□ 否□
物品准备	体温记录单、笔、记录时间用的表；血糖仪、血糖试纸、一次性采血针、消毒酒精、无菌棉签、血糖记录单；床上支撑辅具(包括枕头、靠垫、楔形垫)等	是□ 否□
护理员准备	清洗双手，戴口罩	是□ 否□
老年人准备	衣着舒适、宽松，便于测量	是□ 否□

(2)操作过程

1)沟通评估

在测量血糖前，需要与老年人沟通，收集评估信息，见表1-3-4。

表1-3-4 沟通评估(为老年人测量血糖)

评估项目	具体要求	完成情况
身体活动情况	能评估出老年人的四肢活动情况、肌力情况、有无运动、有无饮水进食或洗澡、睡眠质量等	是□ 否□
手指皮肤情况	细心、谨慎查看，测量血糖前要评估老年人手指皮肤是否有破损、有无出汗等，末梢血液循环是否良好	是□ 否□

续表

评估项目	具体要求	完成情况
老年人实际测血糖需求	充分尊重老年人，态度和蔼，语言亲切，耐心解释，告知老年人测量血糖的必要性，取得老年人的配合后进行	是□　否□
其他需求	询问是否有排泄需求	是□　否□

2）操作实施

根据表1-3-5中老年人的基本情况，运用所学专业知识，分别为老年人测量血糖。采用角色扮演法，两人一组，一人扮演老年人，另一人扮演护理员，依次轮流交替进行任务实施，并将实施结果填写在表1-3-5中。

表1-3-5　操作记录表（为老年人测量血糖）

护理对象	基本情况	身体状况	自理能力	血糖监测时间
老年人1	张奶奶，78岁，患有高血压10余年，1年前突发脑梗死，导致左侧肢体活动不灵活，糖尿病3年，近期血糖不稳定，空腹血糖偏高	□上肢功能障碍 □下肢功能障碍 □偏瘫 □瘫痪	□日常生活活动基本自理 □日常生活活动部分自理 □日常生活活动完全不能自理	□餐前血糖 □餐后2 h □空腹血糖 □夜间血糖
老年人2	李爷爷，70岁，家族有糖尿病史，空腹血糖6.4 mmol/L，近期出现视力减退	□上肢功能障碍 □下肢功能障碍 □偏瘫 □瘫痪	□日常生活活动基本自理 □日常生活活动部分自理 □日常生活活动完全不能自理	□餐前血糖 □餐后2 h □空腹血糖 □夜间血糖
老年人3	王爷爷，74岁，肢体活动自如，高血压合并糖尿病。近期血糖不稳定，睡前血糖低于7.0 mmol/L	□上肢功能障碍 □下肢功能障碍 □偏瘫 □瘫痪	□日常生活活动基本自理 □日常生活活动部分自理 □日常生活活动完全不能自理	□餐前血糖 □餐后2 h □空腹血糖 □夜间血糖

（二）为老年人测量体重

1. 知识学习

（1）认识体重

体重指裸体或穿着已知重量的工作衣称量得到的身体重量。临床上常通过体重秤来测量。由于人的体重与许多因素有关，不同人体之间有差异，一天不同的时间也会有一定变化，加之所处地理位置（如地心引力的原因）、季节、气候、自身情况的不同，对体重也有一定影响，因而很难完全符合标准体重。也就是说，难以用一个恒定值来表示，而应当是一个数值范围。我们把这个数值范围称为正常值，一般在标准体重 ± 10% 以内。超过这一范围，就可称为异常体重。

各国所制定的标准体重的“标准”并不完全一样。一个国家不同年龄组的标准体重，通常是本国经过群体大样本的调研所得到的，根据人的年龄、身高所计算出的各年龄组人的体重大体范围，并规定上、下限。

有关体重的计算方法主要有成年人女性，[身高(cm)-100] × 0.9=标准体重(kg)；成年人男性，身高(cm)-105=标准体重(kg)。体重与身高密切相关，因此临床上倾向于采用标准体重来衡量体重正常与否。现在衡量体重是否正常，较理想和简单的指标可用体重和身高的比例，称为体质指数(BMI)，即体重千克数除以身高米数的平方得出的数字。

(2)体质指数

体质指数(BMI)是国际上常用的衡量人体胖瘦程度的标准。体质指数正常范围为 18.5~24.9，低于 18.5 提示体重过低，25~29.9 提示超重，≥30 提示肥胖。

(3)体重的意义

体重可反映老年人的营养状况，是衡量老年人健康状况的重要指标之一。测量体重可以作为检测中老年人骨骼生长情况的依据，对于骨质疏松、关节炎患者具有医学诊断的参考价值。

老年人易发生冠心病、糖尿病、脑血管病等疾病，体重控制是预防疾病的基础。患有肿瘤或癌症的老年人，体重常常会明显下降。及时测量体重，发现体重变化，对及时发现疾病有一定的指征作用。

(4)体重秤的种类

在临床上，体重秤主要用于监测人体的体重变化，分为电子体重秤和机械式体重秤。近年来，还有新兴的脂肪秤可以检测脂肪含量等。

电子体重秤采用高精度称重传感器，是一种智能型体重测量仪器，与传统指针式体重秤相比，具有测量精度高、可锁定显示、读数方便等优点。称重时，将电子体重秤放在硬实、平整的地面上，受测人双脚均匀站立于秤面，保持身体平衡，待秤面稳定后，液晶显示器将显示体重测量值。此时，受测人可以走下秤面，液晶显示器稍后回零，可以进行下一次体重测量。常用电子体重秤如图 1-3-2 所示。

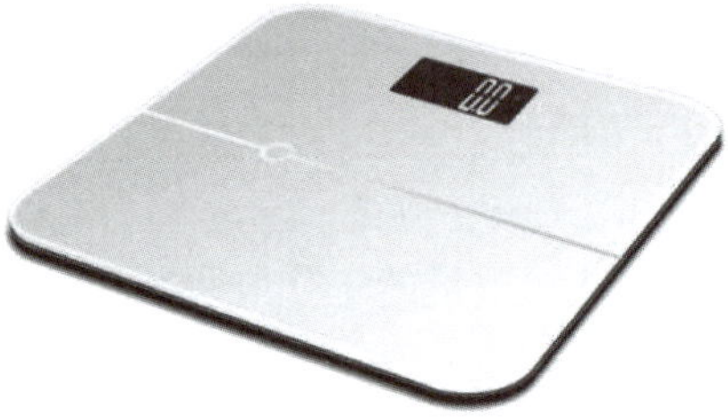

图 1-3-2　电子体重秤

(5)不同类型老年人的体重测量方法

护理员应正确评估老年人的身体状况，并根据身体状况的不同选择合适的体重测量方法。

①当老年人身体状况良好、四肢健全、日常生活活动（一般包括进食、修饰、洗澡、如厕、穿衣、大小便控制、床椅转移、平地行走、上下楼梯）能够完全自理，不依赖他人帮助时，属于基本自理老年人。

②当老年人肩、臂、肘、前臂、手等上肢部位或腿、脚等下肢部位不受思维控制运动，存在功能障碍，日常生活活动不能够完全自理，需要他人护理时，属于部分自理老年人。

③当老年人同一侧上、下肢不受思维控制运动，存在功能障碍时，属于偏瘫老年人，又称半身不遂老年人。此类老年人日常生活活动不能够完全自理，需要他人护理。

④当老年人身体完全瘫痪或病情危重卧床，日常生活活动需要全部依赖他人护理时，属于完全不能自理老年人。

对于下肢功能良好的老年人，护理员应引导老年人自行站立到体重秤上。对于肢体功能障碍的老年人，鼓励老年人挪动至轮椅上进行体重测量。对于卧床老年人，采用电子病床透析秤，配合两人称重法或多人称重法进行体重测量。卧床老年人也可使用分离式轮椅床，将可折叠轮椅从床上分离后，推轮椅至体重秤上，完成为老年人进行体重测量。

(6)为老年人测量体重的护理

1)操作准备

在为老年人测量体重前，需要做好必要的准备，见表1-3-6。

表1-3-6　测量体重护理服务操作准备

准备类型	具体要求
环境准备	室内环境整洁，温度、湿度适宜，灯光明亮。将体重秤放置在宽敞空间内，旁边有扶手装置
物品准备	准备体重秤、记录单、笔
护理员准备	衣着整洁，洗净双手
老年人准备	测量体重前避免老年人大量饮水或进食

2)针对不同健康状况的老年人进行体重测量护理

①为下肢功能良好的老年人测量体重的护理

对于下肢功能良好的老年人，护理员应引导老年人自行站立到体重秤上。当老年人一侧肢体功能受损时，护理员应鼓励老年人尽可能利用健侧上肢力量协助站立称重。操作流程与方法见表1-3-7。

温馨提示

○在与老年人沟通的过程中，重点评估老年人下肢肌力及关节活动度。

○尊重老年人的个人主动性，充分考虑老年人的身体活动能力，必要时给予帮助。

○测量前可咨询老年人是否需要排泄，测量前尽量避免大量饮水或进食。

表1-3-7 操作流程与方法(为下肢功能良好的老年人测量体重的护理)

操作流程	操作方法	注意事项
步骤①	协助老年人走到体重秤旁边	老年人坐起后,为保障安全,必要时用一只手扶住老年人的身体
步骤②	协助老年人脱去厚重的外套,仅穿轻薄的衣物,并协助老年人脱去鞋子	协助要轻稳,保障老年人安全
步骤③	协助老年人站在体重秤上	根据老年人自理程度提供帮助
步骤④	待体重秤数值稳定并发出“滴”的一声后,读取显示屏上的数值	保证老年人双脚均匀放置在体重秤上
步骤⑤	协助老年人穿好鞋子,返回床上或椅子上,取舒适体位	协助要轻稳,保障老年人安全
步骤⑥	将测量数值告知老年人,并记录在记录单上	记录体重数值时,要标明单位kg,以免造成数据错误
步骤⑦	如有异常,立即报告家属或医务人员	保障安全

②为有肢体功能障碍的老年人测量体重的护理

对于有肢体功能障碍的老年人,鼓励老年人挪动至轮椅上进行体重测量。操作流程与方法见表1-3-8。

表1-3-8 操作流程与方法(为有肢体功能障碍的老年人测量体重的护理)

操作流程	操作方法	注意事项
步骤①	引导老年人将自己的双手支撑在床上合适位置,鼓励老年人自行支撑身体坐起	尊重老年人的意愿,取得同意后开始操作
步骤②	当老年人自行支撑坐起到极限状态无法继续时,护理员可将双手支撑在老年人后背中间位置或环抱肩背部协助老年人坐起	协助要轻稳,保障老年人安全
步骤③	护理员将轮椅推至床旁靠床尾位置,并留有一定空间,轮椅与床的夹角为30° ,固定轮椅,抬起脚踏板	如使用轮椅,需要检查是否处于安全的备用状态
步骤④	叮嘱老年人环抱护理员脖颈,护理员一手扶住老年人肩背部,另一手环抱老年人双膝,以老年人身体为轴,轻稳协助老年人转动身体并将双腿自然下垂于床旁	老年人坐起后,为保障安全,必要时需要用一只手扶住老年人的身体

续表

操作流程	操作方法	注意事项
步骤⑤	叮嘱老年人双手环抱护理员脖颈，同时护理员双手环抱老年人腰部或扶托腋下，帮助老年人双脚踏稳地面，然后用膝部抵住老年人的膝部，挺身用力带动老年人站立并旋转老年人身体，协助老年人缓慢坐到轮椅中间位置	协助要轻稳，保障老年人安全
步骤⑥	叮嘱老年人后背紧贴椅背，并引导老年人自行将轮椅上的安全带系在腰间	根据老年人自理程度提供帮助
步骤⑦	护理员放平脚踏板，协助老年人将双脚放于脚踏板上，将轮椅推至体重秤上，固定刹车	稳固轮椅，保障安全。测量体重时，护理员可轻轻辅助老年人，防止其摔倒。切勿将自身体重作用于老年人身上，增加其体重；或将老年人架起，减轻其体重
步骤⑧	测量并记录	记录体重数值时要标明单位kg，以免造成数据错误
步骤⑨	安全返回房间，并协助老年人上床或者取舒适体位	保证老年人取舒适体位，防止压疮发生

③为卧床老年人测量体重的护理

对于卧床老年人，采用电子病床透析秤，配合两人称重法或多人称重法进行体重测量。操作流程与方法见表1-3-9。

表1-3-9　操作流程与方法（为卧床老年人测量体重的护理）

操作流程	操作方法	注意事项
步骤①	为老年人更换提前称量好的被服，即C值	提前关闭门窗，室温应保持在26 ℃左右
步骤②	推透析秤至床旁，接通电源，按“开始”键	挪动病床时应缓慢，避免造成晕厥
步骤③	用4个称量平台同时撑起病床4个脚轮。透析秤上数值为A值	密切观察生命体征，如有病情变化应立即停止，对老年人进行相应护理。应安排足够人员，不能造成磕碰等意外伤害。遵循节力原则，做好个人防护

温馨提示

○尊重老年人的自身意愿，取得老年人的配合后进行。
○沟通时态度和蔼，语言亲切，尊老敬老。
○为身体行动不便的老年人称重时，密切关注老年人的精神状态，动作轻柔，保障安全。
○卧床老年人在转运过程中，注重隐私保护，维护老年人的自尊。

续表

操作流程	操作方法	注意事项
步骤④	老年人左右两侧分别站一人，一人托住颈、腰部，另一人托住肩、臀部，同时将老年人抬起，记录病床重量，即*B*值	将老年人和被服一同抬起，被服的重量已经计算在*C*值中，抬起老年人后每个人都不能接触病床。根据老年人身体自理能力及留置管道情况，合理增加人手
步骤⑤	用 $A-B-C$，所得数值即为老年人体重	协助要轻稳，保障老年人安全

(7)体重过轻的原因与护理措施

当发现体重过轻时，相关原因与护理措施见表1-3-10、表1-3-11。

表1-3-10　体重过轻的原因

因素	内容
疾病因素	如肿瘤、严重感染、心力衰竭、呼吸衰竭、肾功能衰竭、严重的糖尿病、甲状腺功能亢进等，由于机体消耗及摄入不足，会使体重明显下降
消化道因素	老年人由于牙齿脱落、吞咽障碍、消化能力下降等因素，导致进食量减少，进食肉类食物受限，蛋白质及脂肪摄入严重不足
观念误区	有些老年人合并高血压、糖尿病、高脂血症后，对饮食控制过于严格，不能进行科学饮食，从而影响体重

表1-3-11　体重过轻的护理

类型	护理措施
饮食护理	大多数消瘦老年人是由于营养素的缺失所致，应根据老年人的特点，为老年人提供足够的营养饮食，增进消瘦老年人的食欲
用药护理	消瘦老年人应定期测量体重，在采用饮食护理的前提下，还需要积极治疗原发病，在医护人员的指导下，合理用药，同时还应注意药物的副作用
增加食欲	护理员在进行老年人照护时，为老年人提供良好的就餐环境，使得老年人的心情愉快，促进消瘦老年人的食欲
护理评估	让老年人的食欲恢复正常，帮助老年人摄取均衡的营养，让老年人的精神状态得到改善，使得老年人的体重增加
健康指导	应指导老年人养成规律的饮食习惯，定时定量，细嚼慢咽，鼓励老年人多吃新鲜的蔬菜和水果，避免老年人食用咖啡、碳酸饮料、油炸食品等；采用医养结合的护理技术，鼓励老年人进行适当的活动锻炼，保持充足的睡眠，改善老年人的情绪，增强老年人的食欲，提高免疫力

(8)体重过重的危害与健康指导

体重过重容易诱发以下疾病:

①关节压力增大引起关节变形、疼痛等。

②胰岛素抵抗使血糖升高。

③高血压病。

④高脂血症,进而出现动脉粥样硬化、冠心病、脑中风。

⑤脂肪肝,进而出现肝硬化、肝功异常等。

⑥肿瘤的发生。

体重过重的老年人需要严格控制饮食,适当增加运动量,这样才有利于减轻体重,预防各种疾病的发生。注意不宜进行剧烈运动,具体健康指导见表1-3-12。

表1-3-12 体重过重健康指导

类型	健康指导
控制热量	根据自己的肥胖状况适度减少主食量,少吃糖果、点心、甜食、冷饮、肥肉、含油脂多的干果等
限制食盐的摄入量	食盐能潴留水分,使体重增加
适当增加蛋白质	由于限制主食,蛋白质也会相应地减少,故应补充富含蛋白质的食物,如瘦肉、鱼类、黄豆及豆制品。每天每千克体重蛋白质的摄入量不应少于1 g,有条件的每天可增加100 g左右
多吃蔬菜和水果	增加饱腹感,供给充足的无机盐
少食多餐	由于人体内肝糖原随着年龄的增长而减少,各种代谢反应减慢,因此老年人不耐饥饿,易进食过量。老年人可安排每天4~5餐制。这种多餐次、小餐量的食法,可防止肥胖
坚持锻炼	运动能帮助消耗体内的脂肪和糖类,从而使多余的脂肪被消耗掉,起到减肥的作用。如散步、打太极拳、跳老年舞等和力所能及的家务劳动

2.技能操作

(1)操作准备

准备任务实施所需要的全部物品,并做好人员准备。将准备结果记录在表1-3-13中。

表 1-3-13 操作准备(为老年人测量体重)

准备类型	具体要求	准备记录
环境准备	室内环境整洁,温度、湿度适宜,灯光明亮	□是 □否
物品准备	体重秤、记录单、笔	□是 □否
护理员准备	衣着整洁,洗净双手	□是 □否
老年人准备	衣着舒适、宽松,便于测量	□是 □否

(2)操作过程

1)沟通

告知老年人稍后要为其测量体重,现在需要结合老年人肢体活动情况和身体状况评估测量体重的方法,需要老年人的配合,在征得老年人同意后进行操作。

2)操作实施

根据表 1-3-14 中老年人的基本情况,对老年人的身体状况、自理能力进行评估,为老年人选择适宜的测量体重的方法,并将结果记录在表 1-3-14 中。

表 1-3-14 操作记录表(为老年人测量体重)

护理对象	基本情况	身体状况	自理能力	测量方法
老年人 1	王爷爷,76 岁,腿脚活动自如,但手臂丧失知觉	□上肢功能障碍 □下肢功能障碍 □偏瘫 □瘫痪	□日常生活活动基本自理 □日常生活活动不能够完全自理 □日常生活活动完全不能自理	□自行站立于体重秤上 □挪动至轮椅上进行 □采用电子病床透析秤
老年人 2	张奶奶,69 岁,因为严重的心血管疾病导致右侧手臂及腿脚完全丧失知觉,不受支配	□上肢功能障碍 □下肢功能障碍 □偏瘫 □瘫痪	□日常生活活动基本自理 □日常生活活动不能够完全自理 □日常生活活动完全不能自理	□自行站立于体重秤上 □挪动至轮椅上进行 □采用电子病床透析秤
老年人 3	吴奶奶,82 岁,因近期突发严重疾病导致身体丧失知觉,卧床不起	□上肢功能障碍 □下肢功能障碍 □偏瘫 □瘫痪	□日常生活活动基本自理 □日常生活活动不能够完全自理 □日常生活活动完全不能自理	□自行站立于体重秤上 □挪动至轮椅上进行 □采用电子病床透析秤

检查评估

护理员按照表1-3-15中的检查项目进行自我检查，并将检查结果和自我点评记录在表1-3-15中。

表1-3-15　自我检查记录表（为老年人测量血糖与体重）

序号	检查项目	检查结果	自我点评
1	是否穿工作服并保持服装整洁	是□　否□	
2	操作前是否洗净双手	是□　否□	
3	是否对老年人身体状况进行评估	是□　否□	
4	使用辅助老年人的设备、工具前是否进行安全检查	是□　否□	
5	是否按照标准步骤进行操作	是□　否□	
6	是否完成操作记录	是□　否□	

护理对象根据表1-3-16中的检查项目对护理员的服务情况进行检查，并将检查结果和结果点评记录在表1-3-16中。

表1-3-16　护理对象检查记录表（为老年人测量血糖与体重）

序号	检查项目	检查结果	结果点评
1	是否清楚说明操作前的姿势准备目的	是□　否□	
2	是否询问有无排泄等特殊要求	是□　否□	
3	服务态度是否和蔼，语言是否亲切	是□　否□	
4	是否协助调整测量姿势	是□　否□	
5	操作是否轻稳、安全	是□　否□	
6	操作时对老年人的姿势调整是否舒适、稳定	是□　否□	

教师根据表1-3-17中的检查项目对护理员的任务完成情况进行检查，并将检查结果和结果点评记录在表1-3-17中。

表1-3-17　教师检查记录表（为老年人测量血糖与体重）

序号	检查项目	检查结果	结果点评
1	是否按时完成任务	是□　否□	
2	团队协作是否顺畅	是□　否□	
3	设备、用具及物品是否整理恢复	是□　否□	
4	实训床位是否整理干净	是□　否□	
5	工作页填写是否准确、完整	是□　否□	

任务小结

- 为老年人测量血糖与体重
  - 为老年人测量血糖
    - 知识学习
      - 血糖的定义
      - 正确解读血糖值
      - 监测血糖的意义
      - 为老年人测量血糖的护理
    - 技能操作
      - 操作准备
      - 操作过程
  - 为老年人测量体重
    - 知识学习
      - 认识体重
      - 体质指数
      - 体重的意义
      - 体重秤的种类
      - 不同类型老年人的体重测量方法
      - 为老年人测量体重的护理
      - 体重过轻的原因与护理措施
      - 体重过重的危害与健康指导
    - 技能操作
      - 操作准备
      - 操作过程

任务四　环境清洁

教学资源

任务导入

场景：某老年颐养中心

人物：小马（护理员）、3位老年人

情节：某老年颐养中心的护理员小马负责3位老年人的环境清洁护理。在进行环境清洁护理前，小马需要根据老年人的身体状况，为其选择适宜的清洁方式。假如你是护理员小马，应该怎么做？

任务目标

- 能够按照操作规范，完成老年人居室环境清洁，为老年人提供舒适的居住环境。
- 能够按照操作规范，为老年人整理床单位、更换被服，保持整洁、舒适的卧位环境。
- 能够按照垃圾分类原则，合理处置垃圾，保护环境。

任务实施

（一）老年人居室环境清洁

1.知识学习

（1）老年人居室环境的具体要求

1）光线与温度、湿度

应为老年人选择窗户朝南或东南方向的阳面房间，保证充足的日照，每天为居室通风换气，减少异味，提升舒适感。换气时间根据季节适当调整：春秋季节，至少每天晨起、午睡后各通风1次，每次30 min；冬季天气寒冷，可短时多次通风，每天4~5次，每次约10 min；卧床老年人床上排便后，应及时通风换气，通风时，要做好房间内老年人的保暖。老年人对环境温度、湿度的感知力下降，体温调节能力下降，温度过高或过低都容易引发疾病。应注意老年人室内温度、湿度的调节，室内温度冬季应维持在18~22 ℃，夏季应维持在24~26 ℃，室内湿度应维持在50%~60%。

2)色调与布局

居室色调以暖色调为主，房间应安装窗帘或百叶窗(图1-4-1)，便于午休和晚间休息。房间安装小夜灯，便于为老年人夜间行走提供保障，不可过亮影响老年人睡眠。床头应设置触手可及的呼叫器，有条件者配备可随身携带的移动呼叫装置，便于老年人有需要时，及时寻求帮助。家具以简单、环保为主，摆放合理，采用适老化设计，家具边缘及拐角选择圆弧设计，避免尖锐设计，以免误伤老年人。活动区域应平坦、宽敞，选择防滑地板，不宜采用毛毯，防止细菌滋生的同时，减少毛毯对老年人行动产生羁绊的风险。电线应上墙，老年人经常活动的区域(如走廊、楼梯边)应安装固定扶手，并且要求稳定、牢固。各种门口处的地面不设门槛，台阶的边缘应涂上鲜艳的颜色，确保老年人行走安全。

3)床具

老年人的床具要求安全、牢固、高矮适宜，方便上、下床。床垫软、硬适中，床上用品以棉制品为佳，保证舒适、透气，根据季节变化适当增减，选择厚薄合适的被褥。床单要求平整、无褶皱。枕芯一般选择高矮适宜的荞麦皮枕芯，高度为7~8 cm，可根据老年人习惯做适度调整，有颈椎病的老年人不宜选择太高的枕芯，被褥及枕芯应经常在日光下晾晒。

4)卫生间

卫生间位置应靠近房间，方便老年人使用。卫生间房门应采用推拉门或向外打开，当老年人发生意外时便于急救。卫生间应设置坐式马桶，马桶旁应设扶手，方便老年人自行起身和坐便。马桶旁应安装触手可及的呼叫器(图1-4-2)，卫生用品放在老年人方便拿取的地方。

老年人抵抗力低，免疫力差，因此除了开窗通风，还需要为老年人进行居室环境清洁。

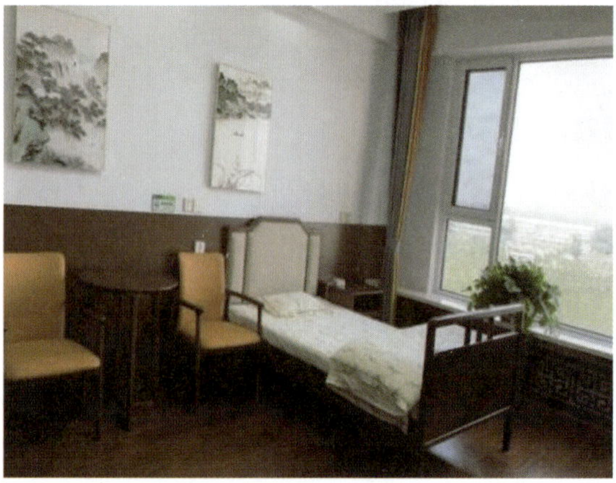

图1-4-1　老年人居室

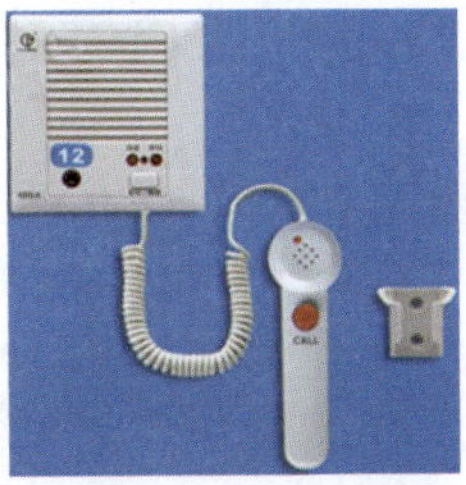

图1-4-2 呼叫器

(2)老年人居室环境清洁方式的选择

在为老年人选择适宜的居室环境清洁方式前,护理员可通过观察、与老年人交流、引导及鼓励老年人等方法评估老年人的身体状况,包括自理能力、认知能力、有无管路等。

①对于日常生活活动基本自理、下肢功能较好的老年人,在进行居室环境清洁时,护理员应引导、鼓励或协助老年人自主参与。

②对于偏瘫老年人,由于偏瘫一侧不能承受自身重力,无法站稳,因此可以通过其他方式转移老年人。在进行居室环境清洁时,护理员应协助老年人离开。

③对于没有自理能力的老年人,护理员应为老年人提供居室环境清洁服务。

(3)老年人居室环境及物品清洁

清洁是在消毒灭菌之前,用物理方法清除污染物体表面的有机物、污迹和尘埃,减少微生物的过程。对老年人居室环境及物品进行清洁,可以有效降低感染事件的发生,提高老年人的生活质量。居室环境及物品清洁包括每天开窗通风,擦拭物品表面(包括桌面、床头、开关、门把手等),清洁地面,整理床单位,更换被服。护理员应根据老年人的身体状况,按照护理要求为老年人提供居室环境及物品清洁服务,见表1-4-1。

表1-4-1 居室环境及物品清洁服务

过程	具体要求
准备	手卫生,保持服装整洁,戴口罩、帽子,必要时穿防水围裙
实施	● 打开门窗,进行通风换气 ● 为老年人整理床单位或更换被服 ● 清扫居室环境卫生,采用湿式清洁法,专物专用,做好标记,不可混用 ● 擦拭桌面、床头、开关、门把手等物体表面,将干净抹布用清水浸湿,拧至半干,并不断反折抹布,避免反复擦拭造成污染,将污染的抹布放入盛装污染抹布的盆中 ● 清扫地面垃圾,用拖把拖净地面,将收集的污物统一处理 ● 清洗洗手池,擦拭洗手台,刷洗马桶,清扫卫生间地面毛发,拖净卫生间水渍
整理	● 用过的抹布、拖把、床单等分别清洗后浸泡于含有效氯500 mg/L的消毒液中30 min,洗净,晾干备用。患有传染性疾病的老年人的物品需要根据要求进行处理 ● 七步洗手法洗净双手

温馨提示

○评估老年人身体状况时,在考虑疾病的前提下,尊重老年人的主动性与意愿。

○开窗前注意为老年人保暖,冬季开窗时间不宜过长。

○操作中观察卧床老年人的状态,保障安全。

注意事项

○擦拭时，抹布不宜过于潮湿。

○清扫、擦拭地面时，应注意床下及屋角的卫生。

○经常触及的门把手、灯具开关应重点擦拭。

○清洁用具使用后应统一进行消毒处理。

2.技能操作

(1)操作准备

在为老年人进行居室环境清洁前，需要做好必要的准备，见表1-4-2。

表1-4-2 操作准备(老年人居室环境清洁)

准备类型	具体要求	准备记录
环境准备	光线明亮，温度、湿度适宜	是□ 否□
物品准备	居室清洁用品(扫把、簸箕、抹布、脸盆、拖把、垃圾桶等)，免洗洗手液，笔和记录单	是□ 否□
护理员准备	保持服装整洁并洗净双手，做好自我防护，正确佩戴必要的防护用品(手套、帽子、口罩、防水围裙等)	是□ 否□
老年人准备	老年人知情，并妥善安置	是□ 否□

(2)操作过程

1)沟通评估

在为老年人进行居室环境清洁前，通过询问和观察对老年人的居室环境及身体状况进行评估，收集相关信息，根据要求为老年人提供服务，见表1-4-3。

表1-4-3 沟通评估(老年人居室环境清洁)

评估项目	具体要求	完成情况
身体状况	在与老年人进行沟通时，要做到态度和蔼，语言亲切，通俗简练。能评估出老年人的认知能力、自理能力、活动能力、意识、病情、有无管路、心理反应及合作程度等	是□ 否□
老年人需求	充分尊重老年人的自身意愿，在取得老年人的配合后进行各项操作	是□ 否□

2)操作实施

根据表1-4-4中老年人的基本情况，运用所学专业知识，分别对其进行居室环境清洁。采用角色扮演法，两人一组，一人扮演老年人，另一人扮演护理员，依次轮流交替进行任务实施，并将实施结果填写在表1-4-4中。

表1-4-4 操作记录表(老年人居室环境清洁)

护理对象	基本情况	身体状况	老年人安置方式	操作记录
老年人1	李爷爷，68岁，患高血压10年，生活完全自理	□完全自理 □部分自理 □完全不能自理	□卧床 □离开房间	光线 □过亮 处理:______ □过暗 处理:______ □适合 气味 □清新 □异味 处理:______ 是否开窗换气: □是 □否 擦拭位置:______

续表

护理对象	基本情况	身体状况	老年人安置方式	操作记录
老年人2	刘奶奶,84岁,患帕金森病1年,生活部分自理,能够下床走路	□完全自理 □部分自理 □完全不能自理	□卧床 □离开房间	光线 □过亮 处理:________ □过暗 处理:________ □适合 气味 □清新 □异味 处理:________ 是否开窗换气: □是 □否 擦拭位置:________
老年人3	高爷爷,72岁,因脑出血导致右侧肢体活动不灵,长期卧床	□完全自理 □部分自理 □完全不能自理	□卧床 □离开房间	光线 □过亮 处理:________ □过暗 处理:________ □适合 气味 □清新 □异味 处理:________ 是否开窗换气: □是 □否 擦拭位置:________

(二)为老年人整理床单位及更换被服

1.知识学习

(1)整理床单位及更换被服的要求

护理员应适时对床单位进行整理,一般选择三餐后、晚睡前进行,采用湿式扫床的方法,做到一床一刷套,不可混用。常用的床单位清洁工具如图1-4-3所示。床铺表面应平整、干燥、无渣屑,这样可以为老年人提供舒适的睡眠环境,还能避免卧床老年人卧位不适或引发压疮。

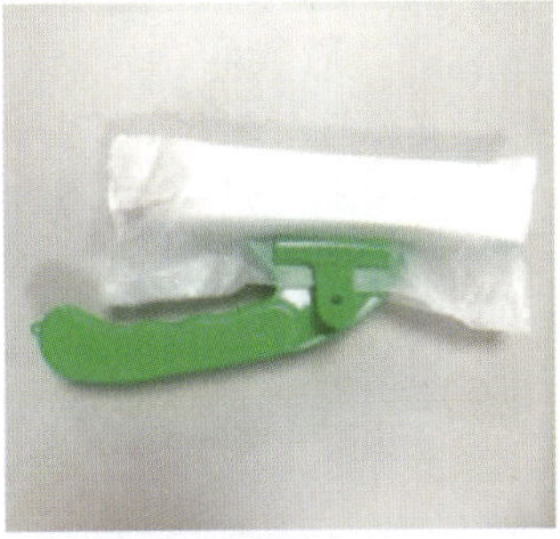

(a)床刷

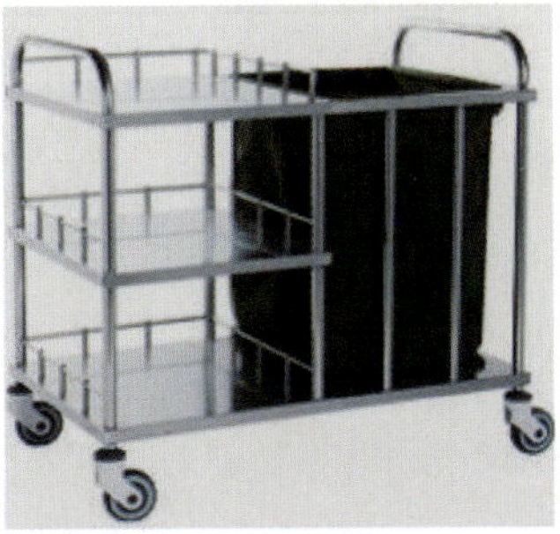

(b)扫床车

图1-4-3 床单位清洁工具

护理员应佩戴口罩、帽子,每周定期为老年人更换被服,包括被罩、床单、枕套等。当被服被排泄物、呕吐物等污染时，应立即更换。更换的被服应集中回收清洗，或送至有资质的专业洗涤机构进行清洗。护理员应做好被服的清点工作，对传染病患者的被服应做好标记，根据要求进行统一处理。老年人的被胎、褥子、枕芯应经常在阳光下晾晒，进行紫外线消毒。

(2)整理床单位及更换被服的方法

对于有自理能力的老年人，可以让其离开床单位，为其整理空床单位及更换被服。经评估能够自理且神志清楚的老年人，应鼓励其进行家务劳动。对于卧床老年人，整理床单位及更换被服时，应先评估老年人身体状况，同时防止其坠床。对于有管路的老年人，应先安置好管路，再为其整理床单位及更换被服。具体方法见表1-4-5~表1-4-9。

表1-4-5 指导自理老年人整理空床单位

过程	具体要求
准备	手卫生，保持服装整洁，戴口罩、帽子
实施	●推车进入居室，引导老年人到居室窗前，指导开窗通风 ●指导老年人戴好口罩等个人防护用品，在床侧合适位置站稳 ●向老年人分步骤进行叠被子示范，老年人学会一个步骤以后，再进行下一个步骤，以利于老年人记忆和模仿 ●指导老年人将一条被子纵向分成三等份，将两边分别向内对折；再横向分成四等份，分别从两端向内对折，叠成方块状；拉平边缘，整理被角，使被子整洁美观。被子叠好后放至床尾椅上，再进行床面的整理 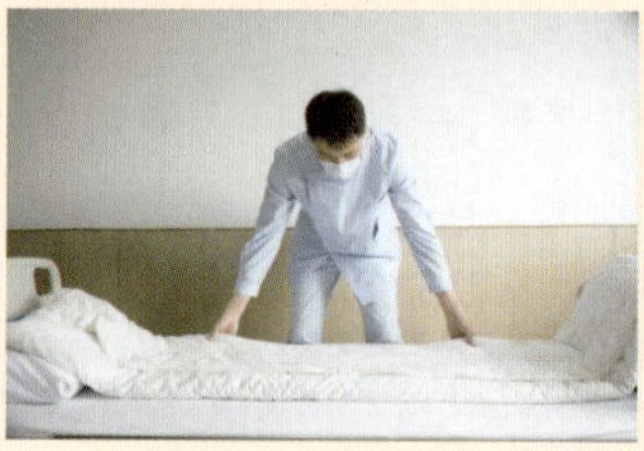 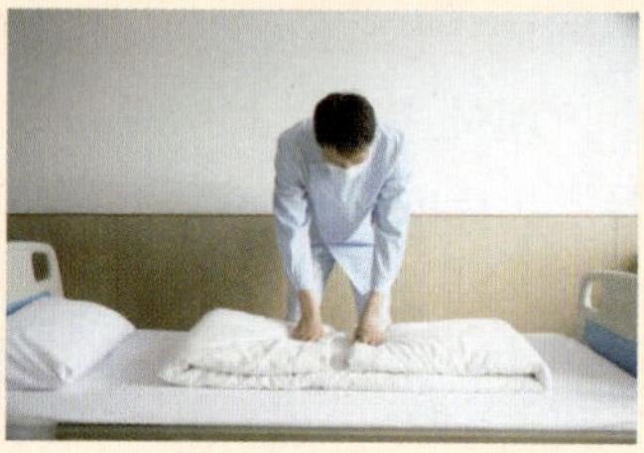 ●将套有床刷套的床刷递给老年人，站在床侧的中间位置，双腿分开同肩宽，双腿紧靠床边，俯身先由床头到床尾清扫对侧床面，再由对侧向近侧清扫，直至刷至床边，每扫一刷重叠上一刷的1/3。最后将床尾的渣屑扫至右侧床尾，再扫至垃圾桶内 ●将叠好的被子摆放于床头位置，拍平枕头，放在被子上面，铺平床单
整理	摘帽子、口罩，七步洗手法洗净双手

温馨提示

○冬天室温维持在18~22 ℃，夏天室温维持在24~26 ℃，室内湿度维持在50%~60%。

○护理员严格执行手卫生规范，根据防护规定做好防护。

注意事项

○指导过程需要将复杂动作分解成若干个单一动作，循序渐进，持之以恒。

○护理员要尊重、理解老年人，鼓励老年人主动参与、积极配合。

表 1-4-6　为老年人整理空床单位

过程	具体要求
准备	手卫生，保持服装整洁，戴口罩、帽子
实施	● 推车进入居室，移开床头桌、床尾椅，将被子折叠成方块状，放至床尾椅上，取床刷，套好床刷套 ● 从床头扫至床尾，由对侧向近侧清扫，每扫一刷重叠上一刷的 1/3，避免遗漏。最后，将床尾的渣屑扫至右侧床尾，再扫至垃圾桶内 ● 撤下床刷套，放入垃圾桶中 ● 将近侧床头、床尾部分床单打开，抻平，分别反折于床褥下，再将近侧床单边缘部分平整塞于床褥下。同样方法铺好另一侧床单，使床单平整、紧绷 ● 拍打枕头至蓬松，放置在床头，枕套开口端应背向门 ● 移回床头桌、床尾椅，将被子放置在床尾
整理	● 开窗通风 ● 摘帽子、口罩，七步洗手法洗净双手

注意事项

○扫床时应戴口罩。

○床刷套不可重复使用。

○床单应清扫干净并紧绷于床褥上。

表 1-4-7　整理卧床老年人床单位

过程	具体要求
准备	手卫生，保持服装整洁，戴口罩、帽子
实施	● 移开床头桌、床尾椅 ● 放下近侧床挡，按压检查对侧床挡，确定牢固、稳定后进行操作 ● 协助老年人抬起头部，将枕头移至对侧，为老年人向对侧翻身，盖好被子 ● 取床刷，套好床刷套 ● 轻抬近侧枕头，靠近床中线由床头扫至床尾，每扫一刷重叠上一刷的 1/3，避免遗漏，扫净床单上的渣屑 ● 将近侧床头、床尾部分床单打开，分别反折于床褥下，再将近侧床单边缘部分平整塞于床褥下 ● 整理完近侧床单位，协助老年人翻身至近侧，盖好被子，注意保暖。拉起近侧床挡，确认牢固、稳定后转至对侧，放下床挡，用同样的方法清扫床面、铺平床单 ● 协助老年人取舒适卧位 ● 将枕头移至合适位置，整理盖被，拉起床挡 ● 撤下床刷套，放入垃圾桶中。移回床头桌、床尾椅
整理	● 开窗通风 ● 摘帽子、口罩，七步洗手法洗净双手

注意事项

○在协助老年人翻身前，应拉起床挡，防止坠床。

○在协助老年人翻身时，动作应轻稳，避免磕碰床挡。

○一床一刷套，不可重复使用。

○在扫床时，由床头至床尾，由床中线至两边，扫净床上的渣屑。

表1-4-8 为老年人空床更换被服

过程	具体要求
准备	手卫生，保持服装整洁，戴口罩、帽子
实施	1.更换床单 物品按使用顺序（上层床单、中层被罩、下层枕套）放至床尾椅上，床头桌移至距床20 cm 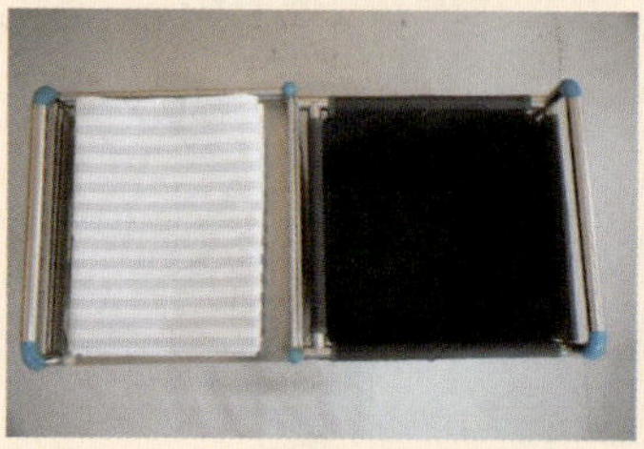 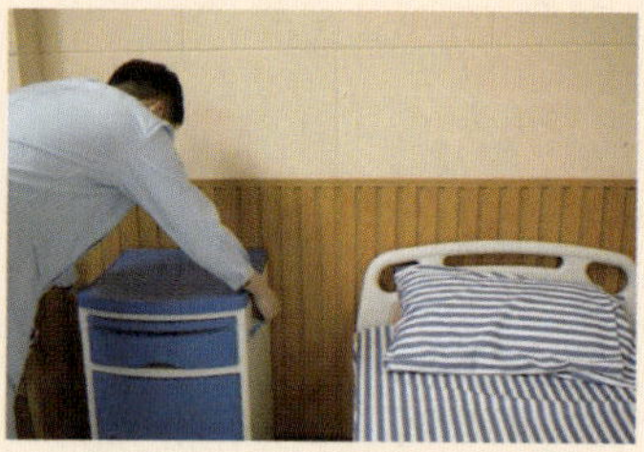 ①撤下床单：将床头、床尾及两边的床单从床褥下取出，将近侧床单向内、向上卷起，同样方式卷起对侧床单，再将床单的床头、床尾部分向床中间卷起，放至污衣袋内。清扫床褥，方法同整理空床单位 ②更换新床单：取干净床单展开，床单中线位于床中线上，床单分别超过床头、床尾。铺好近侧床头、床尾床单，再将近侧床单边缘部分平整塞于床褥下。移至对侧，用同样的方法铺好对侧床单。床单中线对齐床中线，床单应平整、紧绷于床褥上 2.更换被罩 ①撤下被罩：站在床右侧，将被子展开平铺于床上。打开被罩被尾开口端，一手固定被罩边缘，另一手伸入被罩，分别将两侧被胎向中间对折。一手固定被罩被头部分，另一手固定被胎被头部分，“S”形撤出被胎，置于床尾。将污染的被罩放至污衣袋内 ②更换新被罩：将干净被罩展开，被罩中线对齐床中线，打开被罩的被尾开口端。一手固定被胎被头部，将被胎装入干净被罩内，被胎被头充满被罩被头部分，无虚沿。在被罩内将被胎侧边分别向两侧展开、铺平，被胎四角充实于被罩四角，系好床尾侧被罩系带。将被子两侧向内反折，与床沿平齐，将被尾向内反折，与床尾平齐 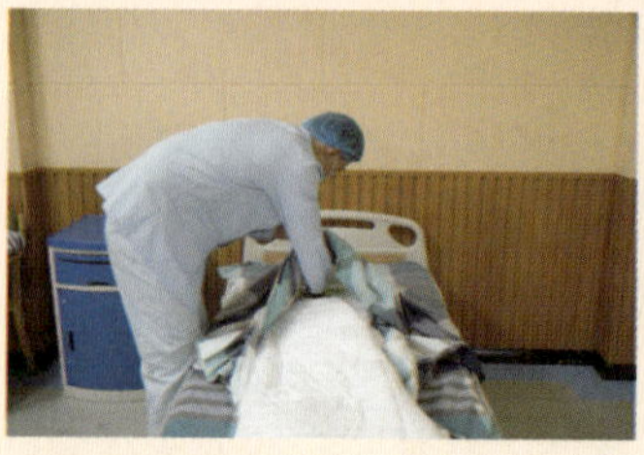 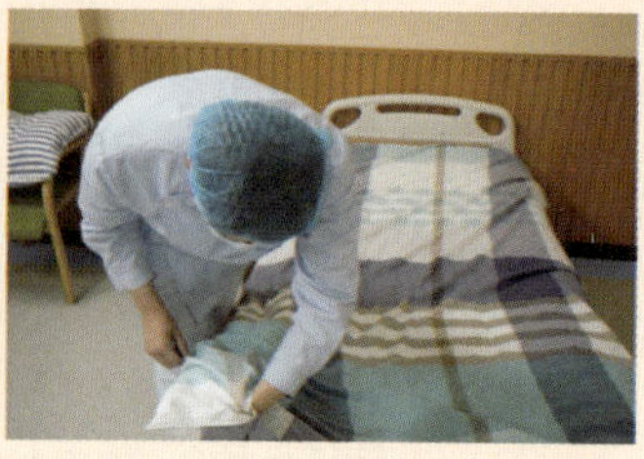

续表

过程	具体要求
实施	3. 更换枕套 ①撤下枕套：将枕芯从枕套中撤出，污枕套放至污衣袋内 ②更换新枕套：在床尾部，取干净枕套反转，内面向外，双手伸进枕套内，撑开两内角，固定枕芯两角，反转枕套套好。拍打枕头至蓬松，放置在床头，枕套开口端应背向门。移回床头桌、床尾椅 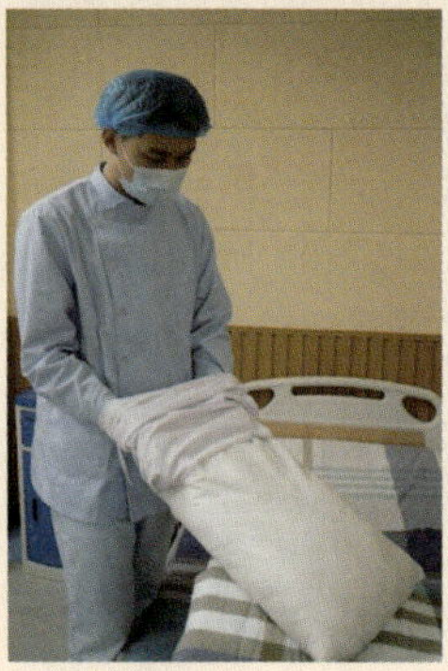
整理	● 开窗通风 ● 摘帽子、口罩，七步洗手法洗净双手

注意事项

○ 新被服应根据床位数准备充足，合理放置。

○ 将被胎装入被罩内，被头部分应充实，不可有虚沿。

○ 套好的枕头应四角充实。

○ 操作过程应注意节力。

表1-4-9　为卧床老年人更换被服

过程	具体要求
准备	手卫生，保持服装整洁，戴口罩、帽子
实施	1. 更换床单 ● 物品按使用顺序（上层床单、中层被罩、下层枕套）放至床尾椅上，床头桌移至距床20 cm ● 站在床的右侧，放下近侧床挡，确认对侧床挡牢固、稳定 ● 一手托起老年人头部，另一手将枕头平移至床的对侧，协助老年人向对侧翻身，盖好被子 ● 从床头至床尾，松开近侧床单，将床单向上卷起至老年人身下。取床刷，套上干净的床刷套，从床头扫至床尾，靠近床中线清扫近侧床褥上的渣屑，每扫一刷重叠上一刷的1/3，避免遗漏 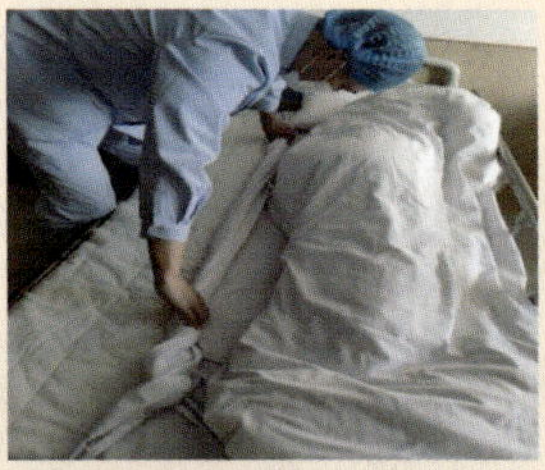 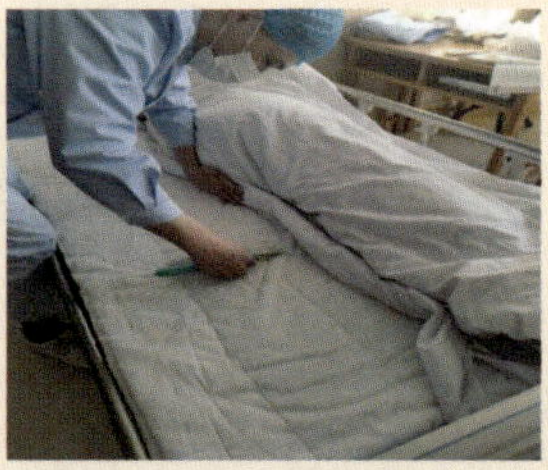 ● 取干净床单，床单的纵向中线对齐床中线，展开近侧床单，平整铺于床褥上，余下的一半卷于老年人身下，近侧床单边缘反折于床褥下

微课　为卧床老年人更换被服

续表

过程	具体要求
实施	● 将枕头移至近侧，协助老年人翻转身体侧卧于干净床单上，盖好被子，拉起近侧床挡 ● 转至床对侧，放下床挡，从床头至床尾松开床单，再将床单分别从床头、床尾向中间卷起，放至污衣袋内。清扫床褥上的渣屑(方法同前)，撤下床刷套，放入垃圾桶 ● 拉平老年人身下的干净床单，平整铺于床褥上，近侧床单边缘反折于床褥下，方法同空床更换床单操作，折好床单边角方法同前。协助老年人平卧于床中线上，盖好被子 2. 更换被罩 ● 站在床右侧，将盖于老年人身上的被子向两侧及被尾展开 ● 打开被罩被尾开口端，一手固定被罩边缘，另一手伸入被罩，分别将两侧被胎向中间对折 ● 一手固定被罩被头部分，另一手固定被胎被头部分，"S"形撤出被胎，置于床尾，被罩仍覆盖在老年人身体上 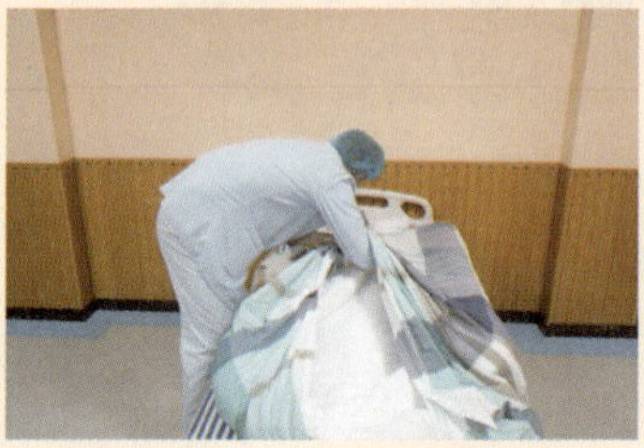 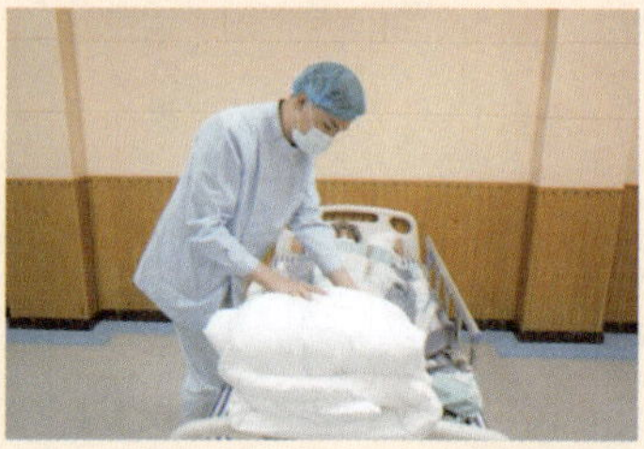 ● 取干净被罩平铺于污染被罩上，被罩中线对齐床中线。干净被罩的被头部分置于老年人颈部 ● 打开干净被罩的被尾开口端，一手固定被胎被头部分，将被胎装入干净被罩，被胎被头部分充满被罩被头部分，无虚沿 ● 在被罩内将被胎侧边分别向两侧展开、铺平，被胎四角充实于被罩四角，系好床尾侧被罩系带。从床头向床尾方向翻卷撤出污染被罩，放至污衣袋内 3. 更换枕套 ● 一手托起老年人头部，另一手撤出枕头 ● 将枕芯从枕套中撤出，将污染枕套放至污衣袋内 ● 取干净枕套，反转内面朝外，双手伸进枕套内，撑开两内角，固定枕芯两角，反转枕套套好 ● 将枕头放至头部旁边，左手托起老年人头部，从老年人头下将枕头拉至适宜位置 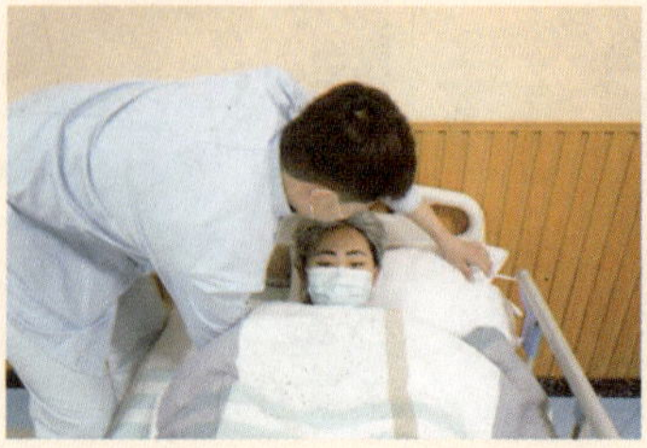 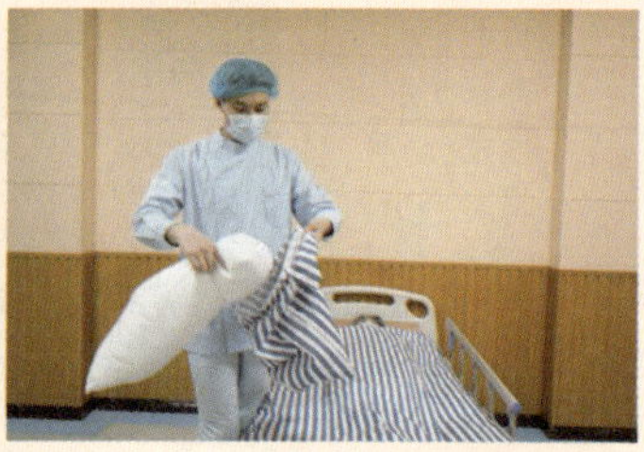
整理	● 开窗通风 ● 摘帽子、口罩，七步洗手法洗净双手

注意事项

○ 协助老年人翻身侧卧时，应拉起床挡，防止发生坠床。

○ 更换被罩时，避免遮住老年人口鼻。

○ 套好干净被罩后，立即撤下污染被罩。

○ 操作动作应轻稳，不要过多暴露老年人身体，以免着凉。

2. 技能操作

(1)操作准备

在为老年人整理床单位及更换被服前，需要做好必要的准备，将准备结果记录在表1-4-10中。

表1-4-10　操作准备(为老年人整理床单位及更换被服)

准备类型	具体要求	准备记录
环境准备	光线明亮，温度、湿度适宜	是□　否□
物品准备	扫床车、床刷、床刷套、床单、被罩、枕套、垃圾桶等，免洗洗手液，笔和记录单	是□　否□
护理员准备	保持服装整洁并洗净双手，做好自我防护，正确佩戴必要的防护用品(手套、帽子、口罩、防水围裙等)	是□　否□
老年人准备	老年人知情，并妥善安置	是□　否□

(2)操作过程

1)沟通评估

为老年人整理床单位及更换被服前，通过询问和观察对老年人的身体状况进行评估，收集相关信息，根据要求为老年人提供服务，见表1-4-11。

表1-4-11　沟通评估(为老年人整理床单位及更换被服)

评估项目	具体要求	完成情况
身体状况	在与老年人进行沟通时，要做到态度和蔼，语言亲切，通俗简练。能评估出老年人的认知能力、自理能力、活动能力、意识、病情、有无管路、心理反应及合作程度等	是□　否□
老年人需求	充分尊重老年人的自身意愿，在取得老年人的配合后进行各项操作	是□　否□

2)操作实施

根据表1-4-12中老年人的基本情况，运用所学专业知识，为老年人更换被服。采用角色扮演法，两人一组，一人扮演老年人，另一人扮演护理员，依次轮流交替进行任务实施，并将实施结果填写在表1-4-12中。

表 1-4-12 操作记录表(为老年人整理床单位及更换被服)

护理对象	基本情况	更换被服	操作记录
老年人1	李爷爷,68岁,患高血压10年,生活完全自理	□为老年人空床更换被服 □为卧床老年人更换被服	□空床更换 被服摆放顺序:床单___层,被罩___层,枕套____层 更换被罩:被罩中线对齐______ 被胎被头是否充满被罩被头:□是 □否 被胎四角是否充实于被罩四角:□是 □否 是否系好被罩带:□是 □否 □为卧床老年人更换 护理员站位:□床右侧 □床左侧 是否检查对侧床挡牢固性:□是 □否 是否协助老年人翻身并盖好被子:□是 □否 每扫一刷重叠上一刷的:□1/3 □1/2 □全部
老年人2	刘奶奶,84岁,患帕金森病1年,生活部分自理,能够下床走动		
老年人3	高爷爷,72岁,因脑出血导致右侧肢体活动不灵,长期卧床		

(三)为老年人分类清理垃圾

1.知识学习

(1)垃圾分类的原则

1)分而用之原则

分类的目的是将废弃物分流处理,利用现有生产制造能力,回收利用回收品,包括物质利用和能量利用,填埋处置暂时无法利用的无用垃圾。

2)因地制宜原则

各地区经济发展水平、企业回收利用废弃物的能力、居民来源、生活习惯、经济与心理承受能力等各不相同,需要结合实际情况,因地制宜,向公众提供便捷、适用的软、硬件设施,起到引导公众正确分类的作用。

3)自觉自治原则

社区和居民,包括企事业单位,逐步养成减量、循环、自觉、自治的行为规范,创新垃圾分类处理模式,成为垃圾减量、分类、回收和利用的主力军。

(2)垃圾分类的处理方法

老年人护理过程中产生的垃圾主要分为生活垃圾和医疗垃圾。

生活垃圾是指在日常生活中或者为日常生活提供服务的活动中产生的固体废物(如餐巾纸、破碎的陶瓷等),应采用黑色垃圾袋收集,如图1-4-4(a)所示。

医疗垃圾是指医疗机构在医疗、预防、保健及其他相关活动中产生的具有直接或间接感染性、毒性及其他危害性的废物。医养结合机构同样会产生医疗垃圾(如包裹老年人痰液的纸巾等),应采用黄色垃圾袋收集,如图1-4-4(b)所示。

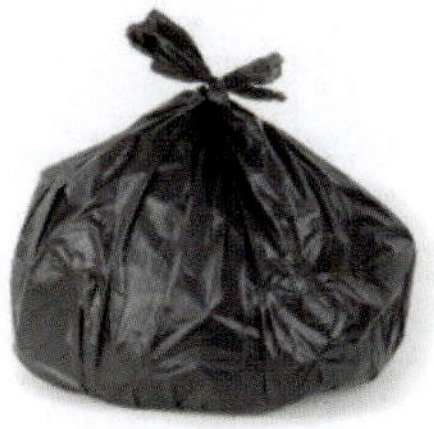

(a)黑色垃圾袋

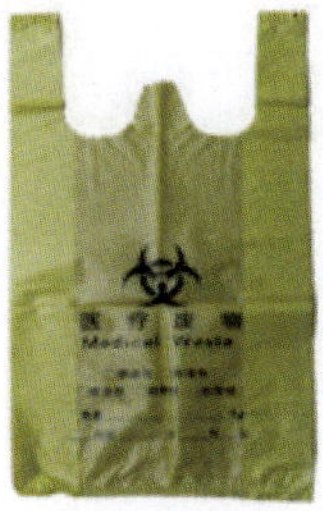

(b)黄色垃圾袋

图1-4-4

2. 技能操作

(1)操作准备

在为老年人分类清理垃圾前,需要做好必要的准备,将准备结果记录在表1-4-13中。

表1-4-13　操作准备(为老年人分类清理垃圾)

准备类型	具体要求	准备记录
环境准备	光线明亮,温度、湿度适宜	是□　否□
物品准备	扫把、垃圾桶、分类垃圾袋、免洗洗手液、笔和记录单等	是□　否□
护理员准备	保持服装整洁并洗净双手,做好自我防护,正确佩戴必要的防护用品(手套、帽子、口罩、防水围裙等)	是□　否□
老年人准备	老年人知情,并妥善安置	是□　否□

(2)操作过程

1)沟通评估

为老年人分类清理垃圾前,充分尊重老年人的自身意愿,告知老年人接下来要分类整理垃圾,在确保老年人舒适、安全的情况下,进行各项操作。

2)操作实施

根据表1-4-14中老年人的基本情况,运用所学专业知识,为老年人分类清理垃圾。采用角色扮演法,两人一组,一人扮演老年人,另一人扮演护理员,依次轮流交替进行任务实施,并将实施结果填写在表1-4-14中。

温馨提示

○在清理过程中产生的垃圾要根据垃圾分类原则进行处理。

○按照垃圾的不同成分、属性、利用价值及对环境的影响,并根据不同处理方式要求,进行垃圾分类。

○垃圾分类为资源回收和后续处理带来便利,还能减少环境污染,节约能源。

表1-4-14 操作记录表(为老年人分类清理垃圾)

护理对象	基本情况	操作记录	
		垃圾分类	垃圾安置
老年人1	护理员在为李爷爷整理房间时,发现一些用过的纸巾、碎屑	□生活垃圾 □医疗垃圾	□放置在黑色垃圾袋内 □放置在黄色垃圾袋内
老年人2	护理员在为刘奶奶清理桌子时,发现带血迹的纸巾和注射针头	□生活垃圾 □医疗垃圾	□放置在黑色垃圾袋内 □放置在黄色垃圾袋内
老年人3	护理员在为高爷爷清扫地面时,发现一些带痰液的纸巾	□生活垃圾 □医疗垃圾	□放置在黑色垃圾袋内 □放置在黄色垃圾袋内

检查评估

护理员按照表1-4-15中的检查项目进行自我检查,并将检查结果和自我点评记录在表1-4-15中。

表1-4-15 自我检查记录表(环境清洁)

序号	检查项目	检查结果	自我点评
1	是否穿护理服并保持服装整洁	是□ 否□	
2	操作前是否洗净双手	是□ 否□	
3	是否对老年人身体状况进行评估	是□ 否□	
4	使用护理床等设备、工具前是否进行安全检查	是□ 否□	
5	是否按照标准步骤进行操作	是□ 否□	
6	是否完成操作记录	是□ 否□	

护理对象根据表1-4-16中的检查项目对护理员的服务情况进行检查,并将检查结果和结果点评记录在表1-4-16中。

表1-4-16 护理对象检查记录表(环境清洁)

序号	检查项目	检查结果	结果点评
1	是否清楚说明环境清洁准备目的	是□ 否□	
2	是否询问有无排泄等特殊要求	是□ 否□	
3	服务态度是否和蔼,语言是否亲切	是□ 否□	
4	是否协助选择正确的清洁方式	是□ 否□	

教师根据表1-4-17中的检查项目对护理员的任务完成情况进行检查，并将检查结果和结果点评记录在表1-4-17中。

表1-4-17　教师检查记录表（环境清洁）

序号	检查项目	检查结果	结果点评
1	是否按时完成任务	是□　否□	
2	团队协作是否顺畅	是□　否□	
3	设备、用具及物品是否整理恢复	是□　否□	
4	实训床位是否整理干净	是□　否□	
5	工作页填写是否准确、完整	是□　否□	

任务小结

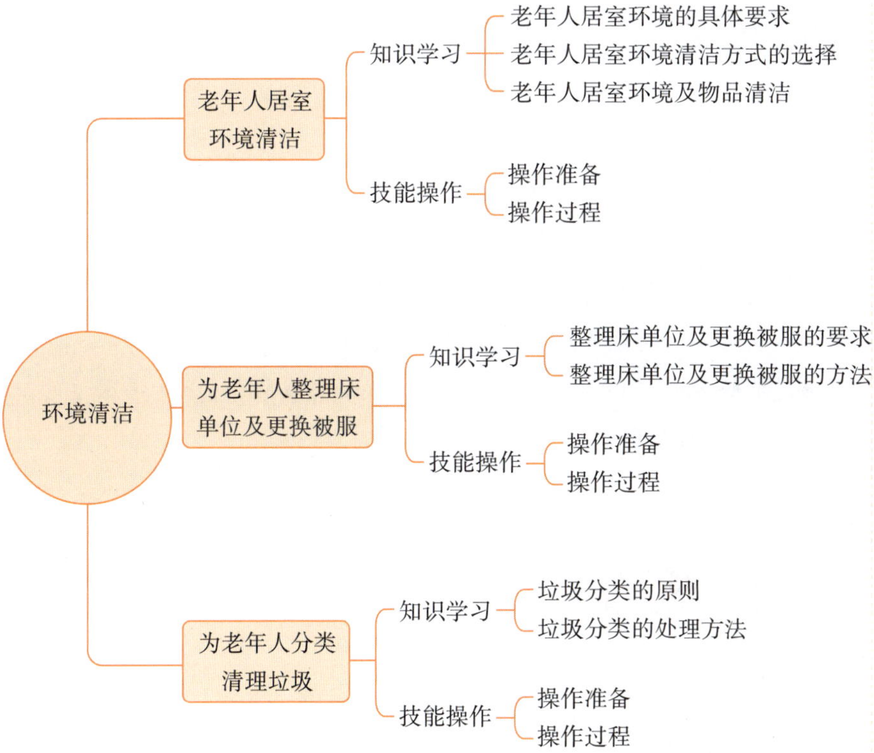

教学资源

任务五 感染防控

任务导入

场景：某老年颐养中心

人物：小高（护理员）、小吴（护理员）、小李（护理员）、3位老年人（需要进行隔离）

情节：某老年颐养中心的3位老年人因患上传染性疾病，医生建议进行隔离护理。护理员小高、小吴、小李分别负责为1位隔离老年人提供照护，并对环境及物品进行清洁消毒。假如你是护理员，应该如何做？

任务目标

- 能够按照要求完成为隔离老年人的环境及物品进行清洁消毒。
- 能够按照隔离技术要求照护隔离老年人。
- 能够掌握并运用消毒隔离技术，做好自我防护，阻断病原体的传播，避免感染。

任务实施

（一）护理员的自我防护

1.知识学习

（1）隔离相关知识

1）传染病概述

传染病是由各种病原体引起的能在人与人、动物与动物、人与动物之间经过各种途径相互传播的一类疾病。感染病原体的人或动物，将病原体排出体外，通过空气、食物、血液、虫媒等途径，传染给其他人或动物，从而引起流行暴发，对社会极具危害性。传染病的流行必须依靠传染源、传播途径和易感人群三个条件。预防传染病暴发可以通过控制传染源、阻断传播途径及保护易感人群来实现。老年人属于易感人群，养老机构是传染病极易流行暴发的场所，是感染防控的重中之重。护理员直接接触易感人群，必须熟知消毒隔离的相关知识，掌握消毒隔离的技术技能，才能有效控制感染。

2）隔离原则与隔离措施

隔离是各种传染病切断传播途径的主要措施，即将患者或病原携带者安排在指定的区域，暂时与人群隔离，积极治疗、护理，并对具有传染性的物品、环境、排泄物等进行必要的消毒处置，防止疾病传播扩散。

隔离的原则：隔离标志明确，卫生设施齐全；进出隔离室符合要求；分类处理隔离室内物品；每天消毒隔离室环境；加强隔离患者心理照护；掌握解除隔离的标准。

在临床上，根据病原体传播途径不同，把隔离分为呼吸道隔离、消化道隔离、接触隔离、昆虫隔离、血液隔离、结核病隔离、严密隔离等，相应的隔离种类与措施见表1-5-1。

表1-5-1　隔离种类与措施

隔离种类	适用传染病类型	隔离措施
呼吸道隔离	流行性感冒、麻疹、水痘、流行性腮腺炎、猩红热、白喉、百日咳、流行性脑脊髓膜炎及支原体肺炎等	同一病种患者，可同住一室。进入病室者应戴口罩，必要时穿隔离衣。接触患者或可能污染物品后，护理下一名患者前应洗手。患者所用餐具每餐消毒，痰杯每天消毒。呼吸道分泌物应在消毒后废弃，病室空气消毒1~2次/d。患者有必要离开病室时，必须戴口罩，采用蓝色隔离标志
消化道隔离	菌痢、甲型肝炎、戊型肝炎、伤寒、副伤寒、脊髓灰质炎等	不同病种的患者最好分室收治。病室内应无蝇、无蟑螂。病室地面、物体表面消毒1~2次/d。密切接触患者时，应穿隔离衣，戴口罩。接触污物时，须戴手套。不同病种应更换隔离衣，护理下一名患者前应严格洗手。患者的用品、餐具、便器、排泄物、呕吐物等，均须消毒。指导患者饭前、便后洗手，采用棕色隔离标志
接触隔离	急性呼吸道感染、咽炎或肺炎、淋球菌眼结膜炎、狂犬病、皮肤炭疽病等	同种病原体感染可同住一室。密切接触患者应戴口罩、穿隔离衣。接触传染性物质时，戴手套，手上有破损者，应停止接触此类患者。接触患者、污染物后，护理下一名患者前，应洗手。患者用品专人专用，不得转交他人使用。一切污染用品须严格消毒后方可使用。污染物应装袋、标记、送出销毁或洗消处理，采用橙色隔离标志

续表

隔离种类	适用传染病类型	隔离措施
昆虫隔离	流行性乙型脑炎、丝虫病、斑疹伤寒、回归热、肾综合征出血热、黑热病、疟疾等	病室应有防蚊、灭蚊措施。全院卫生整顿，灭虱，灭蚤
血液隔离	乙型肝炎、丙型肝炎、梅毒、钩端螺旋体病、登革热、艾滋病等	同种病原体感染可同住一室。个人卫生不能自理或出血不易控制易污染者，单间隔离。血液、体液可能污染工作服时，应穿隔离衣。接触血液、体液时，应戴手套，必要时戴口罩、护目镜。手被血液、体液污染或可能污染后，应立即洗手，必要时用消毒液洗手。被血液、体液污染的一次性护理垫等物品应装袋标记，送出消毒或焚毁。被血液、体液污染之处，应立即用含有效氯 2 000 mg/L 的消毒液消毒 30 min，采用红色隔离标志
结核病隔离	痰菌阳性或胸片显示活动性阴影的肺及喉结核患者	同病种患者可同住一室，关闭门窗，有特殊的通风装置。密切接触患者应戴口罩，穿隔离衣。接触患者污物后，护理下一名患者前应洗手，污染物应彻底清洗，消毒后销毁。携带结核菌、具有传染性的患者，须在胸科医院接受专业治疗，采用灰色隔离标志
严密隔离	鼠疫、肺炭疽、霍乱、咽白喉等，以及一切传播途径不明的传染病	单间隔离，关闭门窗，病原体相同者可同住一室。病室空气、地面、物体表面消毒 1~2 次/d。进入病室者应穿隔离衣，离开病室时应消毒双手，脱去隔离衣。患者不能离开隔离室，如必须移出，应妥善覆盖，以防在转移过程中污染环境和他人。有呼吸道感染或手指皮肤破损者，应停止接触此类患者（霍乱例外）。室内物品固定使用，未经消毒或隔离包装不得移出病室，所用物品须消毒后方可转用。分泌物、排泄物消毒后废弃。污染物品应装双层污物袋、标记、消毒后送出销毁或洗消处理。患者出院或死亡后，病室及一切用具均须严格执行终末消毒 1~3 次，经检测合格后方可使用。符合严密隔离的疾病，病情凶险，传染性强，需要及时到传染病医院就诊隔离，采用黄色隔离标志

(2)隔离建筑分区

建筑分区方面应进行区域性划分，分为清洁区、半污染区、污染区和重点保护区，并有实际屏障，设有隔离标志。

(3)隔离方法及要求

不论是否确诊或疑似传染，都要采取标准防护，这是控制感染的基本隔离措施。

1)遵守手卫生规范

手卫生是洗手、卫生手消毒的总称。洗手是用肥皂(皂液)和流动水洗手,去除手部皮肤污垢、碎屑和局部致病菌的过程。卫生手消毒是用速干手消毒剂揉搓双手,以减少手部暂居菌的过程。

2)洗手与卫生手消毒应遵循的原则

当手部有血液或其他体液等肉眼可见的污染时,应洗手。当手部没有肉眼可见的污染时,可以卫生手消毒。接触患者的血液、体液和分泌物及被传染性致病菌污染的物品后,或直接为传染病患者进行检查、医治、护理或处理传染病患者污物后,应先洗手,然后进行卫生手消毒。

3)手卫生时机及方法

手卫生应在接触患者前、清洁无菌操作前、接触患者后、接触患者周围环境后、接触血液及体液后进行。具体方法:洗手前先摘下手上的饰物,采用七步洗手法彻底清洗双手掌侧、背侧、指缝、指关节、掌根、手腕部位,每一步揉搓时间均应大于15 s。七步洗手法如图1-5-1所示。

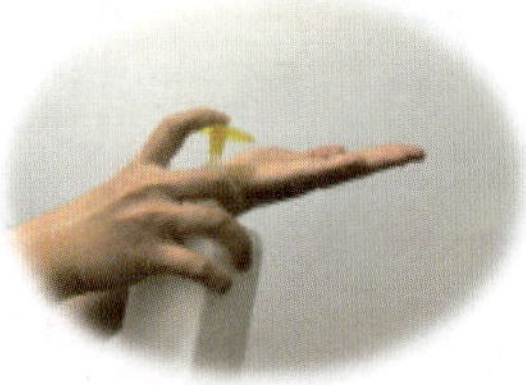

(a)流水湿润双手,涂抹洗手液(或肥皂),或取速干手消毒剂放置于掌心

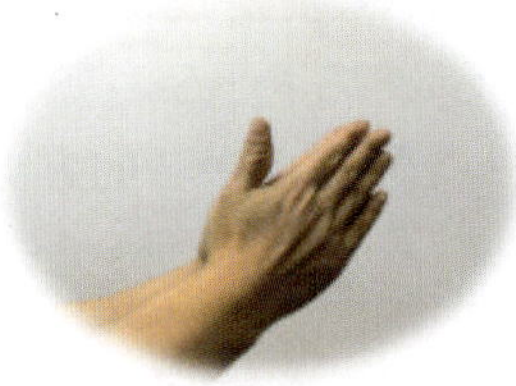

(b)第一步(内):掌心相对,手指并拢,相互揉搓

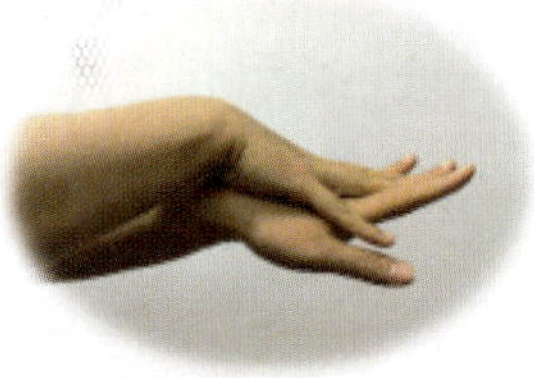

(c)第二步(外):洗背侧指缝,手心对手背,沿指缝相互揉搓,双手交换进行

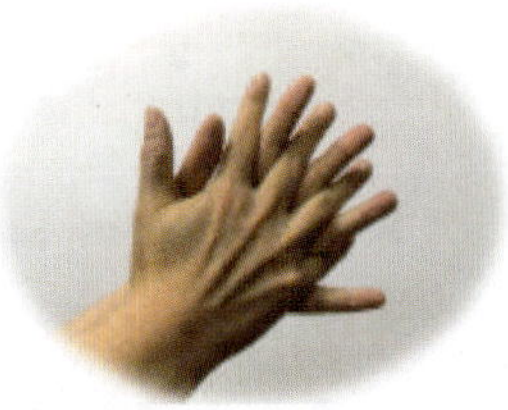

(d)第三步(夹):洗掌侧指缝,掌心相对,十指交叉,沿指缝相互揉搓

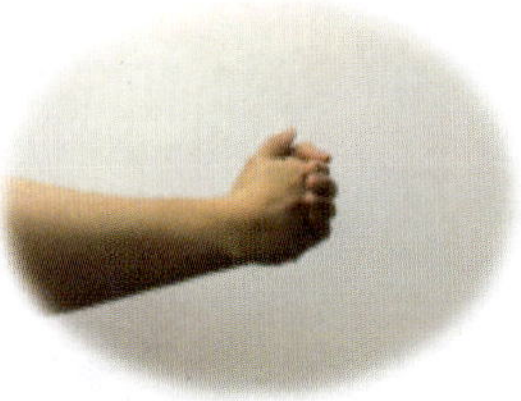

(e)第四步(弓):洗指背,弯曲各手指关节,半握拳把指背放在另一手掌心旋转揉搓,双手交换进行

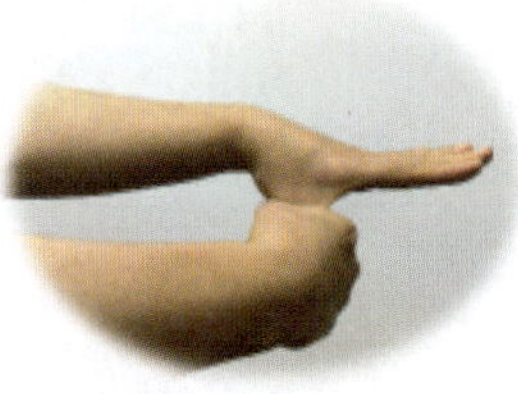

(f)第五步(大):洗拇指,一手握另一手大拇指旋转揉搓,双手交换进行

图1-5-1　七步洗手法

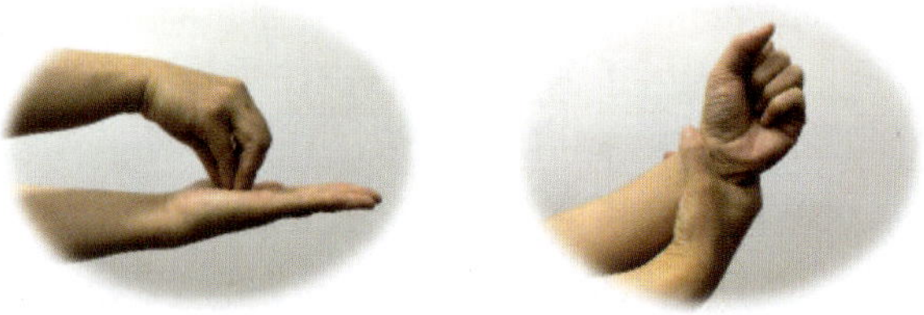

(g)第六步(立):洗指尖,弯曲各手指关节,把指尖并拢,在另一手掌心旋转揉搓,双手交换进行

(h)第七步(腕):洗手腕、手臂,揉搓手腕、手臂,双手交换进行

续图1-5-1 七步洗手法

(4)防护用品的使用方法

1)戴一次性医用手套

接触患者血液、体液、分泌物、排泄物及其他污染物品时,接触患者黏膜和非完整皮肤时,清理传染病患者用过的物品及进行清洁消毒时,须戴一次性医用手套或可重复使用的手套。脱去手套后应认真洗手。戴一次性医用手套的步骤见表1-5-2,戴一次性医用手套的方法如图1-5-2、图1-5-3所示,脱一次性医用手套的方法如图1-5-4所示。

表1-5-2 戴一次性医用手套的步骤

步骤	具体要求
准备	摘掉饰物,修剪指甲,进行手卫生,检查一次性医用手套型号、包装、有效期
实施	戴一次性医用手套前去掉手套外包装,将手套连同内包装平放在清洁桌面上,可以分次取戴,也可以一次性取戴
整理	七步洗手法洗净双手

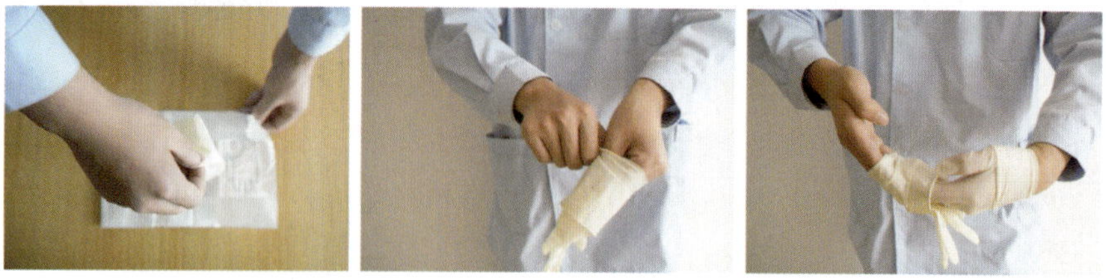

(a)左手掀起内包装,右手捏住左侧手套翻折口边缘,顺势向手指方向提起手套

(b)右手捏住手套翻折部分,对准五指将左手伸入手套

(c)带好手套的手指插入右手手套翻折内面,对准五指将右手伸入手套

图1-5-2 戴一次性医用手套的方法(分次取戴)

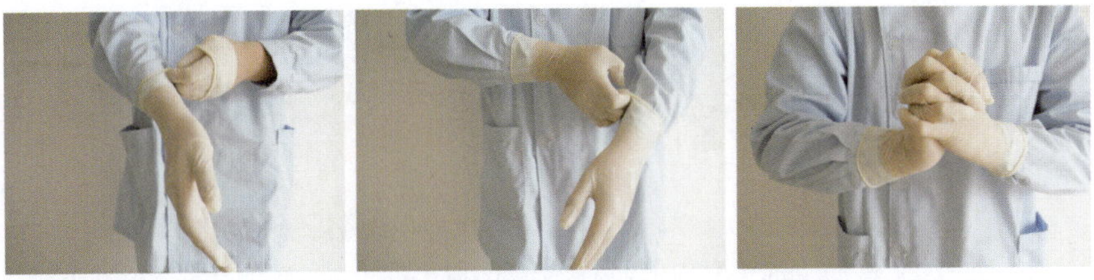

(d)调整好位置,将右手手套的翻边扣套在工作服衣袖外边　(e)调整好位置,将左手手套的翻边扣套在工作服衣袖外边　(f)手套穿戴完毕

续图 1-5-2　戴一次性医用手套的方法(分次取戴)

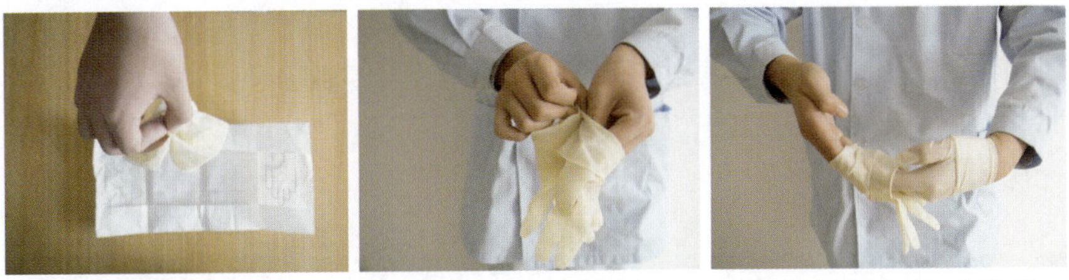

(a)双手同时掀起内包装,露出双侧手套翻折端,右手拇指和食指同时捏住左、右手套翻折部分,提起手套,手套掌心相对　(b)右手捏住手套翻折部分,对准五指将左手伸入手套　(c)带好手套的手指插入右手手套翻折内面,对准五指将右手伸入手套

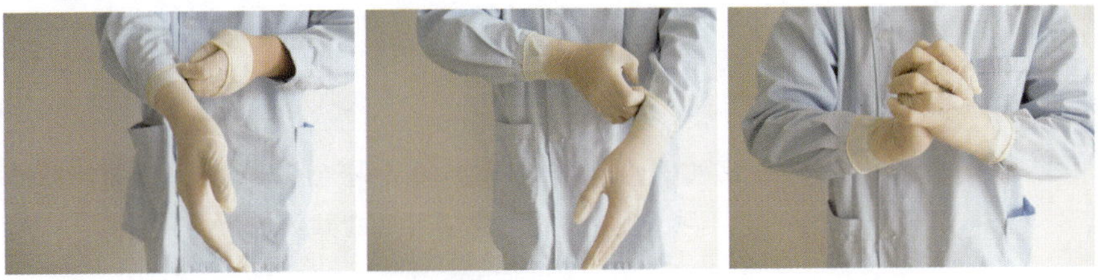

(d)调整好位置,将右手手套的翻边扣套在工作服衣袖外边　(e)调整好位置,将左手手套的翻边扣套在工作服衣袖外边　(f)手套穿戴完毕

图 1-5-3　戴一次性医用手套的方法(一次性取戴)

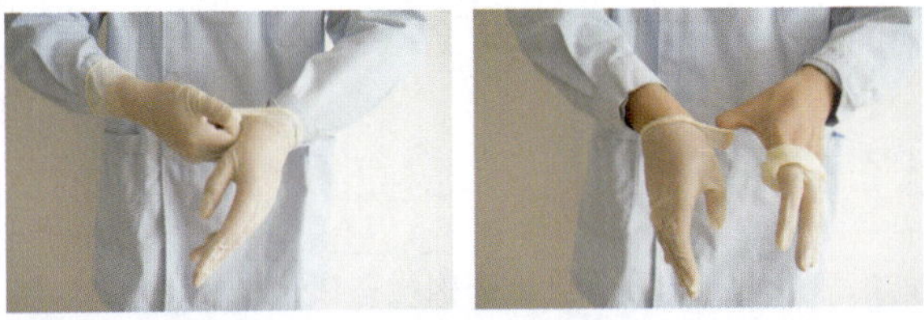

(a)用戴手套的一手捏住另一手套腕部外侧,将其翻转脱下　(b)将脱下手套的手指伸入另一手套内侧,将其翻转脱下

图 1-5-4　脱一次性医用手套的方法

注意事项

- ○注意无菌操作,操作前要摘掉饰物,修剪指甲,洗净双手。
- ○戴手套后,检查完整性,如有破损及时更换。
- ○重复使用的手套,应及时清洁消毒,悬挂在阴凉干燥处保存。

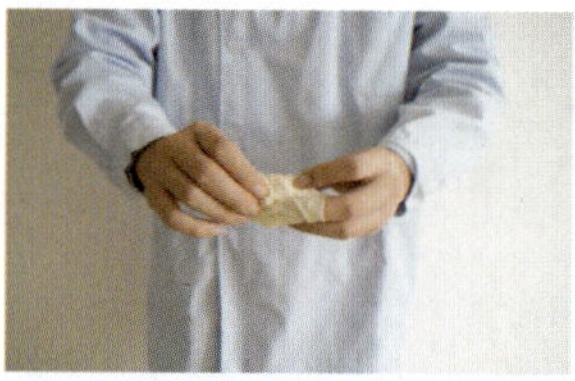

(c)脱下的手套内侧面向外,包裹住外侧面

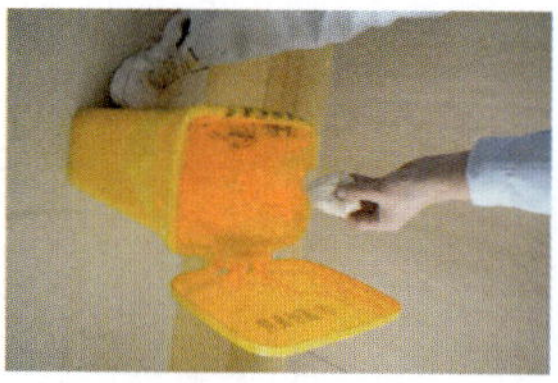

(d)脱下的手套弃置在医疗垃圾桶内

续图1-5-4 脱一次性医用手套的方法

2)戴口罩

护理一般老年人时,无须佩戴口罩或使用纱布口罩。护理免疫功能低下的老年人、接触飞沫传播疾病或进行无菌技术操作时,应戴一次性外科口罩。接触经空气传播或近距离接触经飞沫传播的呼吸道传染病患者时,应戴一次性医用口罩,步骤见表1-5-3。戴、脱一次性医用口罩的方法如图1-5-5所示。

表1-5-3 戴、摘一次性医用口罩的步骤

步骤	具体要求
准备	手卫生,佩戴前检查口罩的外观是否完好,是否在有效期内,分清正、反面及上、下缘
实施	戴口罩:向两侧拉紧系带,检查松紧是否合适。将系带分别绕至耳后,戴上口罩。带鼻夹的边缘朝上,向下拉口罩,使整个口罩包住嘴巴和鼻子。按压塑形鼻夹金属条,压紧贴住鼻梁和皮肤。检查口罩密闭性。如果佩戴的口罩不是密闭的,重新佩戴 摘口罩:手卫生,头部前倾,屏息闭眼,双手避免接触口罩与脸部贴合的部位,双手同时拉伸系带,取下口罩,置于医疗垃圾桶内
整理	七步洗手法洗净双手

注意事项

- ○根据用途选择合适的口罩。
- ○佩戴后不可随意摘取悬挂在胸前或拉至颌下。
- ○进入照护区前要检查口罩的密闭性。

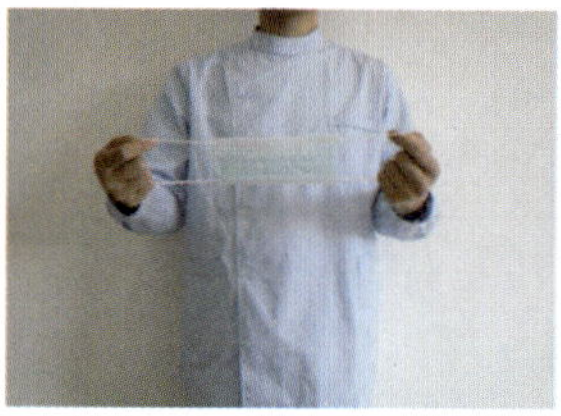

(a)向两侧拉紧系带,检查松紧是否合适

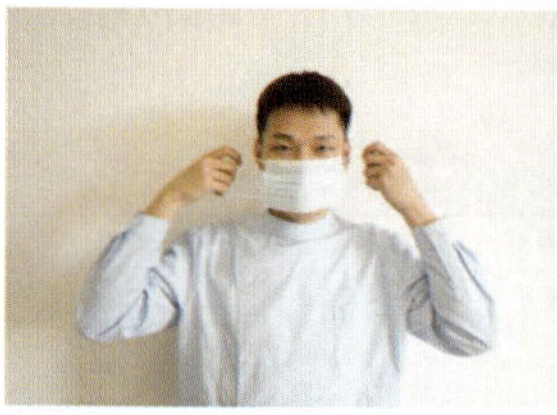

(b)将系带分别绕至耳后,戴上口罩

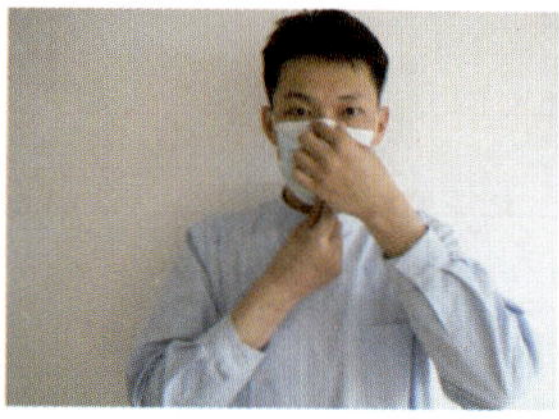

(c)带鼻夹的边缘朝上,向下拉口罩,使整个口罩包住嘴巴和鼻子

图1-5-5 戴、脱一次性医用口罩的方法

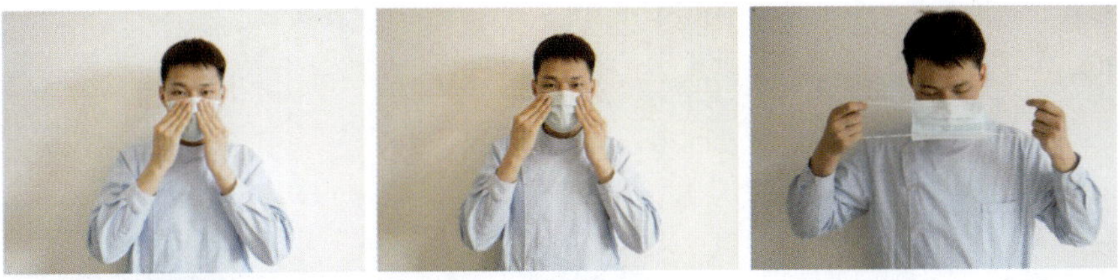

(d)按压塑形鼻夹金属条，压紧贴住鼻梁和皮肤　(e)检查口罩密闭性，口罩佩戴完毕　(f)头部前倾，屏息闭眼，取下口罩

续图 1-5-5　戴、脱一次性医用口罩的方法

3)戴护目镜(或防护面罩)与穿、脱隔离衣

在护理过程中，有可能接触到血液、体液、分泌物等喷溅时，或近距离接触经飞沫传播的传染病患者时，应使用护目镜或防护面罩。

接触传染病患者、多重耐药菌感染患者等，对患者实行保护性隔离，可能受到患者血液、体液、分泌物、排泄物喷溅时，应穿隔离衣。穿、脱隔离衣的步骤见表 1-5-4。穿隔离衣的方法如图 1-5-6 所示，脱隔离衣的方法如图 1-5-7 所示。

微课　穿、脱隔离衣

表 1-5-4　穿、脱隔离衣的步骤

步骤	具体要求
准备	摘掉饰物，洗手，检查隔离衣型号、包装、日期。盘起长发，固定好散发
实施	● 戴一次性医用口罩：检查系带长度和松紧度；一手托住口罩外侧面，将口罩紧贴面部，另一手拉下方系带至颈后双耳下，再拉上方系带至头顶部，注意避免系带压迫耳朵；双手捏鼻夹处塑形；行气密性测试 ● 戴内层手套：检查手套有无破损，如破损应及时更换 ● 穿隔离衣：打开隔离衣外包装，检查隔离衣是否完好。打开隔离衣，一手持衣领，对齐肩缝，露出袖笼，另一手伸入袖笼并上举，穿上一侧衣袖。同法穿另一侧，系衣领系带，对齐衣边，腰间系带背后交叉，回到前面系活结。戴外层手套，检查防护的完整性 ● 脱隔离衣：在半污染区域消毒外层手套，脱外层手套，置于医疗垃圾桶内。解开腰间系带，松开衣领系带，脱隔离衣，置于医疗垃圾桶内
整理	七步洗手法洗净双手

注意事项

○选择下过膝盖，上能遮盖全部工作服的隔离衣。
○穿隔离衣时，不要污染衣领，双手集中在腋下至腰部前方操作。
○穿好隔离衣要检查完整性及延展性，确保防护到位，方便操作。

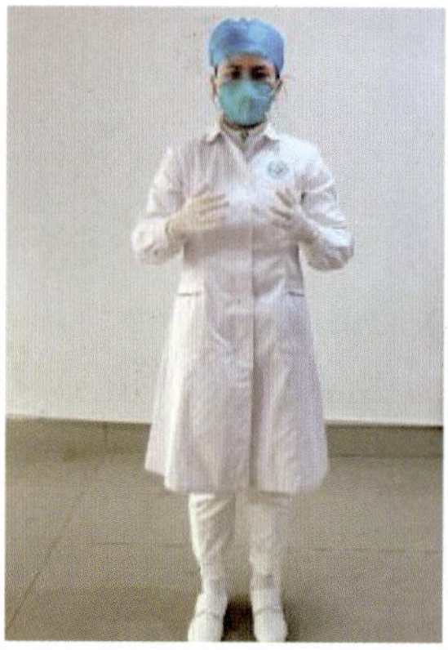

(a)戴好帽子、口罩、内层手套

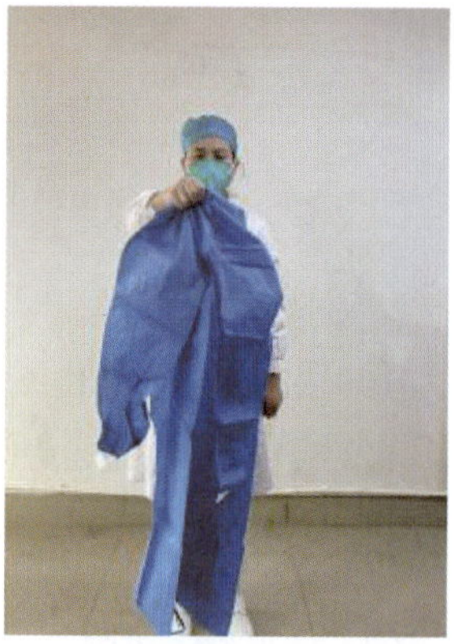

(b)手持隔离衣，衣领内面朝向自己

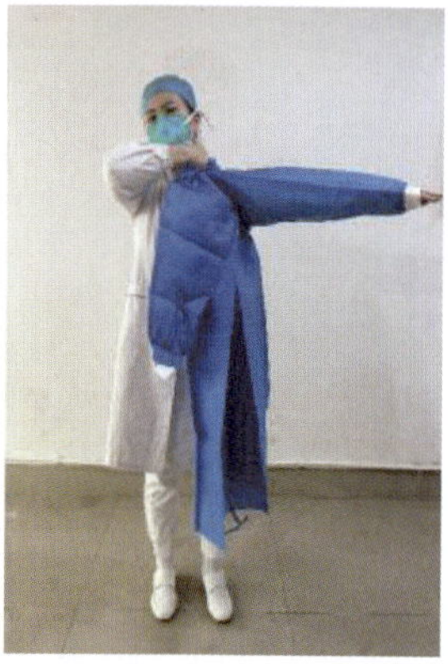

(c)找准袖笼，穿上两侧衣袖

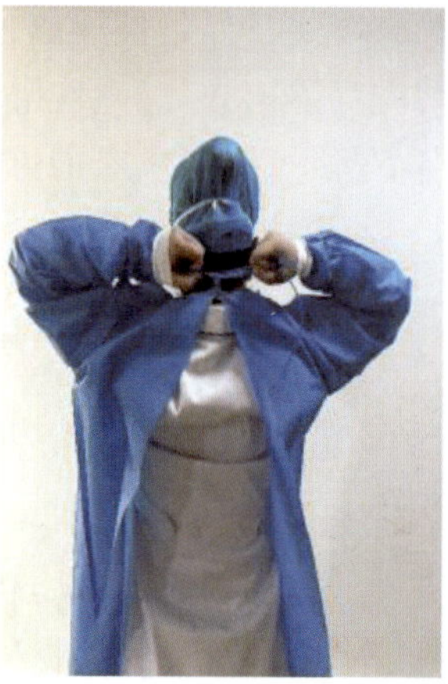

(d)系好衣领系带

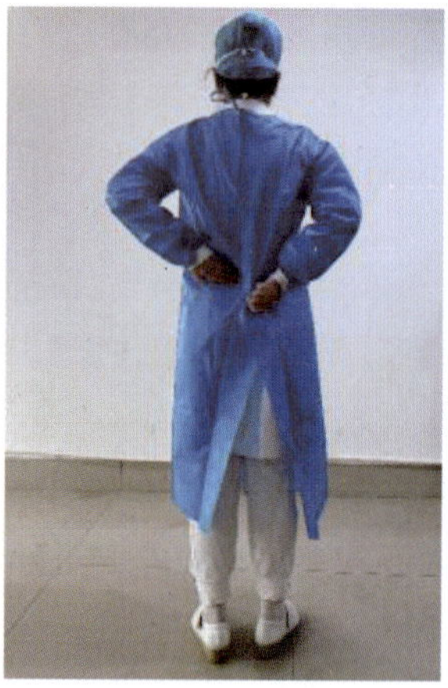

(e)整理好后侧，系好腰间系带

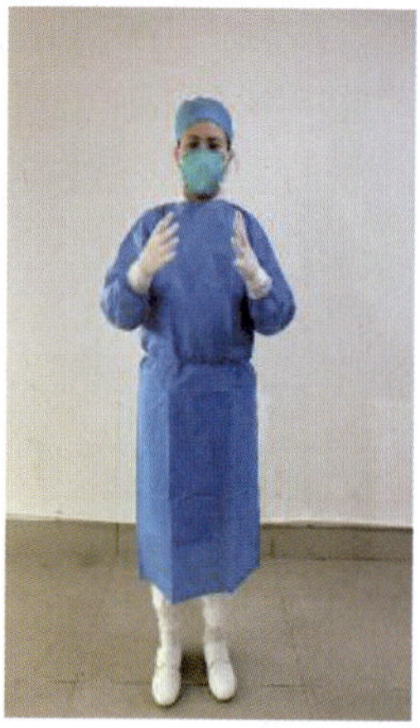

(f)戴好外层手套

图1-5-6　穿隔离衣的方法

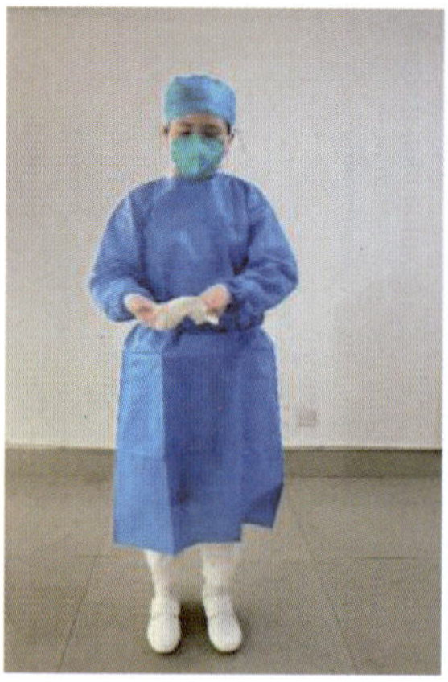

(a)在半污染区域，消毒并脱下外层手套

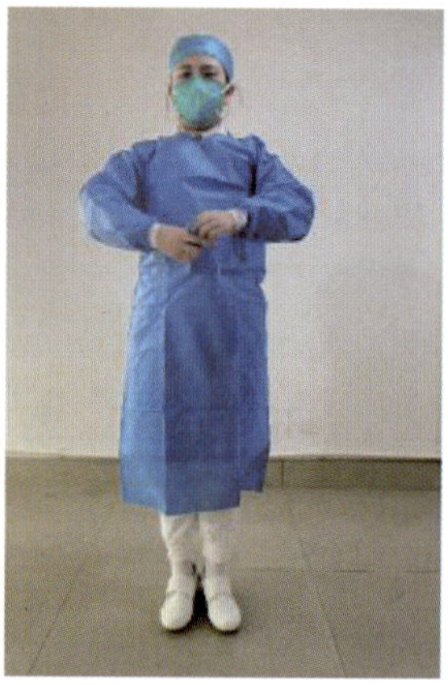

(b)解开腰间系带，将系带由身后拉至身前，系在腰间，松开衣领系带

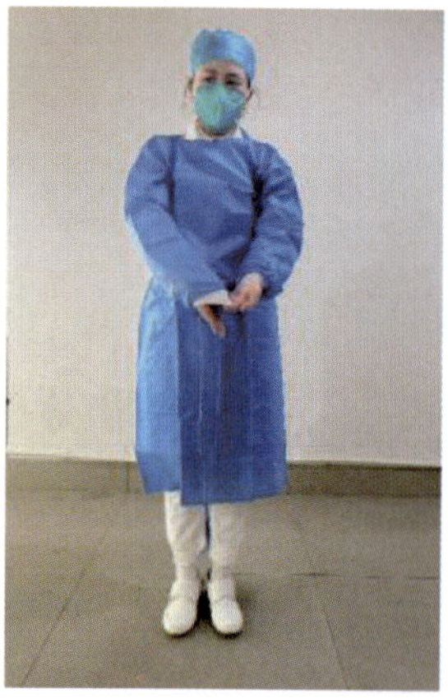

(c)一手伸入另一只袖口内，向下拉，将衣袖拉至肩下

图1-5-7　脱隔离衣的方法

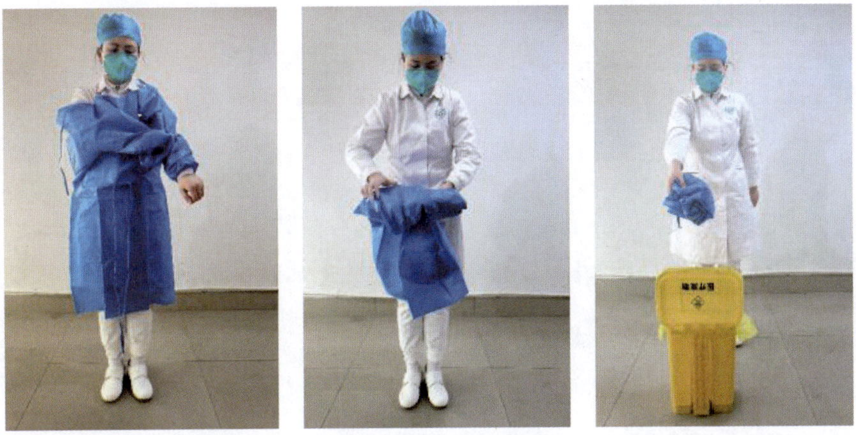

(d)隔着衣袖拉下另一侧　(e)隔离衣外侧面向内折叠卷好　(f)将隔离衣置于医疗垃圾桶内

续图 1-5-7　脱隔离衣的方法

4)穿、脱防护服

当接触甲类或按甲类传染病管理的传染病患者,经空气传播或飞沫传播的传染病患者,可能受到患者血液、体液、分泌物、排泄物喷溅时,须穿防护服、戴防护面罩。从潜在污染区进入污染区时,应在缓冲间穿防护服。穿防护服后应在规定区域内活动,离开该区域时应及时脱掉,发现破损应及时更换。穿、脱防护服的步骤见表 1-5-5。穿防护服的方法如图 1-5-8 所示,脱防护服的方法如图 1-5-9 所示。

表 1-5-5　穿、脱防护服的步骤

步骤	具体要求
准备	摘掉饰物,洗手,检查防护服型号、包装、日期。盘起长发,固定好散发
实施	1. 穿防护服 戴一次性帽子、一次性医用口罩、内层手套;穿防护服前要检查防护服有无破损,拉链是否完好;注意避免接触地面;顺序由下至上,戴防护帽,拉链拉至顶部,锁住拉链,撕开封条,粘贴紧密,若防护服未能完全贴合面部,可用胶带辅助固定;戴护目镜前先调整系带松紧度,一手托住护目镜,另一手拉系带至头顶部,调整位置,使护目镜上缘压住帽子下缘,下缘压住防护口罩上缘,确保皮肤黏膜完全被防护用品遮盖;穿鞋套或靴套;戴外层手套,检查有无破损,穿戴后确保防护服袖口完全被包裹;下蹲检查防护服的延展性,同伴或是对镜检查防护服是否穿戴完整,有无暴露 2. 脱防护服 手卫生;摘下护目镜,浸泡在含氯消毒液中;撕开防护服密封粘贴带,拉开拉链至底部,向上提拉帽子,使帽子脱离头部;脱外层手套,里面朝外,置于医疗垃圾桶内;手卫生后由上至下翻脱防护服,避免接触防护服外面,

续表

步骤	具体要求
实施	动作轻缓，全程避免抖动，内面在外，置于医疗垃圾桶内；鞋套或靴套，应与防护服同时脱掉；手卫生后，头部前倾，屏息闭眼，先下后上，避免碰触口罩外面，将口罩摘下，置于医疗垃圾桶内；摘下一次性帽子，置于医疗垃圾桶内；脱内层手套，置于医疗垃圾桶内
整理	七步洗手法洗净双手

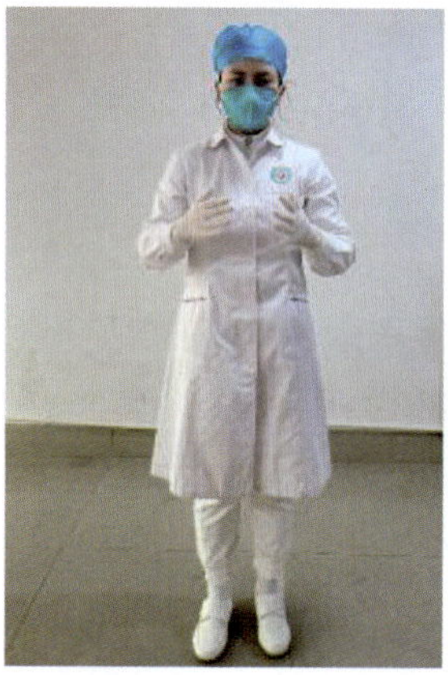
(a)戴好帽子、口罩、内层手套

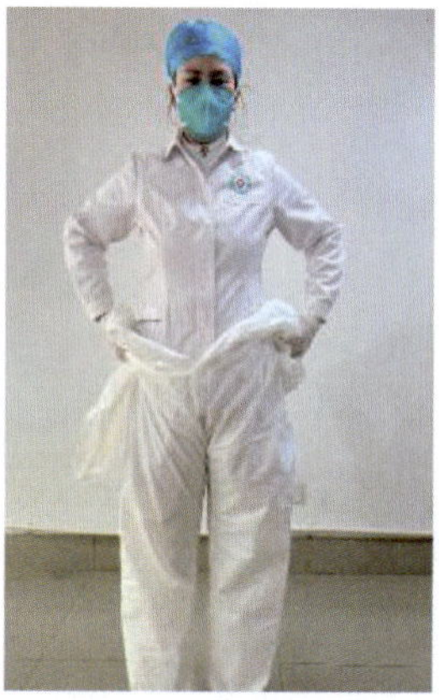
(b)检查防护服，从下向上穿，避免防护服触地

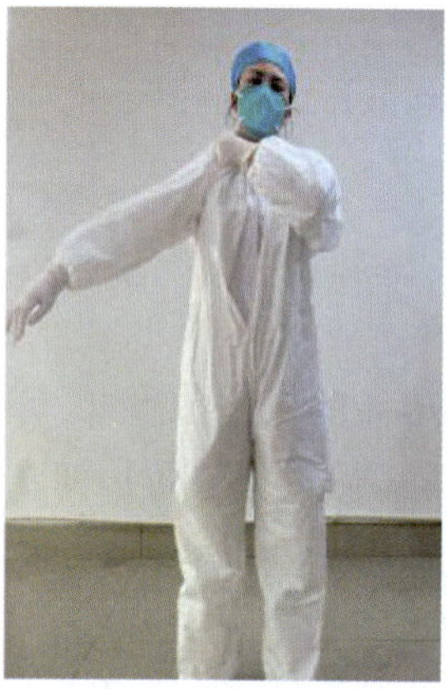
(c)穿上防护服的衣袖

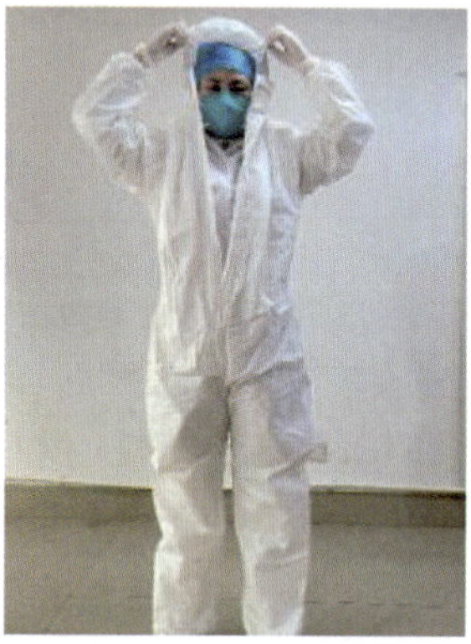
(d)拉起防护服的帽子戴上

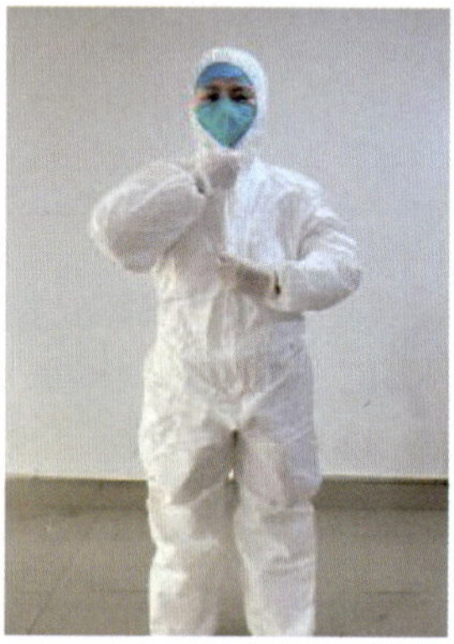
(e)拉上拉链，检查密闭性

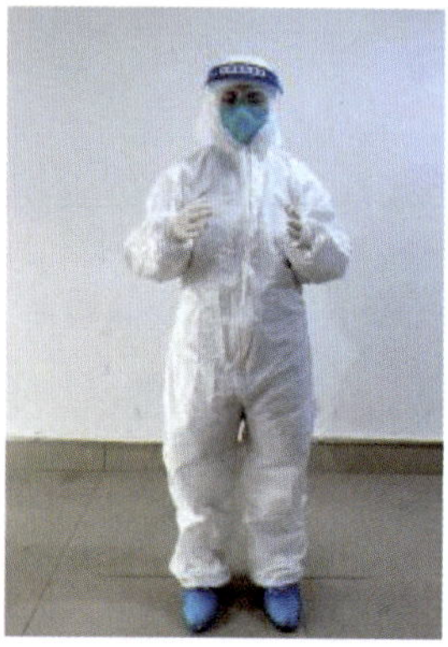
(f)戴上护目镜，穿上鞋套，戴上外层手套，检查延展性，穿戴完毕

图1-5-8　穿防护服的方法

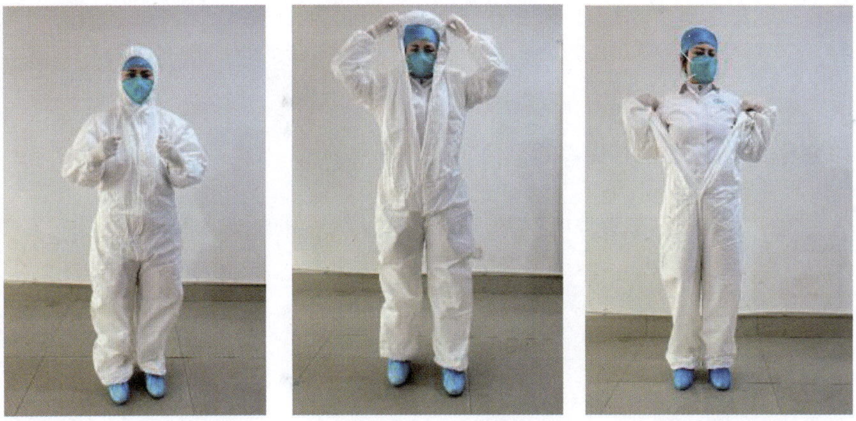

(a)手卫生后摘下护目镜，重复使用时浸泡在消毒液中

(b)拉开拉链，捏住防护服帽子外侧面，向上提拉后摘下，脱掉外层手套

(c)手卫生后双手拉住衣领部内侧面，向下拉至肩以下

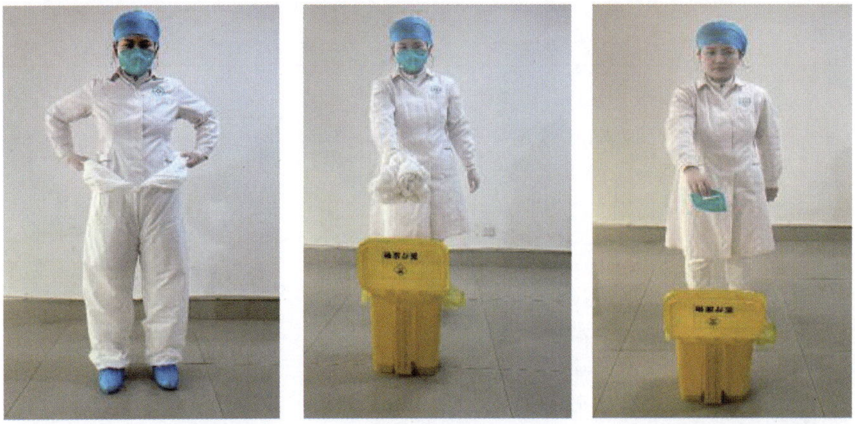

(d)从上至下，向外翻卷脱下防护服及鞋套或靴套

(e)防护服内侧面向外卷好，置于医疗垃圾桶内

(f)手卫生后摘口罩、帽子、内层手套，置于医疗垃圾桶内

图1-5-9　脱防护服的方法

5)使用防水围裙

当可能受到患者的血液、体液、分泌物及其他污染物质喷溅或进行物品清洗时，应穿防水围裙。

6)使用避污纸

当进行物品转移等简单操作时，使用避污纸可以免去手卫生的程序。取避污纸时，要在其上方中间部位抓捏，双手只接触纸张的一面，纸张的另一面接触污染物，用后压缩成团，置于医疗垃圾桶内，避免交叉感染。

2.技能操作

(1)操作准备

护理员在为老年人进行隔离护理前，需要做好自我防护。请做好相关准备工作，将准备结果记录在表1-5-6中。

注意事项

- 防护服内搭配的衣服，领口不要太高，袖子不能太长。
- 在限定区域内穿脱，按照正确顺序穿脱，穿脱过程中避免触地污染。
- 穿前、穿后都要检查有没有破损。

表 1-5-6 操作准备(护理员的自我防护)

准备类型	具体要求	准备记录
环境准备	光线明亮,温度、湿度适宜	是□ 否□
物品准备	一次性医用口罩、医用手套、隔离衣、防护服、免洗洗手液等	是□ 否□
护理员准备	保持服装整洁并洗净双手,做好自我防护	是□ 否□

(2)操作实施

根据表 1-5-7 中老年人的基本情况,选择恰当的隔离种类,并完成自我防护,将结果记录在表 1-5-7 中。

表 1-5-7 操作记录表(护理员的自我防护)

护理对象	基本情况	隔离种类	防护类型
老年人 1	牛爷爷,80 岁,生命体征平稳,长期卧床,近日患细菌性痢疾,遵医嘱给予隔离护理。护理员小高为牛爷爷更换尿垫	□呼吸道隔离 □消化道隔离 □接触隔离 □血液隔离	□戴口罩 □戴手套 □穿防护服 □穿隔离衣
老年人 2	李爷爷,79 岁,患乙型肝炎 15 年,近日支气管炎复发,有咯痰咯血现象,医生叮嘱要注意血液传染。上午 10 点,护理员小吴为老年人测量体温并消毒医疗用具	□呼吸道隔离 □消化道隔离 □接触隔离 □血液隔离	□戴口罩 □戴手套 □穿防护服 □穿隔离衣
老年人 3	刘奶奶,74 岁,2 周前呼吸道感染,咳嗽发热,支原体肺炎,遵医嘱隔离护理。今日隔离结束,护理员小李对隔离房间进行清洁消毒	□呼吸道隔离 □消化道隔离 □接触隔离 □血液隔离	□戴口罩 □戴手套 □穿防护服 □穿隔离衣

(二)隔离区老年人照护与环境及物品消毒

1.知识学习

在进入隔离区前,护理员应评估隔离种类及老年人所患疾病的传播途径,根据隔离原则及相关规定,正确运用适宜的消毒隔离技术,采取有效防控措施。在为隔离区老年人进行环境及物品消毒或其他照护前,既要评估老年人身体状况、疾病情况、配合程度、特殊需求等,也要评估隔离区环境及物品陈设,根据隔离区管理规定做好相应准备,然后进入隔离区实施照护。

隔离照护温馨提示

(1)老年人隔离照护

1)操作准备

在为隔离区老年人实施照护前，需要做好必要的准备，见表1-5-8。

表1-5-8 操作准备(隔离区老年人照护与环境及物品消毒)

准备类型	具体要求
环境准备	保持整洁、舒适的隔离环境，温度、湿度适宜，空气清新
物品准备	消毒标识(明确消毒日期及时间)、消毒液名称标签、消毒剂(84片、95%酒精、75%酒精)、搅拌棒、量杯、水桶、非接触式洗手装置、消毒浓度测试条、沥水篮、小方巾、防水围裙、拖把、拖把涮洗桶、橡胶手套、医疗垃圾桶、医疗垃圾分类标识贴、笔、记录本等。隔离室内设单独卫生间，老年人生活用品(床、床头桌、沙发、餐桌、衣橱、餐具、水杯、药杯、尿垫、毛巾等)，免洗洗手液，紫外线车；门口悬挂醒目隔离标志，放置含氯消毒液喷洒的脚垫。设有缓冲区、半污染区并标记清楚
护理员准备	保持服装整洁并洗净双手，做好自我防护，正确穿戴必要的防护用品(一次性医用手套、口罩、护目镜、隔离衣、防护服等)

2)隔离照护过程

护理员应根据老年人的身体状况，按照隔离区工作人员岗位职责为老年人提供隔离照护服务，操作流程与具体要求见表1-5-9。

表1-5-9 隔离照护操作流程与具体要求

操作流程	具体要求	注意事项
步骤①	护理员做好个人防护(根据隔离情况确定防护级别，穿戴相应防护用品)，携用物至老年人身旁，核对信息后，与老年人沟通，取得配合后实施操作	态度和蔼，语言亲切，告知操作目的、关键步骤、时间、配合方法，并询问老年人有无特殊需求
步骤②	根据老年人的具体情况采用适宜的方式为老年人实施照护，如有异常，及时报告医护人员	注意保暖，保护隐私。更换尿垫后清洁会阴，涂抹护臀霜，观察排泄物的性状、颜色、气味，必要时根据医嘱留取标本，标记清楚，及时送检
步骤③	一次性尿垫按医疗垃圾处理，并标明具有传染性，需要进行焚烧处理；排泄物用含有效氯2 000 mg/L的消毒液浸泡2 h后再排放；医疗用品(体温计、血压计、听诊器等)用后及时消毒，专人专用，标记清楚，不可混用	有污水处理池的单位直接排放排泄物，无污水处理池的单位先消毒、后排放。体温计用75%酒精浸泡消毒0.5 h后，干燥保存

温馨提示

- 冬天室温维持在18~20 ℃，夏天室温维持在22~24 ℃，室内湿度维持在50%~60%。
- 操作中要尊重老年人，动作轻柔，语言亲切，遵从老年人意愿。
- 操作后注意垃圾处理以及常用物品、环境的清洁消毒工作。

续表

操作流程	具体要求	注意事项
步骤④	操作后开窗通风（空气隔离除外），清洁消毒床挡、护栏、床头桌、地面、便盆等，床单、被罩污染要及时更换，重复用物品先消毒、后清洁；房间紫外线消毒每天2次，每次30 min；地面、墙面采用湿式清洁法，用含有效氯1 000 mg/L的消毒液拖地，每天1~2次，作用30 min后，清水拖净表面消毒液；若受到特殊污染时，用含有效氯2 000 mg/L的消毒液擦洗	进行环境消毒时，要注意做好防护。配置消毒液要佩戴口罩、手套。紫外线消毒房间注意保护老年人及自身，避免照伤皮肤、眼睛。拖把、抹布等放入含有效氯2 000 mg/L的消毒液浸泡2 h后，清水洗净，晾干备用
步骤⑤	对隔离区老年人进行健康宣教：引导老年人科学认识疾病，不轻视，更不畏惧，遵医嘱服药，配合医护人员诊疗；让老年人及时倾诉心中不快，听愉悦的音乐，看正能量的影片等增强抗压能力，保持积极乐观的心态；协助老年人适当活动，提升身体机能，提高抵抗力；帮助老年人养成讲卫生的好习惯，不随地吐痰，打喷嚏用纸巾遮掩口鼻，垃圾不乱丢等；根据个人喜好为老年人合理搭配饮食，摄入富含蛋白质、维生素的食物，为身体提供充足营养	护理员在合适的时机为老年人进行疾病相关知识、个人卫生、心理调适方法、营养膳食指导等方面的健康宣教
步骤⑥	洗手，记录。到相应区域脱去防护用具，做好手卫生	脱下的防护服置于医疗垃圾桶内

3）终末消毒过程

在老年人离开隔离区后，对其住过的病室及污染物品进行彻底清洁消毒。操作流程与具体要求见表1-5-10。

表1-5-10　终末消毒操作流程与具体要求

操作流程	具体要求	注意事项
步骤①	护理员做好个人防护，携用物至房间	提前配置好消毒液（含有效氯2 000 mg/L、1 000 mg/L），配置消毒液要佩戴口罩、手套

续表

操作流程	具体要求	注意事项
步骤②	开窗通风(空气隔离的要先空气消毒);撤下床单、枕套、被罩、褥子等床上用品,注意避免抖动渣屑,里面完全包裹外面,装入污衣袋;使用浸泡过消毒液的抹布,擦拭床挡、护栏、床头桌、衣橱等物体表面;用含有效氯2 000 mg/L的消毒液喷洒或阳光暴晒床垫反、正面;地面、墙面采用湿式清洁法,用含有效氯1 000 mg/L的消毒液拖地;关闭门窗,紫外线消毒房间40 min;铺备用床	污衣袋标识清晰,污衣进行消毒洗涤或焚烧处理;医疗垃圾及时回收
步骤③	使用过的一次性物品,按医疗垃圾处理,标识清晰,及时回收;排泄物用含有效氯2 000 mg/L的消毒液浸泡2 h后再排放;医疗用品(体温计、血压计、听诊器等)用后及时消毒,隔离区专用标识清晰,不可混用	有污水处理池的单位直接排放排泄物,无污水处理池的单位先消毒、后排放。体温计用75%酒精浸泡消毒,撤下血压计袖带外套,清洁消毒。用95%酒精擦拭消毒血压计、听诊器、体温枪等
步骤④	洗手,记录。到相应区域脱去防护用具,做好手卫生	脱下的防护服置于医疗垃圾桶内

(2)清洁、消毒、灭菌的基本概念及方法

怀疑被具有传染性体液污染的环境及物品,应按照规定进行清洁、消毒,避免交叉感染。护理员掌握清洁、消毒、灭菌的方法并在老年人日常生活中正确地应用这些方法,这是感染预防和控制的重要措施,具体内容见表1-5-11。

表1-5-11　清洁、消毒、灭菌的方法

类型	内容
清洁	用清水、清洁剂、去污剂等去除物体表面有机物、无机物、尘埃、污渍及可见污染物等的过程,同时达到去除或减少病原体的目的,但不能杀灭微生物。适用于各类物体表面,如家具、餐具,地面等,是物品消毒、灭菌前的必要步骤。常用的清洁方法包括水洗、清洁剂或去污剂去污、机械去污等

续表

类型	内容
消毒	使用物理或化学的方法清除或杀灭传播媒介上除芽孢以外的所有病原体，使其达到无害化的处理。能杀灭传播媒介上的微生物并达到消毒要求的制剂称为消毒剂
灭菌	使用物理或化学的方法杀灭或清除器具、物品上包括芽孢在内的一切微生物，即致病的和非致病的微生物，并达到灭菌水平的方法

1)物理消毒灭菌法

物理消毒灭菌法是利用物理因素，如热力、机械、过滤、辐射等清除或杀灭病原体的方法。热力法包括干热和湿热两种，干热法如燃烧法和干烤法，湿热法如蒸汽灭菌、煮沸消毒、低温蒸汽消毒、流动蒸汽消毒、压力蒸汽灭菌等方法。机械法包括冲洗、刷洗、溶酶洗、铲除、抖动等方法。过滤法包括采用空气净化机、新风系统、层流消毒系统等达到空气净化、减少致病菌的方法。辐射法包括紫外线灯照射、臭氧灭菌等方法。养老机构常用日光暴晒法和紫外线灯照射法。紫外线消毒车如图1-5-10所示。

紫外线灯消毒可用于空气和物体表面，使用方法见表1-5-12。

表1-5-12　紫外线灯消毒

类型	使用方法
紫外线灯消毒空气	消毒波长250~270 nm，可杀灭杆菌、病毒、真菌、细菌繁殖体、部分芽孢等多种微生物。消毒效果可靠，操作方便，可于室内有人时使用。紫外线灯距离地面、墙体1.8~2.2 m，数量≥1.5 W/m³，照射时间≥30 min
紫外线灯消毒物体表面	灯管与物体的距离一般不超过1 m，以20~60 cm为宜，消毒时间20~30 min
注意事项	定期使用70%~80%的酒精擦拭灯管，保持灯管清洁；消毒时关闭门窗，保持环境清洁、干燥，停止人员走动；紫外线灯开启后，预热5~7 min，记录消毒开始时间，温度过低或过湿时，增加预热时间；护理员操作时，应为老年人及自己做好防护，防止紫外线刺激皮肤、眼睛，造成皮炎、眼炎等损伤；紫外线照射完毕，要打开门窗通风，去除空气中的臭氧，防止中毒 紫外线灯管的使用寿命不可超过1 000 h，每次照射后要及时登记，累计使用时间，及时更换

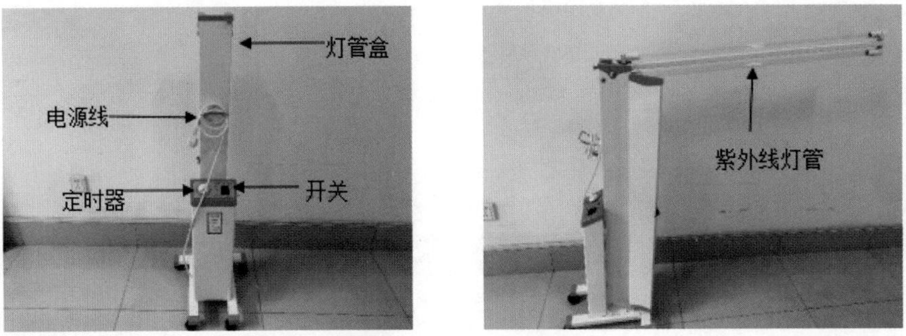

图1-5-10　紫外线消毒车

2)化学消毒灭菌法

化学消毒灭菌法使用方便，在日常生活中应用较为广泛，可根据微生物的种类选定化学试剂种类及配置浓度。常见的化学试剂有含氯消毒剂、碘类消毒剂、醇类消毒剂。例如，84消毒液是高效含氯消毒剂，碘伏是中效碘类消毒剂，酒精是中效醇类消毒剂。常用消毒剂的使用见表1-5-13。

表1-5-13　常用消毒剂的使用

消毒剂名称	用途	配置比例	消毒方法	注意事项
84消毒液	手消毒	1:800–1:1 000	浸泡2 min	并非浓度越高越好，现用现配，加盖浸泡，做好防护，配置时戴口罩、手套、防水围裙等 避免和其他洗涤剂混合使用，防止误服，不要消毒食物，25 ℃以下避光保存，禁用50 ℃以上热水稀释，注意有效期
	餐饮器具消毒	1:100	浸泡或喷洒至湿润10 min	
	物体表面消毒	1:100	浸泡或喷洒至湿润20 min	
	传染病污染后消毒	1:20	浸泡或喷洒至湿润30 min	
碘伏	皮肤消毒	原液	涂抹作用3~5 min	防止出现过敏、误服等情况，注意有效期，避光阴凉干燥处保存
	手术刷手	稀释2~5倍	涂抹作用3~5 min	

温馨提示

○化学试剂具有毒性、腐蚀性，应用时要做好自我防护，还应避免老年人触及。

续表

消毒剂名称	用途	配置比例	消毒方法	注意事项
酒精	物体表面消毒	95%医用酒精	擦拭后自行挥发干燥	严格掌握浓度，避光避火，禁止黏膜及伤口处使用，会破坏细胞和刺激黏膜，避免误服，冷暗处密闭保存
	皮肤消毒	75%医用酒精	涂擦后自行挥发干燥	
	预防压疮	40%~50%医用酒精	局部按摩	
	物理退热	25%~50%医用酒精	涂擦浅表动脉走行处	

(3)清洁、消毒隔离环境及物品的具体要求与措施

隔离房间的物品要标记清楚，专人专用，防止混用造成交叉感染。物品进出隔离区要严格消毒，防止病原体随物传播。一般老年人接触后的污染物品属于一般污染物，患有肝炎、结核病、艾滋病等特殊老年人的体液或排泄物污染的物品，属于特殊污染物。不同污染物的消毒方法见表1-5-14。

表1-5-14　不同污染物的消毒方法

污染物	消毒方法
空气	可采用开窗通风(空气隔离除外)、紫外线灯、2%过氧乙酸熏蒸、微次氯酸喷雾、空气消毒机等。每天2次，每次>30 min
物体外表	包括桌子、椅子、凳子、床头柜、衣橱、门把手、水龙头、门窗、污物桶、助行器、洗手池、便池、卫生间等 每天用含有效氯500 mg/L的消毒液的湿抹布擦拭各种用品的外表1次，作用30 min后，用清水擦净表面消毒液，或用紫外线灯距污染物1 m照射30 min
墙面、地面	湿式清洁法，用含有效氯1 000 mg/L的消毒液的拖把拖地，每天1~2次，作用30 min后，用清水拖净表面消毒液。受到特殊污染时，用含有效氯2 000 mg/L的消毒液擦洗。每周用含有效氯1 000 mg/L的消毒液总消毒1次
诊疗物品	体温计、血压计、听诊器、体温枪等 用后及时消毒。体温计用75%酒精浸泡消毒0.5 h后干燥保存，血压计、听诊器、体温枪用95%酒精擦拭消毒
清洁用具	拖把、抹布等做好标记，避免混用。用清水拖擦的清洁用具，每天用含有效氯500 mg/L的消毒液浸泡30 min。拖擦一般污染物后，立即用含有效氯1 000 mg/L的消毒液浸泡30 min。拖擦特殊污染物后，立即用含有效氯2 000 mg/L的消毒液浸泡1 h。用消毒液拖擦的清洁用具，每周总消毒1次，用含有效氯1 000 mg/L的消毒液浸泡30 min

续表

污染物	消毒方法
便器	清洁后浸泡消毒，消毒液浓度为含有效氯2 000 mg/L，消毒液每周更换2次，保证有效浓度
污物污水	呕吐物、排泄物、分泌物、体液等，有污水处理池的单位直接排放，无污水处理池的单位先消毒、后排放。特殊感染的体液用含有效氯2 000 mg/L的消毒液浸泡2 h后再排放
终末消毒	住过隔离患者的病室及污染物应彻底清洁消毒。先撤除床单位，去除患者用过的物品，一般用含有效氯1 000 mg/L的消毒液擦拭，特殊患者用过的物品用含有效氯2 000 mg/L的消毒液擦拭。翻转床垫，喷洒消毒液消毒，或在阳光下暴晒6 h以上，再用紫外线灯照射床单位，消毒房间40 min后，通风0.5 h，最后重新铺设床单位成备用床

2.技能操作

(1)操作准备

护理员在为老年人进行隔离照护前，需要做好人员与物品的准备工作，将准备结果记录在表1-5-15中。

表1-5-15 操作准备(隔离区老年人照护与环境及物品消毒)

准备类型	具体要求	准备记录
环境准备	保持整洁、舒适的隔离环境，温度、湿度适宜，空气清新	是□ 否□
物品准备	消毒标识(明确消毒日期及时间)、消毒液名称标签、消毒剂(84片、95%酒精、75%酒精)、搅拌棒、量杯、水桶、非接触式洗手装置、消毒浓度测试条、沥水篮、小方巾、防水围裙、拖把、拖把涮洗桶、橡胶手套、医疗垃圾桶、医疗垃圾分类标识贴、笔、记录本等。隔离室内设单独卫生间，老年人生活用品(床、床头桌、沙发、餐桌、衣橱、餐具、水杯、药杯、尿垫、毛巾等)，免洗洗手液，紫外线车；门口悬挂醒目隔离标志，放置含氯消毒液喷洒的脚垫。设有缓冲区、半污染区并标记清楚	是□ 否□
护理员准备	保持服装整洁并洗净双手，做好自我防护，正确穿戴必要的防护用品(一次性医用手套、口罩、护目镜、隔离衣、防护服等)	是□ 否□
老年人准备	老年人知情并同意操作	是□ 否□

(2)操作过程

1)沟通评估

在为隔离区老年人实施照护和进行环境及物品消毒前，通过询问、观察对老年人的隔离环境及身体状况进行评估，收集相关信息，见表1-5-16。

表1-5-16 沟通评估(隔离区老年人照护与环境及物品消毒)

评估项目	具体要求	完成情况
身体状况	在与老年人进行沟通时，要做到态度和蔼，语言亲切。能评估出老年人的意识、病情、活动能力、心理反应及合作程度等	是□ 否□
老年人需求	充分尊重老年人的自身意愿，并在取得老年人的配合后进行各项操作	是□ 否□

2)操作实施

根据表1-5-17中老年人的基本情况，完成对隔离区老年人的基本照护与环境及物品的消毒清理。采用角色扮演法，两人一组，一人扮演老年人，另一人扮演护理员，依次轮流交替进行任务实施，将服务情况记录在表1-5-17中。

表1-5-17 操作记录表(隔离区老年人照护与环境及物品消毒)

护理对象	基本情况	隔离种类	服务项目
老年人1	牛爷爷，80岁，生命体征平稳，长期卧床，近日患细菌性痢疾，遵医嘱给予隔离护理。护理员小高为牛爷爷更换尿垫	□呼吸道隔离 □消化道隔离 □接触隔离 □血液隔离 其他：______	□生活护理 □基础照护 □康复心理 □健康指导 □环境清洁消毒 □物品清洁消毒 □终末消毒 护理时长：______
老年人2	李爷爷，79岁，患乙型肝炎15年，近日支气管炎复发，有咯痰咯血现象，医生叮嘱要注意血液传染。上午10点，护理员小吴为老年人测量体温并消毒医疗用具	□呼吸道隔离 □消化道隔离 □接触隔离 □血液隔离 其他：______	□生活护理 □基础照护 □康复心理 □健康指导 □环境清洁消毒 □物品清洁消毒 □终末消毒 消毒器具：______ 消毒液： □含有效氯1 000 mg/L的消毒液 □含有效氯500 mg/L的消毒液 □75%酒精 体温：______ 护理时长：______

续表

护理对象	基本情况	隔离种类	服务项目	
老年人3	刘奶奶，74岁，2周前呼吸道感染，咳嗽发热，支原体肺炎，遵医嘱隔离护理。今日隔离结束，护理员小李对隔离房间进行清洁消毒	□呼吸道隔离 □消化道隔离 □接触隔离 □血液隔离 其他：______	□生活护理 □基础照护 □康复心理 □健康指导 □环境清洁消毒 □物品清洁消毒 □终末消毒	是否撤掉患者用过的床单位并消毒： □是 消毒液：______ □否 床垫消毒方式： □喷洒消毒液 □暴晒6 h 房间消毒方式： ______

检查评估

护理员按照表1-5-18中的检查项目进行自我检查，并将检查结果和自我点评记录在表1-5-18中。

表1-5-18　自我检查记录表（感染防控）

序号	检查项目	检查结果	自我点评
1	是否正确穿戴防护用品	是□　否□	
2	是否正确实施手卫生	是□　否□	
3	是否对老年人身体状况进行评估	是□　否□	
4	是否清楚隔离区老年人的护理要点	是□　否□	
5	是否按照标准步骤进行操作	是□　否□	
6	是否完成操作记录	是□　否□	

护理对象根据表1-5-19中的检查项目对护理员的服务情况进行检查，并将检查结果和结果点评记录在表1-5-19中。

表1-5-19　护理对象检查记录表（感染防控）

序号	检查项目	检查结果	结果点评
1	是否清楚说明操作目的、关键步骤、时间、配合方法	是□　否□	
2	是否询问有无排泄等特殊要求	是□　否□	
3	服务态度是否和蔼，语言是否亲切	是□　否□	
4	是否讲解了与疾病相关的健康知识	是□　否□	
5	是否每天进行物品及环境清洁	是□　否□	
6	照护过程是否舒适	是□　否□	
7	消毒时是否给予戴口罩、遮挡身体等保护措施	是□　否□	

教师根据表1-5-20中的检查项目对护理员的任务完成情况进行检查，并将检查结果和结果点评记录在表1-5-20中。

表1-5-20 教师检查记录表（感染防控）

序号	检查项目	检查结果	结果点评
1	是否按时完成任务	是□ 否□	
2	团队协作是否顺畅	是□ 否□	
3	设备、用具及物品是否整理恢复	是□ 否□	
4	实训床位是否整理干净	是□ 否□	
5	工作页填写是否准确、完整	是□ 否□	

任务小结

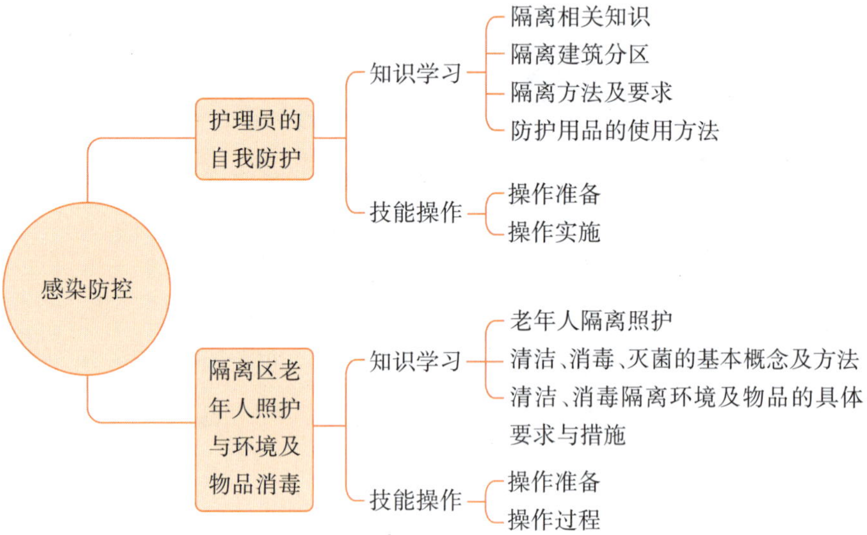

情境二
日间生活综合护理

情境介绍

日间生活综合护理情境包括老年人营养支持、老年人排泄护理、老年人身体清洁三项工作任务。

老年人营养支持工作任务涵盖老年人膳食的选择、老年人进食方式的评估、体位的转移、协助老年人进食等知识；老年人排泄护理工作任务涵盖排泄的基础知识、老年人排泄的异常表现与处理、老年人排泄护理等知识；老年人身体清洁工作任务涵盖老年人洗漱护理、洗澡护理、洗头护理等知识。

情境目标

- 能够正确评估老年护理对象的照护需求，完成老年人进食服务。
- 能够正确评估老年人身体状况，按照操作规范，完成老年人排泄护理。
- 能够正确评估老年护理对象的身体状况与自理能力，完成老年人身体清洁。

教学资源

任务一 老年人营养支持

任务导入

场景：某养老院

人物：小李（护理员）、3位老年人（需要进餐）

情节：某养老院近期入住3位老年人，护理员小李负责这3位老年人的饮食照护。小李需要根据老年人的身体状况选择合适的膳食，协助老年人做好就餐前准备并照护老年人进餐。假如你是护理员小李，应该如何做？

任务目标

- 能够根据老年人的身体状况，按照《中国居民膳食指南（2022）》，为老年人选择合适的膳食。
- 能够根据老年人的自理能力，评估老年人的身体状况，完成老年人进餐姿势的选择。
- 能够依据老年人的身体状况，按照操作规范，完成老年人的进餐照护。

任务实施

（一）老年人膳食选择

1. 知识学习

（1）营养评估

营养不良是常见的老年综合征之一。在老年人群中，由肌体需要与能量、蛋白质及其他营养素摄入之间不平衡而引起的一系列症状，常表现为营养低下和营养过剩两种。

1)体质指数(Body Mass Index)

体质指数是一种简便的营养筛查评估工具。其评价标准体质指数(BMI)= 体重 ÷ 身高^2(kg/m^2),具体内容见表2-1-1。

表2-1-1　体质指数(BMI)　单位:kg/m^2

身体状况	中国参考标准(BMI)	亚洲标准(BMI)	WHO标准(BMI)
体重过低	<18.5	<18.5	<18.5
体重正常	18.5~23.9	18.5~22.9	18.5~24.9
体重偏重	≥24.0	≥23.0	≥25.0
肥胖前期	24.0~26.9	23.0~24.9	25.0~29.9
Ⅰ度肥胖	27.0~29.9	25.0~29.9	30.0~34.9
Ⅱ度肥胖	≥30.0	≥30.0	35.0~39.9
Ⅲ度肥胖	≥40.0	≥40.0	≥40.0

根据体质指数的初步营养筛查评估,对存在营养不良风险的老年人,结合其饮食习惯,找到营养风险因素,安排合理膳食,为老年人制订营养改善或干预计划。

2)微型营养评定(MNA)

微型营养评定(MNA)开发于20世纪90年代,是一种对65岁以上老年人的营养状况进行评估的方法,其评估内容包括:人体测量、膳食评价、整体评价和自我评定。该方法既用于临床营养师、医生、护士、学生对老年人营养不良的评估,也用于营养不良的早期筛查。该方法简单、方便、快速、可靠,能较好地反映老年人的营养状况,在各医疗机构中均有效。具体内容见表2-1-2。

表2-1-2　微型营养评定(MNA)

指标	分值	标准	分值	标准	分值	标准	分值	标准
1.近3个月体重是否丢失	0	>3 kg	1	不知道	2	1~3 kg	3	无
2.BMI(kg/m^2)	0	<19	1	19~20.5	2	21~22.5	3	≥23
3.近3个月是否有应激或急性疾病	0	否	2	是				
4.活动能力	0	卧床或轮椅	1	能下床但不能外出	2	能外出活动		
5.神经精神疾病	0	严重	1	轻度	2	没有		

身高与体重的测量

续表

指标	分值	标准	分值	标准	分值	标准	分值	标准
6. 近3个月饮食量是否减少	0	严重减少	1	减少	2	没减少		
7. 是否能独立生活	0	不能	1	能				
8. 每天是否服用3种以上药物	0	是	1	否				
9. 身体上是否有压痛或皮肤溃疡	0	是	1	否				
10. 每天用几餐	0	1餐	1	2餐	2	3餐		
11. 每天摄入奶类或每周2次豆制品、禽蛋，或每天吃鱼、肉、禽类食品	0	0~1项	0.5	2项	1	3项		
12. 是否每餐都吃蔬菜、水果	0	否	1	是				
13. 每天饮水量	0	＜3杯	0.5	3~5杯	1	＞5杯		
14. 进餐情况	0	依赖别人帮助	1	能自行进餐，但稍有困难	2	可自行进餐		
15. 自我营养评价	0	营养不良	1	不能确定	2	无营养不良		
16. 与同龄人相比认为自己的营养状况	0	没别人好	0.5	不知道	1	一样		
17. 上臂围	0	<21 cm	0.5	21~22 cm	1	≥22 cm		
18. 小腿围	0	<31 cm	1	≥31 cm				

评分标准：前6项总分≥12，即评为营养良好，前6项总分＜12，继续进行测试；总分≥24.0，表示营养状况良好，23.5＞总分≥17.0为潜在营养不良，总分＜17.0为营养不良。

(2)饮食种类划分

老年人的饮食分为基本饮食、治疗饮食和试验饮食三种。根据老年人咀嚼、消化能力及身体需要,又将基本饮食分为普通饮食、软质饮食、半流质饮食和流质饮食四类,具体见表2-1-3。

表2-1-3 基本饮食种类

饮食类型	适用对象	饮食原则	可采用的食物
普通饮食	消化功能正常,病情轻,无发热,不需要特殊饮食的老年人	饮食营养充分,能够满足身体需要,色、香、味俱全,花样繁多,食物鲜美、适口,易于消化	常用食物均可采用
软质饮食	咀嚼能力稍差或正常,但胃肠功能差,轻度发热,消化不良或胃肠道手术恢复期的老年人	同普通饮食,但饮食质量要求细、软、酥、易于消化,忌食粗纤维食物	软饭、面条、切碎煮熟的菜及肉等
半流质饮食	不能咀嚼、吞咽大块食物,体虚及消化能力差的老年人,发热患者或病情较重者	食物细软,易消化,呈半流质状,营养平衡,忌辛辣、粗纤维及胀气食物	稀饭、面条、面片汤、蒸鸡蛋、豆腐、碎肉末、菜泥等
流质饮食	出现高热、急性肠胃炎、吞咽困难、急性病期、昏迷等症状的老年人	食物易消化,利吞咽的液体状,完全无刺激,无固体渣屑及粗纤维,少量多餐,每天5~6次。此饮食所含热量及营养不足,不宜长期食用	米汤、豆浆、藕粉、杏仁茶、肉汤、鸡汤、菜汤及各种乳类等

治疗饮食是在基本饮食基础上采取适当调整膳食中营养成分或制备方法而为高血压、高血脂、冠心病、糖尿病、贫血、痛风患者而设置的饮食,其营养素的搭配因病种的不同而各有特点和要求,具体见表2-1-4。

表2-1-4 治疗饮食种类

饮食类型	适用对象	饮食原则	可采用的食物
高热量饮食	热能消耗较高的患者,如甲状腺功能亢进、大面积烧伤、肝炎、胆道疾患、结核病及产妇等	可增加主食	谷类、面类、糖类等
高蛋白饮食	长期消耗性疾病,如恶性肿瘤、甲状腺功能亢进、营养不良、肾病综合征、低蛋白血症、烧伤、大手术后、严重贫血等患者	在原有饮食的基础上增加富含蛋白质的食物	蛋类、肉类、鱼类、豆制品等

试验饮食与手术后饮食

续表

饮食类型	适用对象	饮食原则	可采用的食物
低蛋白饮食	尿毒症、急性肾炎、肝性昏迷等限制蛋白质摄入的患者	限制每天蛋白质的摄入量在40 g以下	小麦淀粉、糖类等
低脂肪饮食	肝、胆、胰疾病，高脂血症，动脉硬化，冠心病，肥胖症及腹泻等患者	限制脂肪的摄入量，清淡少油，禁食油炸食物及动物脂肪等	蔬菜、豆制品、瘦肉、蛋类，烹调可用蒸、煮、烩等方法
低胆固醇饮食	高胆固醇血症、高脂血症、动脉硬化、冠心病、高血压等患者	限制含胆固醇高的食物	动物内脏、蛋黄、鱼子等，不食肥肉和动物油
低盐低脂饮食	高血压，心脏病，急、慢性肾炎，肝硬化，腹水，各种病因引起的水钠潴留及先兆子痫患者	每天食盐量不超过2 g	忌一切盐腌食品，如咸鱼肉、咸蛋、酱菜等
少渣饮食	腹泻、肠炎、肛门疾患、伤寒、痢疾、食道静脉曲张、咽喉部及消化道手术后的患者	切碎煮烂，蔬菜做成糊状，少纤维、少脂肪的食物	少食富含纤维的食物
胃病饮食	胃、十二指肠溃疡患者	少量多餐，冷热适宜	不食刺激性食物
计量饮食	糖尿病、痛风患者	按医嘱计算饮食量	不擅加其他食物

(3)膳食合理选择

1)合理控制总热能

由于老年人消化器官功能减退，从食物中摄入的营养相应减少，因此，老年人膳食要注意多样化，粗细搭配，花样更新，多食杂粮、豆类、鱼类、蛋类、奶类、海产品类、蔬菜和水果等，保持营养素平衡和营养素之间的比例适宜，形成适合老年人的科学合理的饮食结构。

首先，老年人的饮食营养需要合理，荤素、粗细、干稀搭配符合健康要求，每天饮食热能供给量由年龄、性别、生理特点及劳动强度等因素决定，蛋白质、脂肪、碳水化合物比例应适当，三者的热能比分别为10%~15%、20%~25%、60%~70%。

其次，老年人饮食热量供给量是否合适，可通过定期观察体重变化来衡量。在没有主动采取措施减重的情况下出现体重明显下降时，要主动去做营养和医学咨询。

2)老年人合理膳食原则

在成年人平衡膳食的基础上，应为老年人提供更加丰富多样的食物，特别是易于消化吸收、利用，且富含蛋白质的动物性食物和大豆类制品。老年人应积极主动参与家庭和社会活动，尽可能多与家人或朋友一起进餐。老年人应积极进行身体活动，特别是户外活动，更多地接受阳光，促进体内维生素D合成，延缓骨质疏松和肌肉衰减的进程。老年人在饮食结构上强调：荤素、粗细粮、水陆物产、谷豆物搭配合理，做到“四低、一高、一适当”，即低脂肪、低胆固醇、低盐、低糖、高纤维素、适当优质蛋白质。

《中国居民膳食指南(2022)》针对80岁以上高龄老年人的生理特点和饮食特点，建议老年人食物应多样，且要充足，质地应细软、易消化，多吃鱼、禽、肉、蛋、奶，合理选择营养品，经常测体重和进行营养筛查。同时，高龄老年人也更应该注意食物的各种搭配，防止因为单纯吃素、怕荤，不吃荤菜而导致蛋白质摄入过少、肌少症等这些营养不良情况的发生，以应对老年化的趋势。

如图2-1-1所示为中国居民平衡膳食宝塔(2022)。

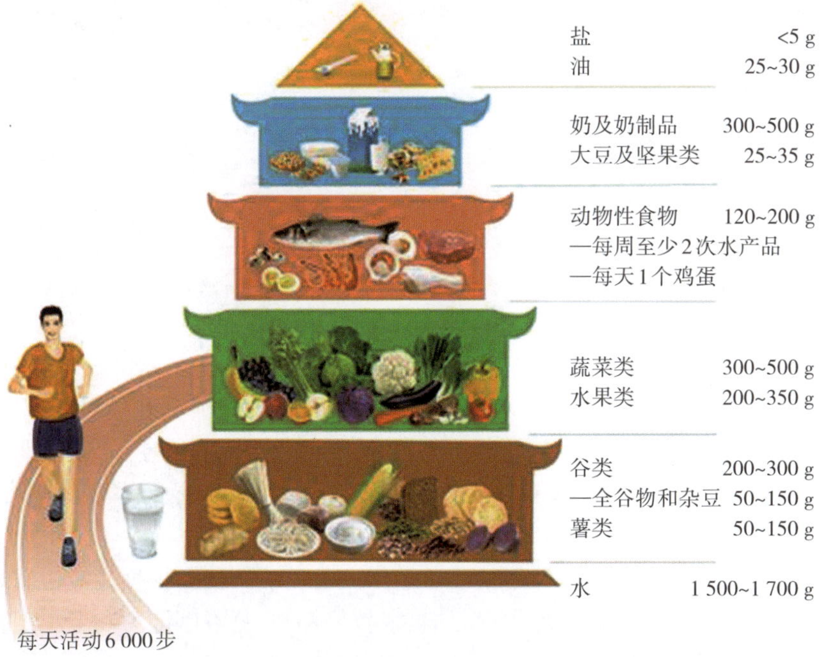

图2-1-1　中国居民平衡膳食宝塔(2022)

3)老年人饮食烹饪要点

①制作老年人饮食应选择合适的烹饪器皿，最好是砂锅、不锈钢锅或铁锅，避免使用铝锅。在进行饮食制作时，避免烹饪过度而烤焦，尽量使用清蒸或炖煮、熬、焯的烹调方法，避免食用冷、硬、不易消化的食物。

②刀法、烹饪方法要讲究。肉类制成肉末或将肉的纤维横向切断；蔬菜要切细、煮软，以免误吸；鱼类和肉类应去骨、剔刺，利于吞咽；把水果切成小块或榨汁，利于咀嚼及消化吸收，保证足够的水果摄入。

③食物的味道要新鲜，营养素要齐全，尽量做到色、香、味俱全。摄取油脂要以植物油为主，烹调时要少油、少盐、少糖。老年人味觉不敏感，建议用一些具有调味作用的蔬菜，这样既增加了食物的味道又有助于老年人身体健康。

④老年人食用过量辛辣食物，易造成体内水、电解质不平衡，出现口干舌燥、火气大、睡眠质量差等症状，故要少吃，应少食多餐清淡食物。

2.技能操作

(1)操作准备

护理员在为老年人进行膳食选择评估前，需要做好人员与物品的准备工作，将准备结果记录在表2-1-5中。

表2-1-5　操作准备(老年人膳食选择)

准备类型	具体要求	准备记录
环境准备	舒适、安静的室内环境	是□　否□
物品准备	软尺、老年人档案资料、饮食记录单、笔、评估表等	是□　否□
护理员准备	保持服装整洁并洗净双手，戴口罩	是□　否□

(2)操作过程

1)沟通

在为老年人评估之前，告知老年人接下来的操作流程和目的，取得老年人同意和认同之后再进行操作。护理员注意保持语气轻柔，以专业的态度面对老年人，细心观察，与老年人交流。

2)操作实施

良好的饮食和营养计划基于对老年人的正确评估。护理员应根据老年人身体状况、营养状况、饮食习惯、宗教信仰、咀嚼吞咽能力和老年人膳食原则选择合适的食物，将结果记录在表2-1-6中。

表2-1-6　操作记录表(老年人膳食选择)

护理对象	身体状况	基本参数	评估依据	营养评估结果	咀嚼吞咽能力	膳食种类选择
老年人1	李爷爷，74岁，经常烧心、反酸、反食，餐后明显加重	身高：175 cm 体重：78 kg	□BMI＜18.5 kg/m² □BMI=18.5~23.9 kg/m² □BMI≥24.0 kg/m²	□体重过低 □体重正常 □体重偏重	□正常 □有障碍 □困难	□普通饮食 □软质饮食 □半流质饮食 □流质饮食 □治疗饮食 □试验饮食
			□MNA＜17.0分 □MNA=17.0~23.5分 □MNA≥24.0分	□营养不良 □潜在营养不良 □营养良好		
老年人2	张奶奶，80岁，患糖尿病25年，2天前因突发严重疾病导致身体丧失知觉，卧床不起，需护理员帮助进餐	身高：168 cm 体重：55 kg	□BMI＜18.5 kg/m² □BMI=18.5~23.9 kg/m² □BMI≥24.0 kg/m²	□体重过低 □体重正常 □体重偏重	□正常 □有障碍 □困难	□普通饮食 □软质饮食 □半流质饮食 □流质饮食 □治疗饮食 □试验饮食
			□MNA＜17.0分 □MNA=17.0~23.5分 □MNA≥24.0分	□营养不良 □潜在营养不良 □营养良好		
老年人3	王爷爷，75岁，近几天记忆力明显下降，食欲反增，能自主进餐	身高：175 cm 体重：80 kg	□BMI＜18.5 kg/m² □BMI=18.5~23.9 kg/m² □BMI≥24.0 kg/m²	□体重过低 □体重正常 □体重偏重	□正常 □有障碍 □困难	□普通饮食 □软质饮食 □半流质饮食 □流质饮食 □治疗饮食 □试验饮食
			□MNA＜17.0分 □MNA=17.0~23.5分 □MNA≥24.0分	□营养不良 □潜在营养不良 □营养良好		

微课 老年人进餐体位

(二)餐前体位照护

1.知识学习

(1)体位摆放

老年人的日常生活活动能力不同,所选择的进餐体位也会有所区别。正确的进餐体位不仅利于老年人进餐,而且对进餐安全也有着十分重要的意义。不正确的进餐体位会增加老年人呛咳、噎食、误吸,甚至窒息的风险。一般来说,老年人的进餐体位包括坐位、侧卧位和半卧位三种。

1)坐位

坐位进餐体位是指老年人采用端坐的体位进餐。为便于食物通过和老年人吞咽,尽可能协助老年人采用背挺直、头部前倾(脖子略微前伸,下颌略微收回)的坐位进餐体位。即使老年人难以自行进餐,在护理时,也要尽量帮助其采用这种进餐体位。另外,坐位进餐还能够扩展视野,使生活有所变化。坐位进餐体位适合日常生活活动基本自理、上肢功能较好或下肢功能较好的老年人。在进餐前,护理员应引导或协助老年人自行采用坐位进餐体位。坐位进餐如图2-1-2所示。

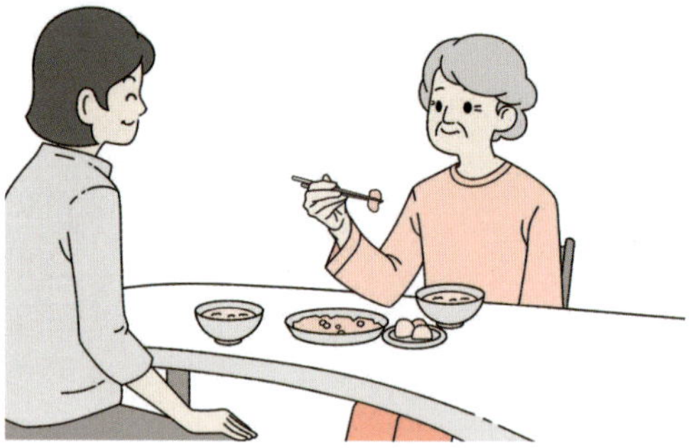

图2-1-2 坐位进餐

2)侧卧位

侧卧位进餐体位是指老年人采用侧卧的体位进餐。一般采用右侧卧位,这样不仅心脏受压小,而且有利于食物的消化、胃肠道的正常运行及体内营养物质的代谢。偏瘫老年人,又称半身不遂老年人,由于偏瘫一侧在下容易造成食物残留口中或漏出,因而采用瘫痪一侧在上、健康一侧在下的侧卧位进餐体位。侧卧位进餐如图2-1-3所示。

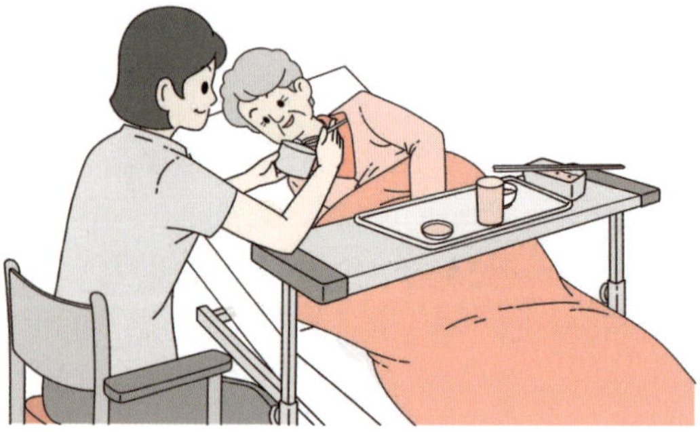

图2-1-3 侧卧位进餐

3)半卧位

当老年人无法实现坐位或侧卧位进餐时,鼓励老年人采用半卧位、头偏向一侧的进餐体位。半卧位进餐体位适合日常生活活动完全不能自理的老年人。应避免平卧位进餐,以防止食物反流进入呼吸道引起意外情况发生。半卧位进餐如图2-1-4所示。

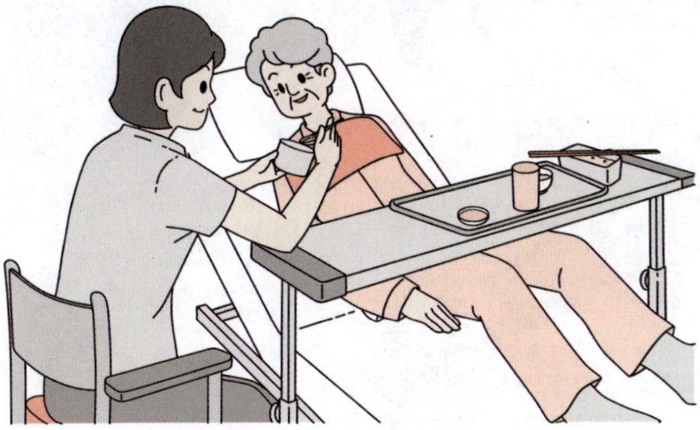

图2-1-4　半卧位进餐

(2)体位转移

选择正确的体位转移方法,不仅利于老年人进餐体位摆放,而且对老年人功能康复也有着十分重要的意义。不当的体位转移方法会增加老年人的痛苦,甚至威胁老年人的安全。一般来说,老年人的体位转移包括独立转移、辅助转移和被动转移三大类。

对于基本自理的老年人,可独立完成体位转移;对于半自理的老年人,可由护理员或他人协助老年人完成体位转移;对于因瘫痪程度较重而不能对抗重力完成独立转移及辅助转移的老年人,可采用人工搬运或机械搬运的方法进行体位转移。

1)偏瘫老年人的床上转移活动

①床上翻身

从仰卧位到患侧卧位:老年人仰卧,双侧髋、膝屈曲,双上肢Bobath握手伸肘,肩上举约90°,健上肢带动患上肢先摆向健侧,再反方向摆向患侧,借摆动的惯性翻向患侧。

从仰卧位到健侧卧位:老年人仰卧,健足置于患足下方,双手Bobath握手上举后向左、右两侧摆动,利用躯干的旋转和上肢摆动的惯性向健侧翻身。

②由卧位到床边坐位

独立从健侧坐起:老年人健侧卧位,健腿置于患腿后下方;用健侧前臂支撑自己的体重,头、颈和躯干向上方侧屈;用健腿将患腿移到床沿下;改用健手支撑,使躯干直立,如图2-1-5所示。

温馨提示

○在体位转移时,护理员应指导老年人选用简单的方法转移,并时刻注意安全。

○在辅助转移时,护理员应采用简单、明确的指令,巧用技巧,力求节力辅助,发挥老年人残存功能。

○不管采取哪种方法转移,以老年人为中心,多观察老年人的情绪,确保老年人安全、舒适。

注意事项

○Bobath握手:两手掌心相对,十指交叉,患侧拇指在上。

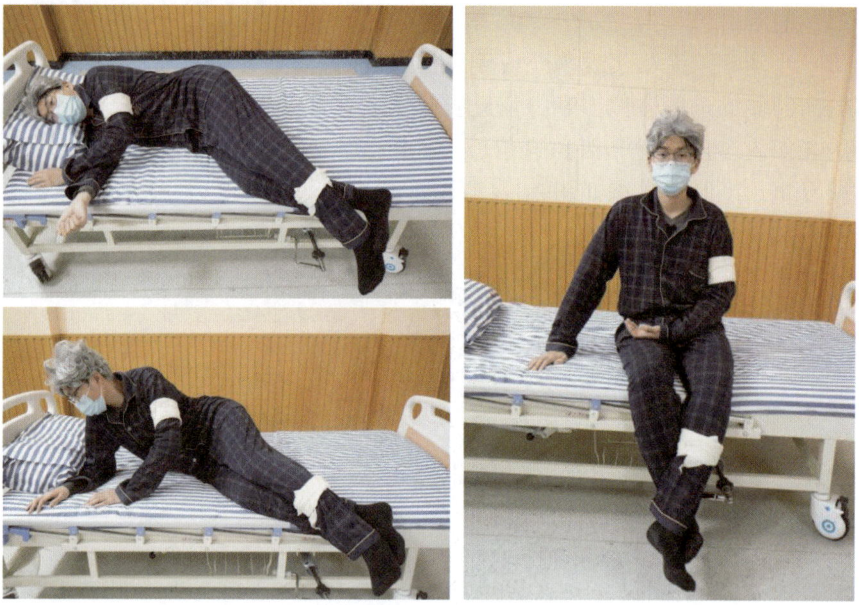

图2-1-5 独立从健侧坐起

独立从患侧坐起：老年人患侧卧位，用健手将患臂置于胸前，提供支撑点；头、颈和躯干向上方侧屈；健腿跨过患腿，在健腿帮助下将双腿置于床沿下；用健侧上肢横过胸前置于床面上支撑，侧屈起身、坐直，如图2-1-6所示。

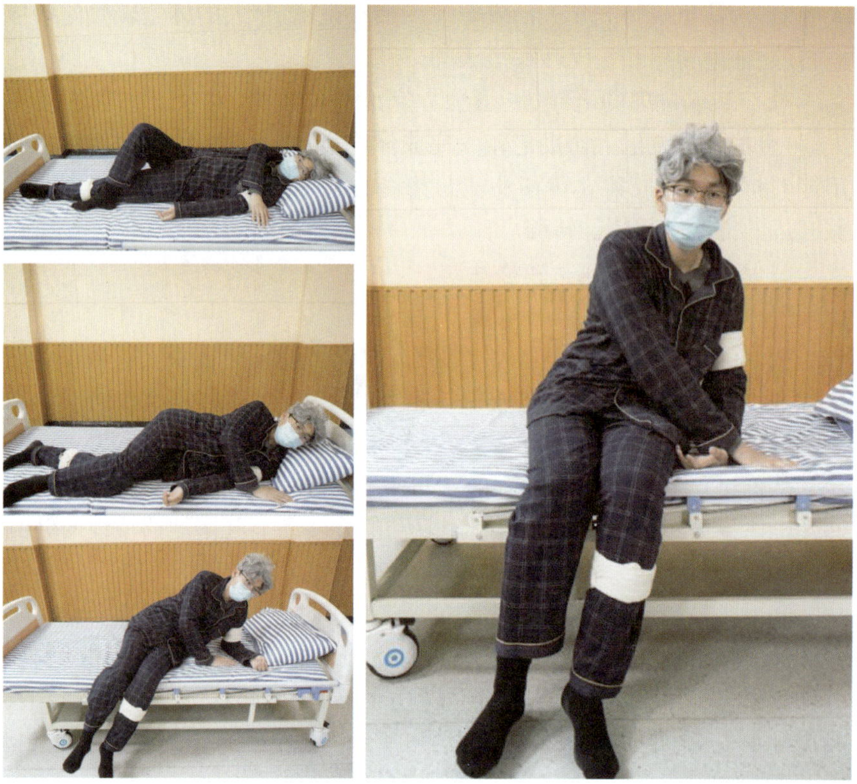

图2-1-6 独立从患侧坐起

护理员辅助下坐起：老年人侧卧位，双膝屈曲；护理员先将老年人双腿放于床边，然后一手托着位于下方的腋下或肩部，另一手按着老年人位于上方的骨盆或双膝后方，指导老年人向上侧屈头部；护理员抬起位于下方的肩部，以骨盆为枢纽转移成坐位。

2）偏瘫老年人的床椅转移活动

独立由床到轮椅的转移：老年人坐在床边，双足平放于地面上；轮椅置于老年人健侧，与床呈45°，制动车闸；老年人健手支撑于轮椅远侧扶手，患手支撑于床上，患足位于健足稍后方；老年人向前倾斜躯干，健手用力支撑，抬起臀部，以双足为支点转动身体直至背靠轮椅；确信双腿后侧贴近轮椅后，正对轮椅坐下。

辅助下由床到轮椅的转移1：老年人坐在床边，双足平放于地面上；护理员面向老年人站立，双足分开与肩同宽，指导老年人进行Bobath握手套于护理员的颈部，双膝微屈，腰背挺直，用自己的膝部在前面抵住老年人的患膝或用自己的双膝夹紧老年人的患膝，防止患膝倒向外侧；护理员双手抱着老年人的腰、臀部，防止老年人摔倒，与老年人一起用力，协助站立；当老年人站稳后，护理员带动老年人慢慢以健足为支撑点，使老年人慢慢转身背向轮椅；护理员慢慢屈髋、屈膝，将老年人轻轻放在轮椅上，调整好坐姿，如图2-1-7所示。

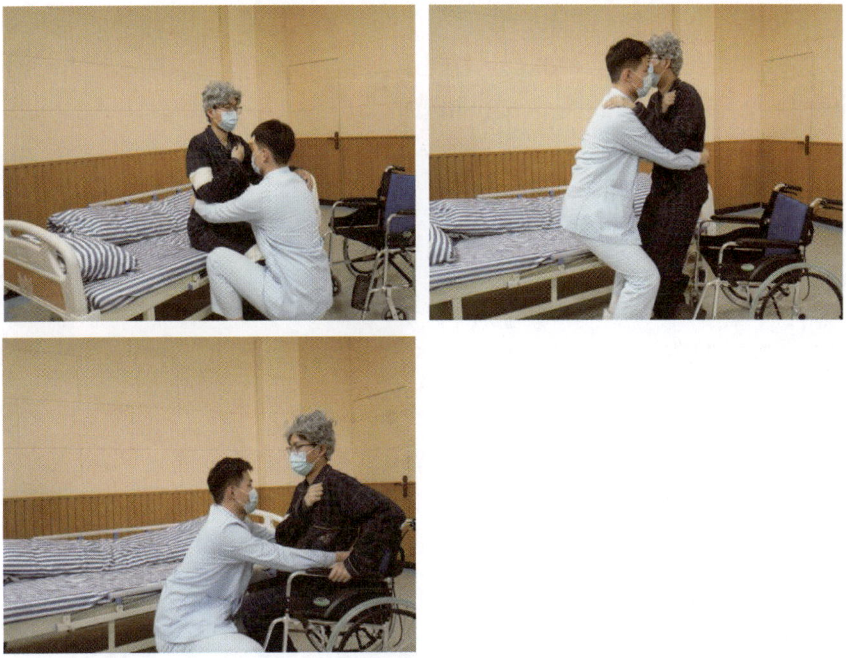

图2-1-7　辅助下由床到轮椅的转移1

辅助下由床到轮椅的转移2：老年人坐在床边，双足平放于地面上；护理员站在老年人瘫痪侧，面向老年人，用同侧手穿拇握法握住患手，另一手托住患侧肘部；老年人患足位于健足稍后方，健手支撑于轮椅远侧扶手，同时患手拉住护理员的手站起，然后以双足为支撑点转动身体直至背靠轮椅；护理员向前倾斜身体并半蹲，帮助老年人臀部向后、向下移动，慢慢坐于轮椅中，如图2-1-8所示。

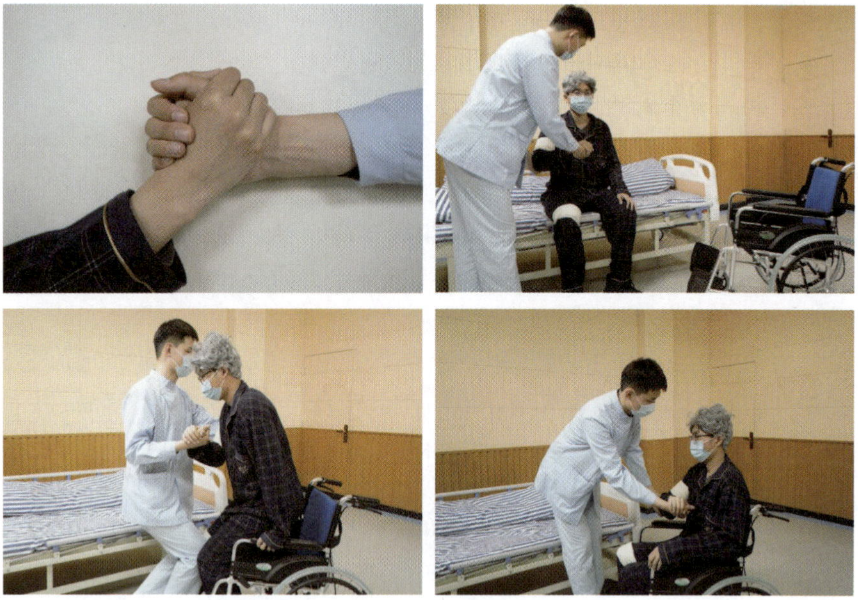

图2-1-8　辅助下由床到轮椅的转移2

(3)进餐体位照护

在为老年人选择进餐方式前，需要与老年人沟通，通过评估老年人身体状况和就餐需求等，选择合适的进餐方式。护理员应根据老年人的身体状况及自理能力为老年人提供相应的照护。

1)下肢功能障碍老年人进餐的体位照护

对于下肢功能障碍老年人，护理员应首先引导、鼓励老年人自行采用坐位进餐体位。当老年人采用床上坐位时，护理员应按照以下操作流程与方法协助老年人坐起，见表2-1-7。

表2-1-7　操作流程与方法(下肢功能障碍老年人床上坐位进餐)

操作流程	操作方法	注意事项
步骤①	引导老年人将自己的双手支撑在床上合适位置，鼓励老年人自行支撑身体坐起	按照老年人意愿，取得配合后进行
步骤②	当老年人自行支撑身体坐起到极限状态无法继续时，护理员可将手掌支撑在老年人后背中间位置或环抱肩、背部协助老年人坐起	协助要轻稳，保障老年人安全
步骤③	护理员叮嘱老年人自行将靠垫或软枕垫于后背及膝下位置，保持后背挺直、头部前倾状态，也可将床具摇起至老年人自觉舒适的位置来保持这个体位	根据老年人自理程度提供帮助

沟通技巧

○沟通时使用尊称和敬语，态度和蔼，语言亲切，多用鼓励性语言。
○充分尊重老年人意愿，对老年人提出的问题及时给予满意答复。
○进餐前先询问是否有排泄需求，按身体状况协助老年人完成。

当老年人采用轮椅坐位时，因下肢功能障碍，护理员需要协助老年人从床上坐到轮椅上，见表2-1-8。

表2-1-8　操作流程与方法（下肢功能障碍老年人轮椅坐位进餐）

操作流程	操作方法	注意事项
步骤①	护理员将轮椅推至床旁靠床尾位置，并留有一定的空间，轮椅与床呈30°，固定轮椅，抬起脚踏板	使用轮椅前，须检查其是否处于安全、完好的备用状态
步骤②	护理员按上述方法引导、鼓励并协助老年人自行在床上坐起	根据老年人自理程度提供帮助
步骤③	叮嘱老年人环抱护理员脖颈，护理员一手扶住老年人肩、背部，另一手环抱老年人双膝，以老年人身体为轴，轻稳协助老年人转动身体并将双腿自然下垂于床边	老年人坐起后，为保证安全，必要时需要用一手扶住老年人
步骤④	叮嘱老年人双手环抱护理员脖颈，同时护理员双手环抱老年人的腰部或扶托腋下，帮助老年人双脚踏稳地面，然后用膝部抵住老年人的膝部，挺身用力带动老年人站立并转动老年人身体，协助老年人缓慢坐到轮椅中间位置	协助要轻稳，保障老年人安全
步骤⑤	叮嘱老年人后背贴紧椅背，并引导老年人自行将轮椅上的安全带系在腰间	根据老年人自理程度提供帮助
步骤⑥	护理员放平脚踏板，协助老年人将双脚放于脚踏板上，将轮椅推至餐桌前，固定刹车	稳固轮椅，保障安全

2）上肢功能障碍老年人进餐的体位照护

对于上肢功能障碍老年人，护理员也应引导、鼓励老年人尽可能自行采用坐位进餐体位。当这类老年人采用床上坐位时，护理员应按照以下操作流程与方法协助老年人坐起，见表2-1-9。当老年人采用床上坐位时，因老年人下肢功能完好，护理员应鼓励老年人尽可能利用下肢力量自理。

表2-1-9　操作流程与方法（上肢功能障碍老年人床上坐位进餐）

操作流程	操作方法	注意事项
步骤①	引导、鼓励老年人利用双脚及腿部力量自行向床头方向移动	根据老年人自理程度提供帮助
步骤②	当老年人自行移动至床头位置后，护理员可将床具摇起至老年人感觉舒适的高度，将靠垫或软枕放于老年人的后背、身体两侧及膝下，使其保持上身坐起的安全体位	
步骤③	当使用普通床具时，护理员可双手环抱老年人的腋下或腰部，协助老年人轻稳坐起，同时在老年人后背、身体两侧及膝下放置靠垫或软枕，保持体位稳定、舒适	

温馨提示

- 老年人采用床上坐位时，因上肢功能完好，护理员应鼓励老年人尽可能利用上肢力量自理。
- 尊重老年人进餐位置的选择权，与老年人协商，尊重老年人的意愿。
- 保障老年人进餐体位舒适且安全。

当老年人采用轮椅坐位时，因老年人下肢功能完好，护理员可协助老年人自行从床上坐到轮椅上，见表2-1-10。

表2-1-10 操作流程与方法（上肢功能障碍老年人轮椅坐位进餐）

操作流程	操作方法	注意事项
步骤①	护理员将轮椅推至床旁靠床尾位置，并留有一定的空间，轮椅与床呈30°，固定轮椅，抬起脚踏板	根据老年人自理程度提供帮助
步骤②	引导、鼓励老年人依次将双腿自行放置于床边位置	
步骤③	护理员双手环抱老年人的腋下或腰部，协助老年人轻稳坐起	
步骤④	引导老年人自行坐到轮椅中间位置并且后背贴紧椅背，护理员将轮椅上的安全带系在老年人腰间	为保证老年人安全，必要时需要用手扶住老年人
步骤⑤	护理员放平脚踏板，叮嘱老年人自行将双脚放于脚踏板上，将轮椅推至餐桌前，固定刹车	稳固轮椅，保障安全

3）偏瘫老年人进餐的体位照护

对偏瘫老年人进行进餐体位护理时，护理员应按照以下步骤与方法进行操作，见表2-1-11。

表2-1-11 操作流程与方法（偏瘫老年人进餐）

操作流程	操作方法	注意事项
步骤①	当使用多功能护理床具时，将床头摇起，抬至与床水平面呈30°或老年人感觉舒适的高度	根据老年人自理程度提供帮助
步骤②	护理员首先引导并协助老年人将头部偏向护理员一侧，接着引导并协助老年人将双手交叉放于胸前	
步骤③	护理员叮嘱并协助老年人将双膝弯曲、高高立起，接着叮嘱老年人健康一侧用力向下，同时护理员双手分别扶住老年人的肩部和髋部，轻稳协助老年人翻身侧卧，然后将上方的脚放到前方，使其保持“<”形或根据老年人需求调整舒适体位	叮嘱并协助老年人将臀部移向床中间位置，保持体位稳定
步骤④	确认老年人已取舒适体位后，在老年人的肩部和背部垫软枕或楔形垫	位置适宜，保证老年人体位稳定、舒适

4)完全不能自理老年人进餐的体位照护

对于完全不能自理老年人,护理员应按照以下操作流程与方法进行操作,见表2-1-12。

表2-1-12　操作流程与方法(完全不能自理老年人进餐)

操作流程	操作方法	注意事项
步骤①	当使用多功能护理床具时,护理员首先放下床挡,然后将床头摇起,抬至与床水平面呈30°~45°,使老年人上身抬起,协助老年人半卧,以老年人感觉舒适为宜	必要时摇起床尾,使老年人适度屈膝,避免身体下滑
步骤②	在老年人头部、身体两侧及膝下或脚部位置垫软枕	位置适宜,保证老年人体位稳定、舒适
步骤③	当使用普通护理床具时,使用棉被或靠垫支撑老年人背部,使其上身抬起,以老年人感觉舒适为宜	

2.技能操作

(1)操作准备

在评估老年人进餐方式之前,需要做好物品与人员的相关准备,将准备结果记录在表2-1-13中。

表2-1-13　操作准备(餐前体位照护)

准备类别	具体要求	准备记录
环境准备	温度、湿度适宜,环境灯光明亮、安全	是□　否□
物品准备	普通护理床具或多功能护理床具、轮椅、过床桌、护理服、床上用品(床垫、床单、被子、软枕)、靠垫或楔形垫等	是□　否□
护理员准备	清洗双手,戴口罩	是□　否□
老年人准备	衣着舒适,穿好罩衣或围好餐巾	是□　否□

(2)操作过程

1)沟通

在为老年人评估进餐方式后进行体位摆放和体位转移时,首先应和老年人进行沟通,告知老年人接下来的进餐方式、护理步骤,以及需要老年人配合的部分,在老年人知情和同意的前提下,进行下一步操作。

2)操作实施

根据表2-1-14中老年人的基本情况,运用所学专业知识,分别对其进餐的体位进行护理。采用角色扮演法,两人一组,一人扮演老年人,另一人扮演护理员,依次轮流交替进行任务实施,并将操作要点填写在表2-1-14中。

表2-1-14 操作记录表(餐前体位照护)

护理对象	基本情况	身体状况	日常生活活动自理能力	体位转移	进餐体位
老年人1	李爷爷,74岁,下肢功能完好,可坐轮椅但无法自主进餐。现快到晚餐时间了,在进餐前,护理员需要对李爷爷进餐的体位进行护理	□上肢功能障碍 □下肢功能障碍 □偏瘫 □瘫痪	□基本自理 □部分自理 □完全不能自理	□独立转移 □辅助转移 □被动转移	□床上坐位 □轮椅坐位 □半卧位 □侧卧位
老年人2	张奶奶,80岁,2天前因突发严重疾病而卧床,生活完全不能自理,目前在治疗恢复当中。现快到午餐时间,护理员需要对张奶奶进餐的体位进行护理	□上肢功能障碍 □下肢功能障碍 □偏瘫 □瘫痪	□基本自理 □部分自理 □完全不能自理	□独立转移 □辅助转移 □被动转移	□床上坐位 □轮椅坐位 □半卧位 □侧卧位
老年人3	王爷爷,75岁,2个月前入住,上肢功能完好,吞咽功能正常,能自主进餐。现快到晚餐时间了,在进餐前,护理员需要对王爷爷进餐的体位进行护理	□上肢功能障碍 □下肢功能障碍 □偏瘫 □瘫痪	□基本自理 □部分自理 □完全不能自理	□独立转移 □辅助转移 □被动转移	□床上坐位 □轮椅坐位 □半卧位 □侧卧位

(三)老年人进餐照护

1.知识学习

(1)沟通评估

在老年人进餐前,观察、询问老年人的身体状况和进餐需求,尊重老年人,取得老年人信任,遵从老年人意愿,满足老年人的合理需求。收集评估信息,具体见表2-1-15。

表2-1-15 沟通评估(老年人进餐照护)

评估项目	具体要求	备注
身体状况	沟通时使用尊称和敬语,做到态度和蔼,语言亲切,采用生活化的语言和老年人交流。能评估出老年人的意识、病情,以及有无偏瘫、视力减退、牙齿缺损、咀嚼吞咽功能减退等情况;餐前和餐中用药、液体的进出量、饮食习惯;心理反应及合作程度等	根据老年人的身体状况、体力及失智分期,选择老年人进餐时的体位
进餐需求	向老年人说明进食(水)时间和本次进餐食物,充分尊重老年人的自身意愿,对老年人及家属提出的问题及时给予满意答复。进餐前,用建议或商量的口吻在取得老年人的配合后进行评估	在考虑老年人愉悦进餐的同时,尊重老年人的进餐习惯
其他需求	询问是否有排泄等特殊需求	如果老年人有餐前排泄需求,先协助排泄再就餐

(2)进餐照护步骤与方法

护理员应根据老年人的生活自理能力和身体状况,为老年人提供相应的进餐照护服务。

水和食物是维持生命的物质基础,食物提供人体所需要的营养,为人体生长发育、组织修复和维持生理功能提供必需的营养素和热能。

1)老年人进水照护

老年人进水时的观察要点:进水时间、频次和量,进水速度及进水温度,具体要求见表2-1-16。

表2-1-16 老年人进水时的观察要点及要求

观察要点	要求
进水时间、频次和量	进水时间:根据老年人生活习惯,合理安排进水时间
	进水频次:每天分次,定时喂水
	进水量:进水不足,会引起便秘和体内水、电解质紊乱;进水过量,会增加心脏和肾的负担
进水速度	老年人进水速度宜慢,有利于润湿口腔和食道,同时预防在进水过程中发生呛咳
进水温度	可用杯壁在前臂内侧试温,以温热、不烫嘴为宜

①对于能够自己饮水的老年人，护理员应引导、鼓励老年人尽可能自行饮水，具体见表2-1-17。

表2-1-17 操作流程与方法（能够自己饮水的老年人）

操作流程	操作方法	注意事项
步骤①	引导洗手：向老年人解释，鼓励老年人取坐位，在老年人颈下、胸前围餐巾，手边放干净、潮湿的小毛巾，鼓励老年人自己洗手	尽量利用老年人的残存功能
步骤②	引导进水：鼓励能够自己饮水的老年人手持水杯或借助吸管饮水，叮嘱老年人饮水时身体坐直或稍向前倾，小口饮用，以免呛咳，应稍做休息再饮用	开水晾温后，在前臂内侧试温，感觉温热、不烫嘴时再递交到老年人手中，防止发生烫伤，及时进行健康宣教
步骤③	进水后：将水杯或水壶放回原处，叮嘱老年人用小毛巾擦干口角的水痕，整理床单位，叮嘱老年人保持体位30 min后再躺下休息	老年人饮水后不能立即平卧，防止反流，发生呛咳、误吸。一旦有异常情况，及时施救并上报
步骤④	饮水后观察与整理记录：必要时记录饮水次数和饮水量	根据老年人病情需要

②对于不能够自己饮水的老年人，护理员应按照以下操作流程与方法进行操作，见表 2-1-18。

表2-1-18 操作流程与方法（不能够自己饮水的老年人）

操作流程	操作方法	注意事项
步骤①	协助洗手：向老年人解释，协助老年人取半卧位，在老年人颈下、胸前围餐巾，手边放干净、潮湿的小毛巾，协助老年人洗手	尽量利用老年人的残存功能
步骤②	协助进水：给不能自理的老年人喂水时，可借助吸管；使用汤匙喂水时，水盛装汤匙的1/2~2/3为宜，见老年人下咽后再喂下一口	开水晾温后在前臂内侧试温，感觉温热、不烫嘴时再喂老年人喝水，防止烫伤老年人，每天分次定时喂水
步骤③	进水后：用小毛巾擦干老年人口角的水痕，整理床单位，将水杯或水壶放回原处，叮嘱老年人保持体位30 min后再躺下休息	饮水后的老年人不能立即平卧，防止反流，发生呛咳、误吸，感谢老年人配合进水
步骤④	饮水后观察与整理记录：必要时记录饮水次数和饮水量	根据老年人病情需要

2)老年人进食照护

老年人进食时的观察要点:进食时间、频次和量,进食速度及进食温度,具体要求见表2-1-19。

表2-1-19　老年人进食时的观察要点及要求

观察要点	要求
进食时间、频次和量	进食时间:根据老年人生活习惯,合理安排进食时间。一般早餐时间为上午6:00到7:00,午餐时间为中午11:00到12:00,晚餐时间为下午5:00到7:00
	进食频次:老年人除了要保证一日三餐、正常进食外,为了适应其肝糖原储备减少及消化吸收能力降低等特点,可适当在晨起、餐间或睡前补充一些糕点、牛奶、饮料等
	进食量:每天进食量应根据上午、下午、晚上的活动量均衡地分配到一日三餐中。主食宜粗不宜细,老年人每天进食谷类200 g左右,并适当增加粗粮;蛋白质宜精,每天由蛋白质供给的热量,应占总热量的13%~15%,可按每千克体重1~1.5 g供给;脂肪宜少,老年人应将由脂肪供给的热量控制在20%~25%。每天用烹调在20 g左右,而且以植物油为主,但是脂肪也不能过少,否则会影响脂溶性维生素的吸收;维生素和无机盐应充足,老年人要多吃新鲜瓜果,绿叶蔬菜每天不少于300 g,这是维生素和无机盐的主要来源;适宜的进食量有利于维持正常的代谢活动,增强机体的免疫力,提高防病、抗病能力
进食速度	老年人进食速度宜慢,有利于食物的消化和吸收,同时预防在进食过程中发生噎食或呛咳
进食温度	由于老年人唾液分泌减少,口腔黏膜抵抗力低,因此不宜进食过热食物。进食过冷食物容易伤脾胃,影响食物消化吸收,因此食物应以温热、不烫嘴为宜,温度控制在38~40 ℃

①对于能够自己进食的老年人,护理员应引导、鼓励老年人尽可能自行进餐,具体见表2-1-20。

表2-1-20　操作流程与方法(能够自己进食的老年人)

操作流程	操作方法	注意事项
步骤①	引导洗手:向老年人解释,鼓励老年人取坐位,在老年人颈下、胸前围餐巾,手边放干净、潮湿的小毛巾,鼓励老年人自己洗手	尽量利用老年人的残存功能

续表

操作流程	操作方法	注意事项
步骤②	摆放食物：将准备好的食物盛入老年人的餐具，并摆放在餐桌上	建议采用智能餐具，可防止食物洒落。食物温度适宜：盛食物的碗、盘在前臂内侧试温，感觉温热、不烫嘴时再递交到老年人手中，防止发生烫伤；食物温度太低，会引起老年人胃部不适
步骤③	引导进餐：鼓励能够自己进食的老年人自行进餐，指导老年人上身坐直并稍向前倾，头稍下垂，叮嘱老年人进餐时细嚼慢咽，不要边进食边讲话，以免呛咳	老年人进食中如发生噎食、呛咳等异常情况，立即施救并通知医护人员及家属，及时进行相关健康宣教
步骤④	进餐后：协助老年人进餐后漱口，叮嘱老年人清洁面部，并用小毛巾擦干口角的水痕，清扫、整理床单位，叮嘱老年人保持体位30 min后再躺下休息	老年人进食后不能立即平卧，防止食物反流，发生呛咳、误吸，使用湿式床刷清扫、整理床单位
步骤⑤	餐后观察与整理记录：餐后确认老年人有无不适，使用流动水清洁餐具并放回原处备用，必要时进行消毒，洗手，记录	根据老年人病情需要做好记录：进食时间、食物名称和量；进食过程中老年人有无异常情况；老年人有无其他不适

②对于卧床老年人，护理员应按照以下操作流程与方法协助老年人进餐，具体见表2-1-21。

卧床老年人由于动作不灵活，活动有限，容易出现食欲缺乏、进食过慢、吞咽困难、呛咳等情况。在照顾卧床老年人进食时，应特别细心，还需要注意根据老年人的情况适度给予照顾，以发挥老年人的残存功能。

表2-1-21　操作流程与方法（卧床老年人）

操作流程	操作方法	注意事项
步骤①	协助洗手：向老年人解释，协助老年人洗手，在床上摆放小餐桌，在老年人颈下、胸前围餐巾，手边放干净、潮湿的小毛巾	尽量利用老年人的残存功能

续表

操作流程	操作方法	注意事项
步骤②	协助进餐：核对食物种类，将饭菜和餐具端到老年人床旁桌上，放至老年人易取拿的位置，向老年人介绍，让其看清食物，鼓励老年人自己进餐，必要时在旁协助。用手腕触及碗壁，感受并估计食物温热程度。先用汤匙喂少量汤以湿润口腔，再用筷子或汤匙盛1/3满的食物给老年人喂食，食物的温度要适宜，各种食物交替喂食，待其咀嚼、吞咽后再喂下一口，如此反复，直到老年人吃饱为止	● 具体进食顺序可征求老年人的意见，原则上各种食物交替进食，避免偏食，同时要干湿结合，避免噎食 ● 叮嘱老年人进食时细嚼慢咽，不要边进食边讲话，以免发生呛咳 ● 注意观察老年人进食量，必要时要让老年人张口观察，确认无残留食物后再喂下一口 ● 喂食时，动作要在老年人的视线范围内 ● 若进食过程中出现噎食、呛咳等情况要立即停止进食，视情况采取措施，保证老年人的安全，同时要分析老年人发生噎食、呛咳的原因并通知专业人员
步骤③	餐后：协助老年人清洁面部，漱口，并用小毛巾擦干口角的水痕，叮嘱老年人进餐后不能立即平卧，保持进餐体位30 min后采取舒适体位，清扫、整理床单位	如果老年人身体允许，让老年人自己用小毛巾擦干口角的水痕，擦净双手。叮嘱老年人尽量保持进餐体位30 min，以防食物反流。采用湿式清洁法，感谢老年人的配合
步骤④	餐后观察与整理记录：确认有无餐后用药；确认老年人有无不适；使用流动水清洁餐具并放回原处备用，必要时进行消毒；洗手，记录	记录内容：进食时间、食物名称和量；对老年人的协助程度；进食过程中老年人有无异常情况；老年人有无其他不适

③对于吞咽困难的老年人，护理员应按照以下操作流程与方法协助老年人进餐，具体见表2-1-22。

表2-1-22　操作流程与方法(吞咽困难的老年人)

操作流程	操作方法	注意事项
步骤①	协助洗手：向老年人解释，协助老年人取坐位(或半卧位)，协助老年人洗手，在老年人颈下、胸前围餐巾，手边放干净、潮湿的小毛巾	尽量利用老年人的残存功能

续表

操作流程	操作方法	注意事项
步骤②	协助进餐：进食前空吞咽两下，必要时进行吞咽功能训练。先给老年人喂适量温水(湿润口腔)，再喂固体食物(送入口腔健侧)，然后喂流质食物，鼓励老年人吞咽。采用平底浅勺，待其咀嚼、吞咽且口中无食物残渣后，再喂下一口，如此反复，直到老年人吃饱为止	● 食物的温度要适中，过冷、过热都会损伤口腔和食管壁的黏膜，影响吞咽 ● 老年人进食时，不要限时催促，应鼓励老年人细嚼慢咽，不要进食太快；也不能拖延时间太长，并注意食物的温度 ● 选择黏稠度较高的食物，防止食物误吸到气管 ● 关掉电视、收音机，尽量与家人共同进餐
步骤③	餐后：协助老年人洗手、漱口，整理用物。如需要卧床应采取右侧卧位或平卧位	尽量保持进餐体位30 min后再休息，以防食物反流
步骤④	同卧床老年人的进餐照护步骤④	

④对于双目失明或双眼被遮盖的老年人，护理员应按照以下操作流程与方法协助老年人进餐，具体见表2-1-23。

表2-1-23　操作流程与方法(双目失明或双眼被遮盖的老年人)

操作流程	操作方法	注意事项
步骤①	协助洗手：协助老年人洗手，将防滑大餐巾平铺在餐桌上，在老年人颈下、胸前围餐巾，手边放干净、潮湿的小毛巾	尽量利用老年人的残存功能
步骤②	协助进餐：将温度适宜的饭碗放入老年人手中(确认食物的位置)，告知食物名称，以增加食欲。可按时钟平面图放置食物，帮助老年人用手触摸以便确认，如3点、9点为菜，6点为主食，12点为汤。进食前给老年人喝适量温水，先吃固体食物，再吃流质食物，如此反复，直到老年人吃饱为止	● 餐具选择容易取放的，不要使用玻璃类餐具和刀叉 ● 食物应去骨、摘净、切细、煮软，叮嘱老年人小口缓慢进食 ● 热汤、茶水等易引起烫伤的食物要提醒注意，晾凉以后再端给老年人
步骤③	餐后：协助老年人洗手、漱口，整理用物。如需要卧床应采取右侧卧位或平卧位	尽量保持进餐体位30 min后再休息，以防食物反流
步骤④	同卧床老年人的进餐照护步骤④	

失智老年人进餐照护注意事项

3）失智老年人进餐照护

失智老年人在不同分期会出现不同的饮食障碍，护理员应按照以下照护方法协助老年人进餐，具体见表2-1-24。

表2-1-24　失智老年人进餐照护

失智分期	不同分期的表现	照护方法
早期	贪吃、食欲旺盛，可以自己进食	● 定期为老年人选购食物并准备饭菜 ● 定时进食，最好与他人一起进食。如果老年人不停地想吃东西，可以把用过的餐具放入洗涤盆，以提醒老年人在不久前才进食完毕 ● 经常查看家里存放的食物是否过期或者变质，确保食物安全 ● 为老年人提供优质而充足的营养
中期	由于记忆力进一步衰退，老年人个人自理能力下降，会忘记熟悉的食物，无法独自煮饭，甚至无法正常使用餐具，开始变得依赖他人，需要在他人协助下进食	● 每天按时吃饭，营造安静、愉快的进餐环境 ● 根据老年人的饮食习惯和喜好为老年人准备可口的食物和饮料。老年人如果偏食，注意是否有足够的营养摄入 ● 根据老年人使用餐具的能力，为老年人准备好合适的餐具。鼓励老年人最大限度地发挥自己的能力。给老年人逐一解释进食的步骤，并做示范，必要时予以喂食 ● 食物宜简单、软滑，最好切成小块。进食时，将固体和液体食物分开，以免老年人发生不加咀嚼就吞下食物所致的窒息 ● 每天安排数次喝水时间，并注意水温适宜 ● 善于把就餐变成令人愉悦的活动，护理员应陪在老年人旁边给予提示、协助和鼓励，并且和老年人进行简单、轻松的交谈 ● 义齿必须安装正确并每天清洗
晚期	完全依赖家属并丧失生活能力，记忆力严重衰退，身体状况越来越差，不能独立进食	在疾病的晚期，吞咽困难是较常发生的问题。有的老年人在喝清水、饮料或清汤的时候，很容易被呛到；有的老年人则会把食物含在嘴里，不知道要吞咽或已经无法吞咽。由于无法顺利进食，老年人会出现营养不良、脱水、电解质不平衡、体重下降、容易感染等一系列的身体问题

护理员应根据老年人饮食习惯、吞咽功能、兴趣爱好、自理能力和失智分期为老年人提供相应的进餐服务。

①协助失智老年人识别食品和餐具

对于失智老年人来说，他们的记忆力明显下降，不能辨认熟悉的食物，无法识别筷子和汤匙的用途，对熟悉的食品叫不出名称或不能正确使用餐具时会焦虑，必须在陪伴和帮助下才能进餐。护理员应按照以下操作流程与方法协助失智老年人识别食品和餐具，见表2-1-25。

表2-1-25 操作流程与方法(协助失智老年人识别食品和餐具)

操作流程	操作方法	注意事项
步骤①	沟通观察:“爷爷好,我们吃早餐好吗?”“今天早上咱们吃花卷、鸡蛋羹、小米粥。”	对失智老年人讲话速度要缓慢、直接,使用简短、熟悉的句子。询问时,一次只问一个问题,要给予老年人足够的时间思考和回答
步骤②	餐前准备:护理员再次洗手,将食品摆放在餐桌上。协助老年人洗手,取合适体位,在餐桌前坐好	根据老年人的吞咽功能、失智情况和自理程度提供帮助
步骤③	引导识别:护理员从餐盘内取馒头吃了一口,并且用筷子夹菜、用汤匙喝粥,引导老年人识别食物、餐具,共同进餐。护理员:“爷爷,我们一起吃饭。”	餐具和桌布要色彩鲜明。指导老年人识别食品和餐具,一次只能识别一种,并且要反复进行
步骤④	引导进餐:必要时,护理员用汤匙盛少许炒菜喂给老年人吃,引导老年人感觉饭菜好吃,亲自品尝饭菜的味道	失智老年人是成年人。给老年人简单提示进餐的过程和顺序,交流方式要使用成人方式。操作全过程要有爱心、耐心,尊重老年人,体现人文关怀
步骤⑤	鼓励表扬:及时给予老年人鼓励与表扬,以维持进餐的兴趣和能力	细心观察,及时肯定
步骤⑥	整理记录:协助进餐完毕,保持进餐体位30 min,安排老年人休息。保持环境整洁,餐巾、餐具清洗备用。洗手,记录老年人的进食量、时间和照护措施、识别情况	用物要清洗、消毒备用。采用七步洗手法洗净双手。每次饭后应用打钩的形式进行记录

②改善异常进食行为照护

随着病情逐渐加重,老年人会丧失一定的判断能力,感知温度的能力降低,因此不能给他们过热的食物和饮料,以免造成烫伤。

对于失智老年人的异常进食行为,护理员应按照以下操作流程与方法进行照护,见表2-1-26。

表2-1-26 操作流程与方法(改善异常进食行为照护)

操作流程	操作方法	注意事项
步骤①	沟通观察:“爷爷好,我们吃早餐好吗?”“今天早上咱们吃花卷、鸡蛋羹、小米粥。”	对失智老年人讲话速度要缓慢、直接,使用简短、熟悉的句子。询问时,一次只问一个问题,要给予老年人足够的时间思考和回答

续表

操作流程	操作方法	注意事项
步骤②	协助进餐：护理员再次洗手，将食品摆放在餐桌上。协助老年人洗手，取合适体位，在餐桌前坐好。护理员从餐盘内取馒头吃了一口，并且用筷子夹菜、用汤匙喝汤，引导老年人共同进餐。护理员："爷爷，我们一起吃饭。"	根据老年人的失智情况和自理程度提供帮助，对完全不能自理的老年人，喂食前必须先进行试温，确保饭菜温度适宜。将多种食物做成稠糊状，进食速度合适，咽完再吃下一口
步骤③	应对异常进食：老年人看了看餐桌，手拿筷子突然站起来，走到洗手盆边，拿起香皂咬了一口。护理员站起来："爷爷要刷牙啊？"快速取来牙刷，"来，张口，我帮您刷牙。"老年人一张口，快速将口中的香皂取出，同时顺势将老年人手中的香皂拿走	对老年人的异常进食行为要冷静对待，不要大惊小怪地声张、责备，应和老年人平静地说话，取出异物。要对老年人感兴趣的异物进行妥善保管，避免老年人误食。操作全过程要沉着、冷静，体现尊重、耐心和人文关怀
步骤④	应对攻击行为：老年人情绪激动，用筷子打人。护理员迅速将餐桌上的餐碗、餐碟、杯子、汤匙等物品移到老年人拿不到的地方，站在离老年人稍远的位置，安抚老年人的情绪并慢慢引导老年人到对面的沙发上坐稳。引导老年人看画报，再趁机取走老年人手中的筷子，协助老年人漱口	发现老年人有攻击行为时，迅速将可能造成伤害的物品移至老年人不可触及的位置，避免发生伤害。对老年人的攻击倾向要警惕、观察、防护，不仅要保护老年人的安全，也要保护护理员自身免受伤害
步骤⑤	引导进餐：确认老年人情绪稳定后，重新加热饭菜，摆放在餐桌上，帮老年人回到餐桌前坐好，继续进食。护理员用汤匙盛少许炒菜喂给老年人，引导老年人感觉饭菜比香皂好吃。护理员："爷爷，您尝尝，这菜可好吃了。"	操作全过程要有爱心、耐心，尊重老年人，体现人文关怀
步骤⑥	表扬鼓励：及时给予老年人鼓励与表扬，以维持进餐的兴趣和能力。护理员："爷爷，您真棒！"	细心观察，及时肯定

③不知饥饱者进餐照护

失智老年人对饥饿的反射异常，不知饥饱，不停地吃东西；他们常忘记吃过饭，刚吃完又要吃；吃饱了说没吃，饥饿时又不吃。因此，对于这类饮食不固定的老年人，家人可以随时给老年人准备一点儿吃食，尽可能让老年人和家人或同伴一起吃饭，以免因为记忆障碍，当别人吃饭时又认为自己没吃。

对于不知饥饱的失智老年人，护理员应按照以下操作流程与方法进行照护，见表2-1-27。

表2-1-27 操作流程与方法（不知饥饱者进餐照护）

操作流程	操作方法	注意事项
步骤①	判断识别：确定老年人进餐完毕不超过1 h	核对记录单
步骤②	工作准备：室内环境安静、整洁，温度、湿度适宜；护理员衣着整洁，洗净双手；准备加餐食物，如香蕉、苹果、饼干等	根据季节调节温度、湿度：冬天室温维持在18~20 ℃，夏天室温维持在22~24 ℃，室内湿度维持在50%~60%。采用七步洗手法洗净双手
步骤③	沟通提醒：提醒老年人，并帮助其回忆，吃完饭不到1 h，肚子不饿	早发现，早干预，给失智老年人安排规律的生活作息
步骤④	加餐：如果护理员不给老年人吃东西，老年人会生气骂人，因此可以在两餐之间提供膳食纤维高、热量低的食物或辅以少量的水果、饼干等。携食品进入老年人房间，将食品、水杯、餐巾纸摆在餐桌上，协助老年人进餐	当老年人出现异常情绪时，应尽量安慰老年人，解释刚吃完饭不久，告诉老年人吃多了不利于消化，必要时准备膳食纤维含量高、热量低的加餐食物
步骤⑤	整理记录：保持环境整洁，餐巾、餐具清洗、消毒备用。洗手，记录老年人的加餐名称、进食量、加餐时间和照护措施	采用七步洗手法洗净双手；每次加餐后应用打钩的形式进行记录

4）特殊老年人饮食照护

对于拒绝进食的老年人和不能经口进食，如昏迷、吞咽困难、口腔疾患、口腔手术或术后不能张口的老年人需要采用鼻饲法。此法是将胃管经鼻腔插入到胃内，从管内注入流质饮食、水分和药物。常用的鼻饲饮食有流质饮食、混合奶和要素饮食。

对于特殊老年人，护理员应按照以下操作流程与方法协助老年人进食，见表2-1-28。

表2-1-28 操作流程与方法（特殊老年人饮食照护）

操作流程	操作方法	注意事项
步骤①	采取合适体位（可取坐位、侧卧位或半卧位），铺治疗巾，放置弯盘，固定胃管，检查鼻腔和口腔黏膜	治疗盘放于方便操作之处，注意节力。做好胃管的固定和防护，防止胃管异常拔出。长期鼻饲老年人，应每天进行口腔清洁
步骤②	查看胃管插入日期和插管深度	正常成人的插管深度为45~55 cm。胃管的使用期限及更换时间遵照说明书，定期更换

续表

操作流程	操作方法	注意事项
步骤③	检查胃管是否在胃内： 方法1：抽取胃液法。用注射器抽吸观察是否有胃液抽出 方法2：听气过水声法。快速向胃管注入少许空气，听诊器是否听到气过水声 方法3：胃管末端置于盛水的治疗盘内，观察是否无气泡逸出	询问老年人有无腹胀、腹痛及大便异常等消化系统症状。如回抽胃液过多，要减少进食或停止进食。如回抽胃液中混有咖啡样物，应停止进食并上报。护理员应有爱伤观念和意识
步骤④	鼻饲：打开胃管末端，连接注射器（或灌注器），注入少量温开水（检查是否通畅，询问老年人有无不适）。再缓慢注入鼻饲流食200 mL（温度38~40 ℃）。最后再次注入20 mL左右的温开水（防止食物积存、变质，阻塞胃管或引发炎症）	● 每次灌注前要试温，注意注射器内无空气 ● 鼻饲饮食应现用现配，未用完的放入冰箱内保存 ● 鼻饲老年人用药在医生的指导下粉碎，灌注药物时要将药片碾碎、溶解；混合奶只能间接加热，因直接加热可致蛋白质凝块；果汁和牛奶分别灌注，以免产生凝块 ● 每次打流食时应轻柔、缓慢、匀速灌注，不能过猛、过快，在老年人适应的情况下以10~13 mL/min打进 ● 鼻饲液量开始宜少，待老年人适应后根据身体状况酌情增加。通常每次鼻饲液量不超过200 mL，鼻饲间隔时间不少于2 h ● 需要吸痰的老年人，鼻饲前后30 min内禁忌
步骤⑤	将胃管末端抬高、反折，盖紧末端的皮塞，用消毒纱布包裹并扎紧胃管末端，固定于枕边，保持进食体位20~30 min，以免鼻饲液被吸入肺内	胃管末端也可固定于衣领或大单，以防胃管脱落
步骤⑥	用纸巾清理口周，撤去治疗巾	叮嘱老年人自己擦口周，尽可能发挥老年人尚存的功能
步骤⑦	检查及整理：整理床单位，做好健康宣教	询问有无其他需求
步骤⑧	餐后观察与整理记录：确认有无餐后用药；观察老年人反应，询问老年人有无不适；餐具使用流动水清洁、消毒；分类放置垃圾；洗手，记录	记录内容：鼻饲液种类、鼻饲量及鼻饲时间；进餐过程中老年人有无异常情况；老年人有无其他不适

(3)老年人进餐过程异常情况观察与处理

在进餐过程中,护理员应注意观察老年人有无噎食、呛咳、误吸、呕吐等异常情况,如有异常情况发生,及时施救并同时报告医护人员和家属。

对于突发恶心的老年人,护理员可鼓励其做深呼吸并暂时停止进餐。对于发生呕吐的老年人,及时给予帮助。对于发生噎食、呛咳等情况的老年人,要立即停止进餐,视情况采取措施,保证老年人的安全,同时要分析老年人发生噎食、呛咳的原因并通知医护人员。

对于老年人来说,噎食、误吸是十分危险的。当老年人在进食时突然剧烈咳嗽,说话含糊不清,严重时会出现呼吸困难、面唇发绀、不能说话、双眼直瞪、双手乱抓或抽搐,较严重者可能会出现意识丧失、全身瘫软、四肢发凉、二便失禁,甚至窒息,护理员应当机立断,快速施救,并同时上报。如果食物堵塞在咽喉,可通过刺激舌根,引起呕吐,使食物排出;如果食物堵塞在食管,可采用海姆立克急救法,这一急救法又被称为余气冲击法。该急救法是海姆立克教授于1974年发明的,是呼吸道异物窒息的快速急救手法。

1)海姆立克急救法(站立)

当进食时发生噎食、误吸,如果老年人意识清醒可以站立,则采用海姆立克急救法(站立),见表2-1-29。

表2-1-29 海姆立克急救法(站立)

操作流程	操作方法	注意事项
步骤①	患者取站立位	叮嘱患者双腿自然分开,与肩同宽,同时呼救,尽快拨打急救中心120
步骤②	救护者站在患者后面,前脚置于患者双脚间,前腿呈弓步状,另一条腿在后伸直	降低重心,确保身体平衡
步骤③	救护者双臂由腋下环绕患者腰、腹部,从背后抱住患者,以右手大拇指侧与食指侧对准患者剑突与肚脐之间的腹部,具体在肚脐上两横指处	上腹部
步骤④	救护者用左手将患者背部轻轻推向前,使患者处于前倾位,头部略低,嘴要张开,有利于呼吸道异物被排出 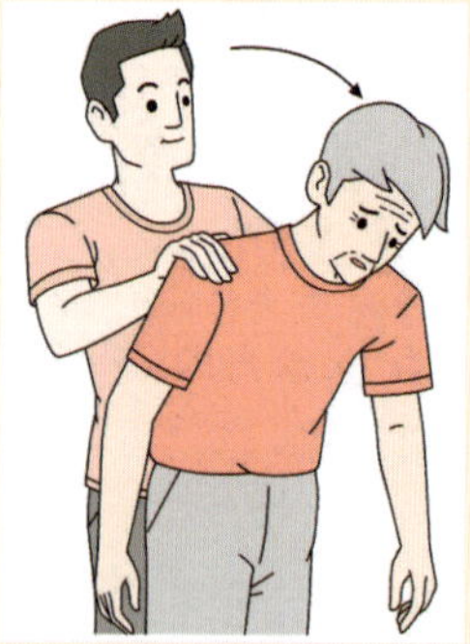	确保患者呼吸道打开

续表

操作流程	操作方法	注意事项
步骤⑤	救护者左手置于右手拳头上并握紧，双手急速冲击性地、向内上方压迫患者腹部，反复有节奏、有力地进行，以形成的气流把异物冲出 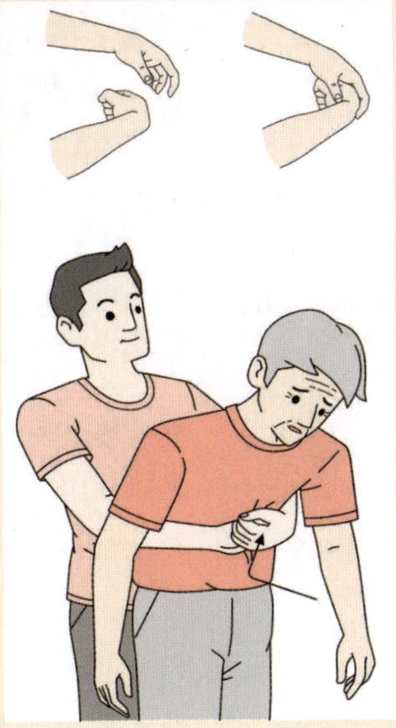	冲击性地、向内上方用力，同时上报医护人员并进一步对患者进行检查 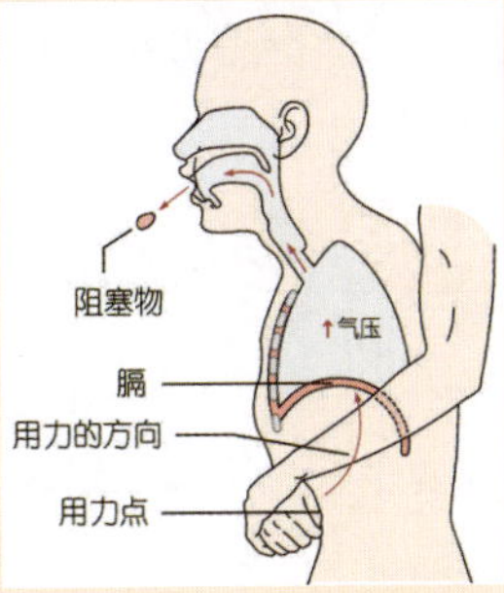

2）卧式腹部冲击法

当进食时发生噎食、误吸，如果老年人已经昏迷或腰部过于肥胖或站立不便，则可采用卧式腹部冲击法，见表2-1-30。

表2-1-30 卧式腹部冲击法

操作流程	操作方法	注意事项
步骤①	患者取仰卧位，开放患者的呼吸道	患者头偏向一侧，同时尽快拨打急救中心120
步骤②	救护者骑跨在患者大腿外侧	确保身体平衡
步骤③	救护者双手叠放，一手以掌根按压患者肚脐与剑突之间的部位（肚脐眼稍上方），另一手掌覆盖其上，冲击性地、快速地向前上方按压，反复至呼吸道异物被冲出 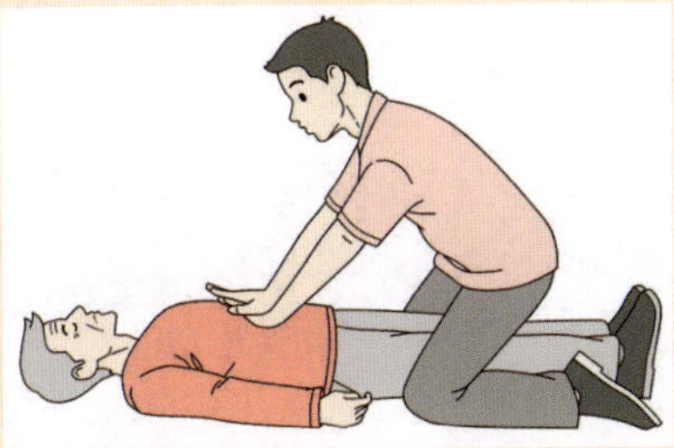	救护者必须胳膊伸直，利用冲击腹部形成的腹内高压，迅速加大气道压力，使阻塞的食物在气流冲击下排出

续表

操作流程	操作方法	注意事项
步骤④	每冲击5次后，打开患者下颌，检查1次口腔是否有异物，如发现异物已被冲出，迅速用手指从口腔取出异物	呼吸道异物取出后应及时检查患者呼吸、心跳，如无，应立即行心肺复苏术，并等待医护人员救援

3）胸骨冲击法

当进食时发生噎食、误吸，对肥胖患者可采用胸骨冲击法，见表2-1-31。

表2-1-31　胸骨冲击法

操作流程	操作方法	注意事项
步骤①	患者取站立位	叮嘱患者双腿自然分开，与肩同宽，同时呼救，尽快拨打急救中心120
步骤②	救护者可冲击患者胸骨中段，或采用拍背法（在患者的肩胛骨之间以手掌根部快速、有力地拍击）	拍背法（肩胛骨连线中部）
步骤③	呼吸道异物取出后进一步检查患者的呼吸、心跳	应及时施救并同时上报医护人员对患者进行检查

4）椅角自救

发生噎食时，若旁边无人，也可以迅速利用两三分钟神志尚清醒的时间采用椅角自救，见表2-1-32。

表2-1-32　椅角自救

操作流程	操作方法	注意事项
步骤①	患者自己取立位姿势，下巴抬起，头后仰而使气道变直	打开呼吸道
步骤②	一手握拳，另一手掌按在拳头之上，双手急速冲击性地、向内上方压迫自己的腹部，反复有节奏、有力地进行，或者快速找到椅背、桌角、阳台栏杆转角和其他硬物	确保安全

续表

操作流程	操作方法	注意事项
步骤③	将上腹部迅速靠在椅背、桌角、阳台栏杆转角和其他硬物上，对腹腔上方做迅猛向前挤压的动作，以造成人工咳嗽，咳出呼吸道异物 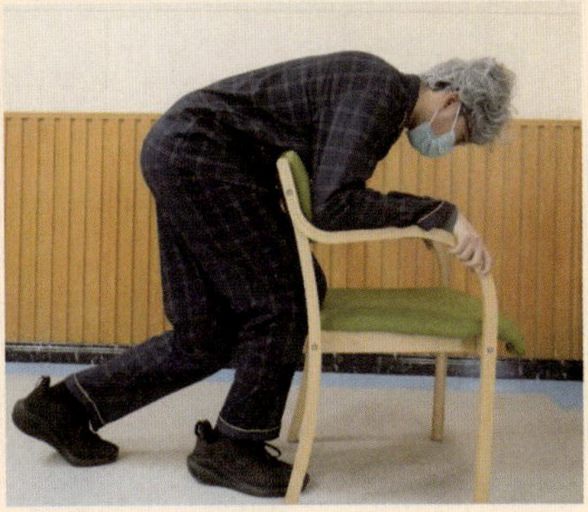	动作、力度适宜

2. 技能操作

(1)操作准备

在为老年人进水、进食前，请记录室内温度、湿度，并正确选择操作所需物品，在表格方框内打钩记录，见表2-1-33。

表2-1-33 操作准备(老年人进餐照护)

准备类型	准备记录
环境准备	室温： 湿度： □无异味 □有异味 □安静 □嘈杂 □整洁 □脏乱
清洁用具	□毛巾 □肥皂 □脸盆 □手消液 □漱口杯 □纸巾 □一次性手套
适老餐具	□碗 □筷 □勺 □杯 □吸管 □治疗盘 □无菌注射器 □灌注器
老年人食物	□适合老年人的膳食 □新鲜配制的流质饮食 □温开水
其他用物	□餐巾垫 □治疗盘 □治疗巾 □无菌纱布 □弯盘 □胶布 □夹子 □橡皮圈 □生活垃圾桶 □医用垃圾桶
护理员准备	□洗净双手
老年人准备	□衣着宽松、舒适

(2)操作过程

1)沟通

问候老年人,说明进水、进食的时间,解释操作的目的和配合的注意事项,取得老年人的同意和配合,注意态度和蔼,采用生活化的语言和老年人交流。失智老年人则由护理员根据老年人状态与以往进餐记录综合把握每次进餐时间与进餐量。

2)操作实施

根据表2-1-34中老年人的生活自理能力和身体状况,运用所学专业知识,分别对其进行就餐过程服务。采用角色扮演法,两人一组,一人扮演老年人,另一人扮演护理员,依次轮流交替进行任务实施,将操作要点填写在表2-1-34中。

表2-1-34 操作记录表(老年人进餐照护)

护理对象	基本情况	老年人类型	进餐照护要点记录
老年人1	李爷爷,74岁,无法自主进餐,患有间歇性吞咽困难,尤其是在进食固体食物时吞咽困难明显,近日出现咳嗽、声嘶。因餐后不适而恐惧进食,逐渐消瘦,神情焦虑。到晚餐时间了,需要护理员照护李爷爷进餐	□卧床老年人 □视力障碍老年人 □吞咽困难老年人 □经胃管进食老年人 □不能识别食品、餐具的失智老年人 □有异常进食行为的失智老年人 □不知饥饱的失智老年人	协助进餐时, 先喂________, 再喂________, 最后喂________。 喂勺应选用: □平浅 □深大 老年人进餐时,护理员应: □鼓励 □督促 进餐过程是否有异常? □是 处理________ □否
老年人2	张奶奶,80岁,患糖尿病25年,近期出现了视物模糊现象,2天前因突发严重疾病而卧床,生活完全不能自理,目前在治疗恢复当中。到午餐时间了,需要护理员照护张奶奶进餐	□卧床老年人 □视力障碍老年人 □吞咽困难老年人 □经胃管进食老年人 □不能识别食品、餐具的失智老年人 □有异常进食行为的失智老年人 □不知饥饱的失智老年人	为确保安全,老年人餐具不应选择: □玻璃类 □塑料类 老年人食物摆放顺序: □圆形图 □时钟平面图 老年人进餐时,护理员应: □鼓励 □督促 进餐过程是否有异常? □是 处理________ □否

续表

护理对象	基本情况	老年人类型	进餐照护要点记录
老年人3	王爷爷，75岁，2个月前入住，吞咽功能正常，能自主进餐。近几周记忆力明显下降，不仅忘记刚做过的事情，过去的经历也变得模糊。无法识别筷子和汤匙的用途，叫不出食品的名称，使用餐具时会焦虑。偶尔出现异常饮食行为。有时表现为食欲亢进，有时厌食；有时正在吃饭，突然站起来无目的走动；有时会把香皂、卫生纸当作食品进食；劝阻时有骂人、打人现象。到晚餐时间了，需要护理员照护王爷爷进餐	□卧床老年人 □视力障碍老年人 □吞咽困难老年人 □经胃管进食老年人 □不能识别食品、餐具的失智老年人 □有异常进食行为的失智老年人 □不知饥饱的失智老年人	是否引导老年人识别餐具： □是 □否 进餐前是否协助测试温度： □是 □否 老年人今日食欲： □正常 □旺盛 处理：______ □厌食 处理：______ 老年人进餐时，护理员应： □鼓励 □督促 进餐过程是否有异常？ □是 处理______ □否

检查评估

护理员按照表2-1-35中的检查项目进行自我检查，并将检查结果和自我点评记录在表2-1-35中。

表2-1-35　自我检查记录表（老年人营养支持）

序号	检查项目	检查结果	自我点评
1	是否穿护理服并保持服装整洁，仪容仪表是否合适	是□ 否□	
2	操作前是否洗净双手，戴好口罩	是□ 否□	
3	是否对老年人身体和饮食情况进行评估	是□ 否□	
4	是否对操作环境进行评估	是□ 否□	
5	使用护理床、轮椅等设备、用具前是否进行安全检查	是□ 否□	
6	是否按照标准步骤进行操作	是□ 否□	
7	是否完成操作记录	是□ 否□	

护理对象根据表2-1-36中的检查项目对护理员的服务情况进行检查，并将检查结果和结果点评记录在表2-1-36中。

表2-1-36 护理对象检查记录表(老年人营养支持)

序号	检查项目	检查结果	结果点评
1	是否清楚说明进餐的时间、目的、关键步骤和配合要点	是□ 否□	
2	是否询问有无排泄等特殊要求	是□ 否□	
3	服务态度是否和蔼，语言是否亲切	是□ 否□	
4	操作是否轻稳、安全、舒适	是□ 否□	
5	对护理员的照护服务是否满意	是□ 否□	
6	是否有爱伤观念并进行饮食健康指导	是□ 否□	

教师根据表2-1-37中的检查项目对护理员的任务完成情况进行检查，并将检查结果和结果点评记录在表2-1-37中。

表2-1-37 教师检查记录表(老年人营养支持)

序号	检查项目	检查结果	结果点评
1	是否按时完成任务	是□ 否□	
2	团队协作是否顺畅	是□ 否□	
3	设备、用具及物品是否整理恢复	是□ 否□	
4	实训床位是否整理干净	是□ 否□	
5	工作页填写是否准确、完整	是□ 否□	

任务小结

- 老年人营养支持
  - 老年人膳食选择
    - 知识学习
      - 营养评估
      - 饮食种类划分
      - 膳食合理选择
    - 技能操作
      - 操作准备
      - 操作过程
  - 餐前体位照护
    - 知识学习
      - 体位摆放
      - 体位转移
      - 进餐体位照护
    - 技能操作
      - 操作准备
      - 操作过程
  - 老年人进餐照护
    - 知识学习
      - 沟通评估
      - 进餐照护步骤与方法
      - 老年人进餐过程异常情况观察与处理
    - 技能操作
      - 操作准备
      - 操作过程

任务二　老年人排泄护理

教学资源

任务导入

场景：某老年颐养中心

人物：小王（护理员）、4位老年人

情节：某老年颐养中心是一所医养结合的养老机构，护理员小王是颐养中心的工作人员，负责4位老年人的排泄照护。小王需要根据4位老年人的身体状况，为其选择适宜的如厕方式，并能及时发现排泄物是否异常，以保证老年人的身体健康、维护老年人的自尊、维持老年人的排泄功能。假如你是护理员小王，应该如何做？

任务目标

- 能够对老年人的身体状况进行评估，完成一般情况下老年人的排尿护理。
- 能够对老年人的身体状况进行评估，完成一般情况下老年人的排便护理。
- 能够根据老年人的身体状况，完成特殊情况下老年人的排泄照护。

任务实施

（一）排泄方式选择

1.知识学习

（1）排泄的定义与意义

排泄是人体将新陈代谢产生的废物排出体外的生理活动过程，是人体维持生命活动的必要条件。人体只有通过排泄才能将废物排出体外，维持人体内环境的协调与平衡。

(2)排泄的途径

人体排泄废物的途径有皮肤、呼吸道、消化道及泌尿道,其中消化道和泌尿道是主要的排泄途径,即排便和排尿。

1)食物的消化与排泄

胃有贮存和消化食物两方面的功能。食物在胃内经过消化,形成食糜,然后被逐渐排入十二指肠。食物由胃排入十二指肠的过程,称为胃排空。胃排空的速度因食物的种类、性状和胃的运动情况而异。液体食物比固体食物排空快,固体食物排空速度取决于在胃内分解成小颗粒的速度。在3种主要食物成分中,糖类排空最快,蛋白质次之,脂类最慢。普通的混合食物,每餐从胃内完全排空需要4~6 h。食物经过胃和小肠的消化吸收,剩余残渣的水分被大肠吸收,并经腐败菌作用形成粪便。

排便是将储存在大肠内的食物残渣经直肠排出体外的过程。

正常情况下,人的直肠内无粪便,在肠蠕动推动粪便进入直肠后,刺激直肠壁内的感受器,其兴奋冲动传至脊髓腰脊段的初级排便中枢,同时上传到大脑皮层,引起便意和排便反射。如果环境和时间合适,排便反射进行,降结肠、乙状结肠和直肠收缩,肛门括约肌舒张,腹内压增加,粪便排出体外。消化系统代谢如图2-2-1所示。

正常老年人的排便频率是每天1~2次或每2~3天排便1次。

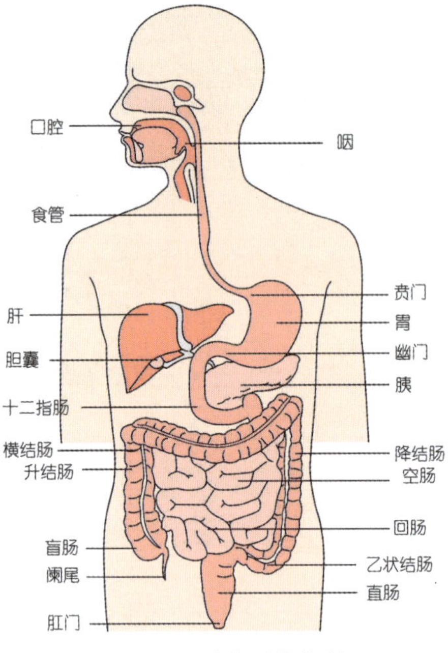

图2-2-1　消化系统代谢

2)尿的生成与排泄

尿液是人体代谢的终末产物,肾是产生尿液的器官,通过输尿管将尿液运送到膀胱贮存。

肾是人体主要的排泄器官,通过生成尿液,排出人体的代谢废物,调节水、电解质代谢及酸碱平衡,维持人体内环境稳定。输尿管通过规律性蠕动将肾所排泄的尿液送入膀胱。膀胱是贮存尿液的肌性囊状器官，成年人一般容量为350~500 mL，最大容量为800 mL。老年人膀胱容量减少，膀胱肌萎缩、变薄，尿道纤维组织增生。尿道为接通膀胱与外界的肌性管道。尿道起始于膀胱的尿道内口，终于尿道外口。男性成年人尿道长为16~22 cm。女性尿道短、宽、直，长为3~5 cm。泌尿系统代谢如图2-2-2所示。

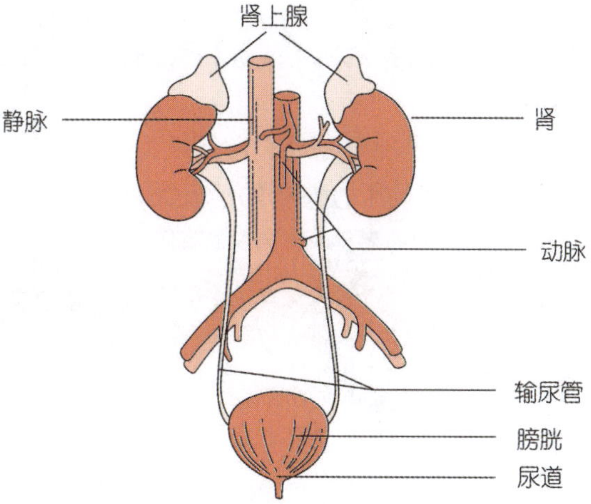

图2-2-2　泌尿系统代谢

排尿是将贮存在膀胱中的尿液一次地通过尿道排出体外的过程。

排尿是一个反射过程，称为排尿反射。当膀胱尿量充盈到一定程度（400~500 mL）时，膀胱壁的牵张感受器受到刺激而兴奋，冲动沿盆神经传到骶髓的初级排尿中枢。同时，冲动也上传到大脑皮层的高级排尿中枢，引起尿意。若环境允许，排尿活动即可发生。此时，膀胱逼尿肌收缩，膀胱括约肌松弛，尿液即通过尿道排出。如果环境不允许，排尿反射就会受到抑制。排尿反射如图2-2-3所示。

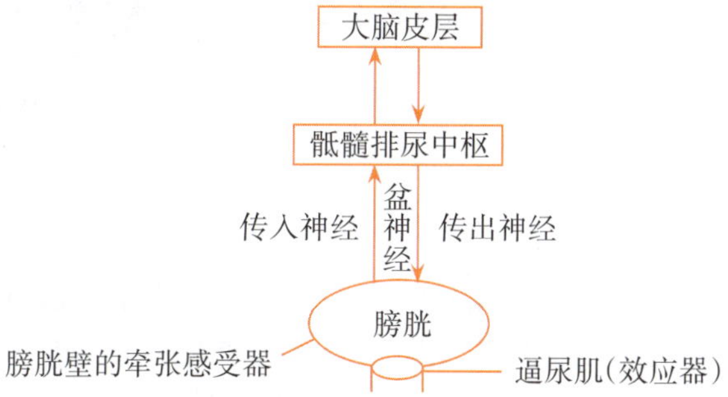

图2-2-3　排尿反射

正常老年人24 h的尿量为1 000~2 000 mL。一般日间排尿4~6次，夜间0~2次，外观呈淡黄色至深黄色，澄清透明，放置后可转为浑浊并出现氨味，食物和药物也可改变尿液的颜色。

排泄涉及老年人的隐私和尊严，不同的排泄方式影响着老年人的身心健康。

(3)老年人排尿异常

肾功能障碍将导致全身各器官、组织、细胞的功能紊乱。老年人排尿异常的表现主要有尿量的异常、尿失禁及尿路感染。排尿反射弧的任何一个部位受损,或骶髓初级排尿中枢与高级排尿中枢失去联系,都将导致排尿异常。

1)排尿异常的表现

①尿失禁

尿失禁是指老年人膀胱括约肌不受意识控制,尿自控能力丧失,尿液不由自主流出的现象。

老年人尿失禁的临床表现可分为充溢性尿失禁、无阻力性尿失禁、反射性尿失禁、急迫性尿失禁及压力性尿失禁五类,见表2-2-1。

表2-2-1　老年人尿失禁的临床表现

类型	概念
充溢性尿失禁	由于下尿路有较严重的机械性或功能性梗阻引起尿潴留,当膀胱内压上升到一定程度并超过尿道阻力时,尿液不断地自尿道滴出。引发充溢性尿失禁的主要原因是老年性前列腺肥大,以及尿道结石、尿道狭窄、尿道的恶性病变等
无阻力性尿失禁	由于尿道阻力完全丧失,膀胱内不能储存尿液,老年人在站立时尿液全部由尿道流出
反射性尿失禁	由完全的上运动神经元病变引起,排尿依靠脊髓反射,老年人不自主地间歇排尿(间歇性尿失禁),排尿没有感觉
急迫性尿失禁	膀胱过度活动症的表现,或是膀胱肌肉紧张过度和尿道括约肌合作不当所引起的尿频、尿急等症状,多发生在中风患者身上
压力性尿失禁	当腹压增加(如咳嗽、打喷嚏、上楼梯或跑步)时,即有尿液自尿道流出

②尿路感染

尿路感染又称泌尿系统感染,是指各种病原体在泌尿系统内生长繁殖所引起的尿路急、慢性炎症反应。老年人尿路感染在老年感染性疾病中仅次于呼吸道感染,居第2位。女性发病率明显高于男性。男性年老后,因前列腺肥大,尿路感染发病率也相应上升。

a.尿路感染的症状

尿路感染的主要症状为尿频、尿急、尿痛。尿频是指单位时间内排尿次数增多。尿急是指一有尿意即迫不及待需要排尿,难以控制。尿痛是指排尿时感觉耻骨上区、会阴部和尿道内疼痛或有烧灼感。

b.尿路感染的分类

根据尿路感染发生的部位，可分为上尿路感染和下尿路感染。上尿路感染主要是肾盂肾炎，肾盂肾炎分为急性肾盂肾炎和慢性肾盂肾炎。下尿路感染主要是膀胱炎。尿路感染的主要分类与症状见表2-2-2。

表2-2-2　尿路感染的主要分类与症状

分类	症状
急性肾盂肾炎	起病急骤，伴寒战、高热、全身不适、疲乏无力、食欲减退、恶心、呕吐等症状，体温多在38.0 ℃以上。泌尿系统的症状主要有尿频、尿急、尿痛、排尿困难、下腹部疼痛、腰痛等。腰痛多为钝痛或酸痛
慢性肾盂肾炎	症状较轻，约半数以上有急性肾盂肾炎病史，其后有乏力、低热、腰酸、腰痛及肾小管受损的表现。晚期可有高血压、水肿等。如病情持续，可进展为慢性肾衰竭
膀胱炎	占尿路感染的60%以上，主要表现为尿频、尿急、尿痛、排尿不适、下腹部疼痛等，部分老年人有排尿困难，一般无全身感染症状

2）排尿异常的观察内容

排尿异常的主要分类和表现见表2-2-3。

表2-2-3　排尿异常的主要分类和表现

分类	表现
尿量	多尿是指24 h内排出的尿量大于2 500 mL。少尿是指24 h内排出的尿量小于400 mL或每小时排出的尿量小于17 mL。无尿是指24 h内排出的尿量小于100 mL
颜色	肉眼血尿尿液呈洗肉水样，多见于急性泌尿系统感染、膀胱肿瘤、输尿管结石。血红蛋白尿尿液呈浓茶色、酱油色。胆红素尿尿液呈深黄色
气味	正常尿液久置后可出现氨味。当新鲜尿液即有氨味，提示慢性膀胱炎及尿潴留。糖尿病酮症酸中毒，尿液为烂苹果味。有机磷农药中毒，尿液为蒜臭味。进食较多葱、蒜，尿液有特殊气味

（4）老年人排便异常

排便异常的主要表现有便秘、粪便嵌顿、腹泻、排便失禁和肠胀气。因疾病治疗需要，也可进行排便改道。便秘是老年人常见的症状之一，随着年龄增长，结肠转运速度减慢，腹壁肌肉张力下降，胃肠蠕动减慢，肛门括约肌松弛等原因导致肠道控制能力下降，从而出现排便功能的异常。

1)排便异常的表现(表2-2-4)

表2-2-4 排便异常的表现

排便异常	主要表现	
便秘	指正常的排便形态改变,排便次数减少,每周少于2次。排便困难,粪便过干、过硬。触诊腹部较硬实且紧张,有时可触及包块,肛诊可触及粪块	便秘分为功能性便秘和器质性便秘 功能性便秘的主要原因是进食量少或食物缺乏纤维素或水分、生活习惯改变、滥用泻药产生泻药依赖、结肠运动功能减弱、腹肌和盆底肌张力不足及药物影响 器质性便秘的主要原因是直肠和肛门病变引起括约肌痉挛、排便疼痛造成惧怕排便、结肠肿瘤及全身性疾病等
粪便嵌顿	粪便持久滞留、堆积在直肠内致坚硬不能排出,老年人有持续性便意但无法排出粪便,十分痛苦。腹部胀痛,直肠、肛门疼痛,肛门处有少量液化的粪便渗出	
腹泻	指有急于排便的需要和难以控制的感觉,常伴有腹痛、肠痉挛、疲乏、恶心、呕吐、肠鸣等症状,排出的粪便松散或呈液体样	
排便失禁	指不自主地排出粪便	
肠胀气	指大量气体积存在肠腔内,表现为腹部膨隆、叩诊呈鼓音、腹胀、痉挛性疼痛、呃逆、肛门排气过多。当肠胀气压迫膈肌和胸腔时,可出现气急和呼吸困难	
排便改道	指将肠道的一部分拉出,外置于腹部表面,在腹壁建立暂时性或永久性的人工肠造口,以排泄粪便,也称人工肛门。常见的肠造口有回肠造口和结肠造口。肠造口呈红色,似口腔黏膜,柔软光滑,一般为圆形	

2)排便异常的观察内容

①排便次数。通常每天排便超过3次或每周少于2次,为排便异常。

②形状与软硬度。便秘时粪便坚硬,呈栗子样;消化不良或急性肠炎可为稀便或水样便;肠道部分梗阻或直肠狭窄,粪便常呈扁条形或带状。

③颜色。柏油样便提示上消化道出血;白陶土色便提示胆道梗阻;暗红色血便提示下消化道出血;果酱样便见于肠套叠、阿米巴痢疾;粪便表面粘有鲜红色血液见于痔疮或肛裂;白色米泔水样便见于霍乱、副霍乱。

④内容物。被肠道寄生虫感染的粪便中可查见蛔虫、蛲虫、绦虫节片等。

⑤气味。严重腹泻时,因有未消化的蛋白质与腐败菌产生作用,粪便

呈碱性反应，气味极恶臭；患下消化道溃疡、恶性肿瘤时，粪便为腐败臭；上消化道出血的柏油样便为腥臭味；消化不良、乳糖类未充分消化或吸收脂肪酸产生气体，粪便呈酸性反应，气味为酸败臭。

(5)不同老年人排泄方式的选择

一般情况下，老年人排泄护理主要有帮助老年人正常如厕、协助卧床老年人使用便器、为老年人更换护理垫和纸尿裤三种方式。当老年人因为病情影响存在特殊情况时，需要为老年人更换尿袋、使用开塞露或人工取便、为肠造瘘的老年人更换造瘘袋。

在为老年人选择适宜的如厕方式前，护理员可通过观察、与老年人交流，以及了解老年人的肢体活动能力、意识状态、大小便的控制能力、饮水量及排便习惯等方法评估老年人的身体状况、排泄时间及排泄量。

1)正常老年人排泄方式

对日常生活活动基本自理、上下肢功能较好的老年人，可协助老年人到卫生间使用坐便器进行坐位排便(图2-2-4)，舒适且安全，不仅有利于顺利排便，还可以保护老年人的隐私，维护老年人的自尊，维持老年人正常排便的功能。

如果老年人能坐稳但行走不便，可选择床边坐便椅排便(图2-2-5)。

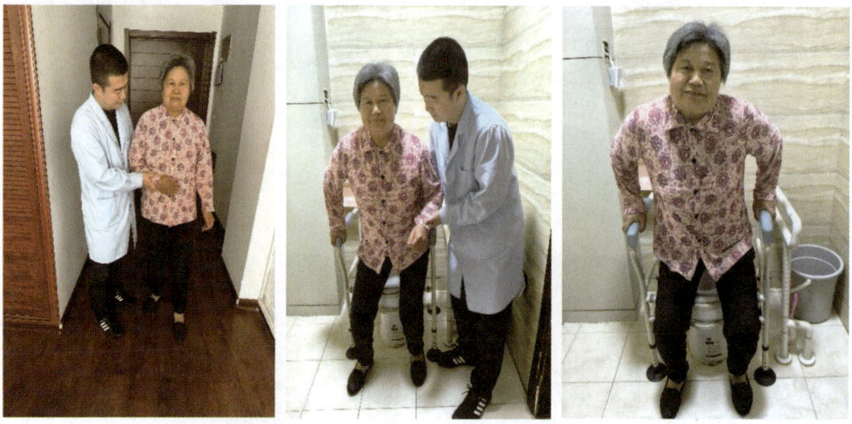

图2-2-4　坐位排便

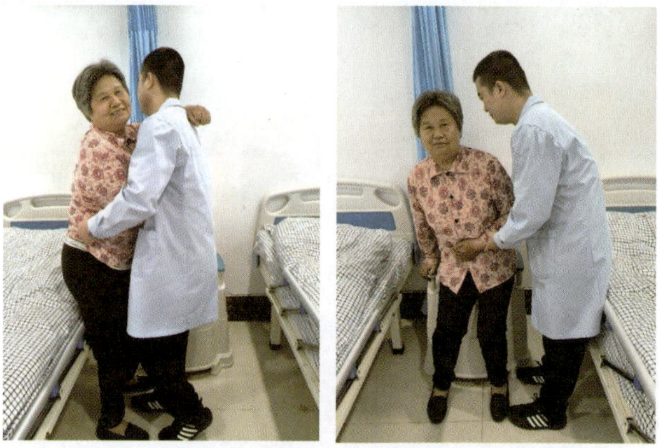

图2-2-5　使用床边坐便椅排便

注意事项

○房间至卫生间通道通畅，无杂物。

○保持卫生间地面整洁，无水渍，以免老年人滑倒。

○卫生间设坐便器并安装扶手，方便老年人坐下和站起。

○卫生用品放在老人伸手可以拿取的位置。

温馨提示

○评估排泄方式时注意兼顾老年人的主观意愿，多沟通交流，态度和蔼。

○了解老年人排尿、排便习惯及时间，观察表情、动作，判断是否有尿意、便意。

○适时查看护理垫或纸尿裤污染情况，及时更换，不仅能使老年人感觉舒适，也可为老年人节约相应费用。

○卧床老年人排泄后，使用湿热毛巾擦拭或温水冲洗会阴部，减少尿液对皮肤的刺激。

2)卧床老年人排泄方式

对于长期卧床的老年人，根据意识状态、身体活动能力、下肢功能情况、大小便的控制能力，在床上使用便盆、尿壶或一次性护理垫等措施协助排便。

卧床老年人床上使用的常见便器为便盆及尿壶(图2-2-6)。尿壶接取尿液简单、方便，分为男用、女用两类。男性老年人使用尿壶较常见。女用尿壶应用较少，常以便盆代替。尿壶与便盆放置方式分别见图2-2-7和图2-2-8。

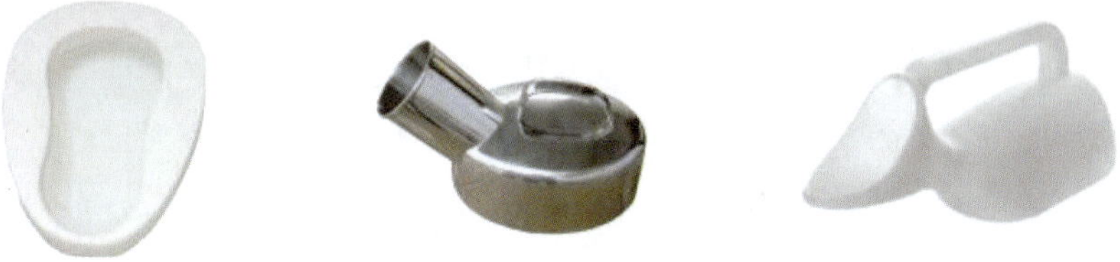

(a)便盆　(b)男用尿壶　(c)女用尿壶

图2-2-6　便盆及尿壶

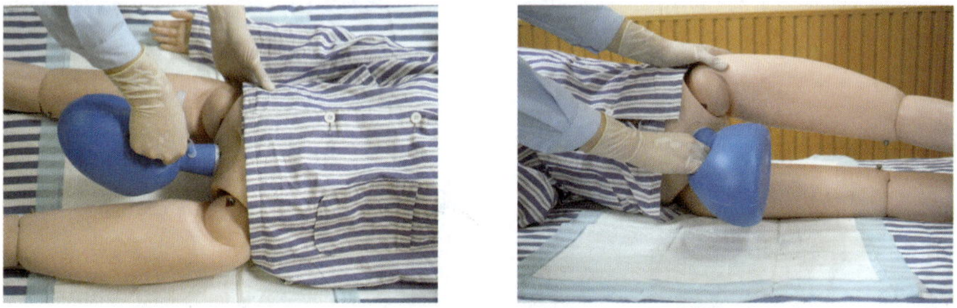

(a)仰卧位放置尿壶　(b)侧卧位放置尿壶

图2-2-7　放置尿壶

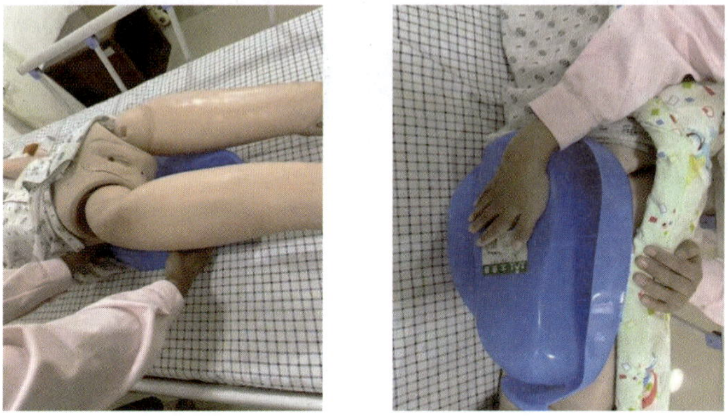

(a)仰卧位放置便盆　(b)侧卧位放置便盆

图2-2-8　放置便盆

3)尿失禁老年人排泄方式

对于行动不便、瘫痪、二便失禁的老年人，可以选择纸尿裤(成人纸尿裤、纸尿片)和护理垫为老年人进行排泄照料。

完全卧床伴有阿尔茨海默病、意识不清及尿失禁的老年人可使用一次性护理垫，如图2-2-9所示。

能够行走、坐轮椅活动，或者卧床但躁动不安，伴有尿失禁、尿滴沥的老年人可使用纸尿裤进行排泄照料，如图2-2-10所示。

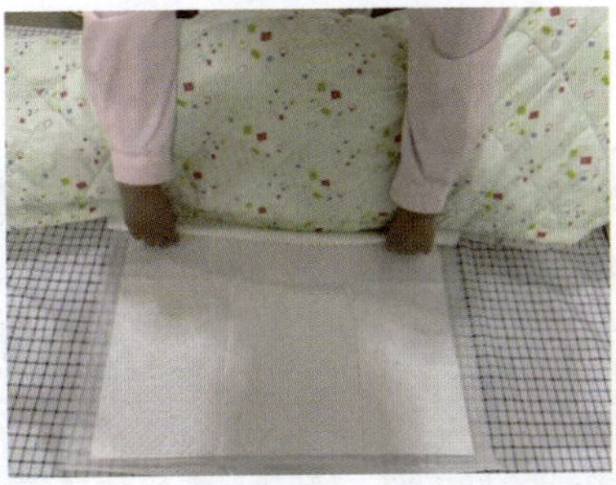

图2-2-9 为老年人更换护理垫

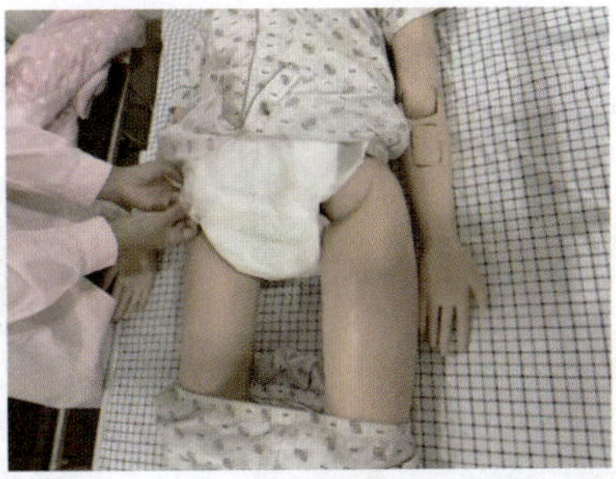

图2-2-10 为老年人更换纸尿裤

4）尿潴留老年人排泄方式

尿潴留老年人如经各种处理措施仍无法进行自主排尿时，可进行导尿术留置导尿管，用集尿袋（图2-2-11）连接导尿管。集尿袋每周需要更换1~2次。如尿液颜色、性状异常，需要及时更换。

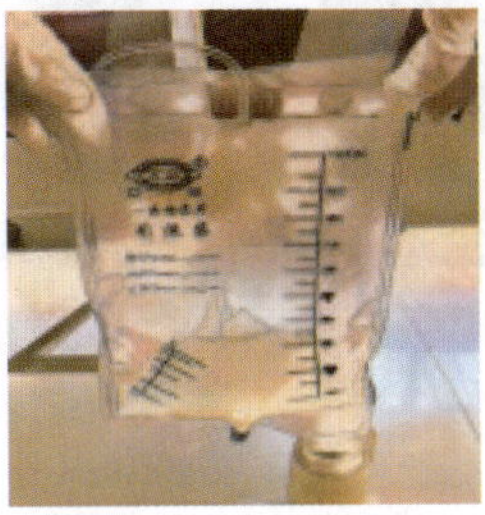

图2-2-11　集尿袋

5）为老年人使用开塞露或人工取便

便秘老年人如经各种处理措施仍无法进行自主排便时，可使用开塞露进行通便（图2-2-12）。开塞露分为甘油制剂和甘露醇、硫酸镁复方制剂两种。人工取便是指用手指取出嵌顿在直肠内的粪便的方法（图2-2-13）。

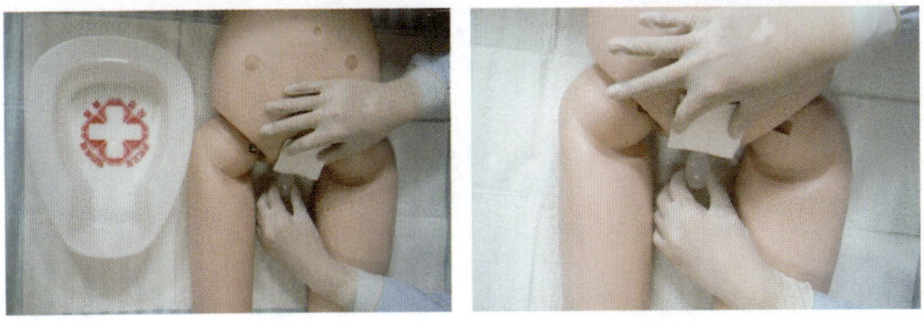

图2-2-12　为老年人使用开塞露

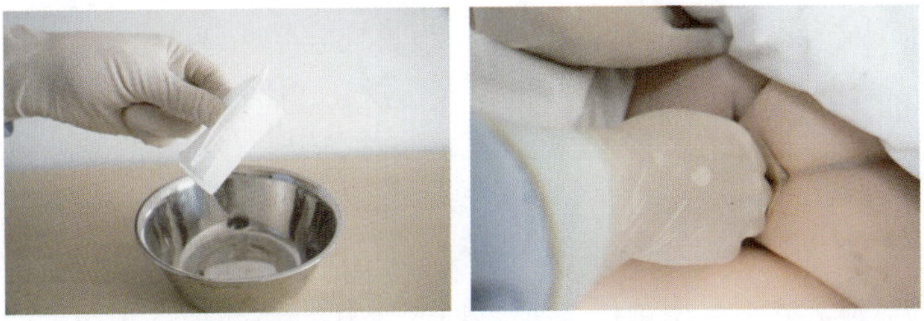

图2-2-13　为老年人人工取便

6）为肠造瘘的老年人更换造瘘袋

肠造瘘手术是将病变的肠段切除，将一段肠管拉出，翻转缝于腹壁，用于排泄粪便。每天需要为肠造瘘的老年人更换造瘘袋（图2-2-14），观察造瘘口情况，教会自理的老年人自己更换造瘘袋。

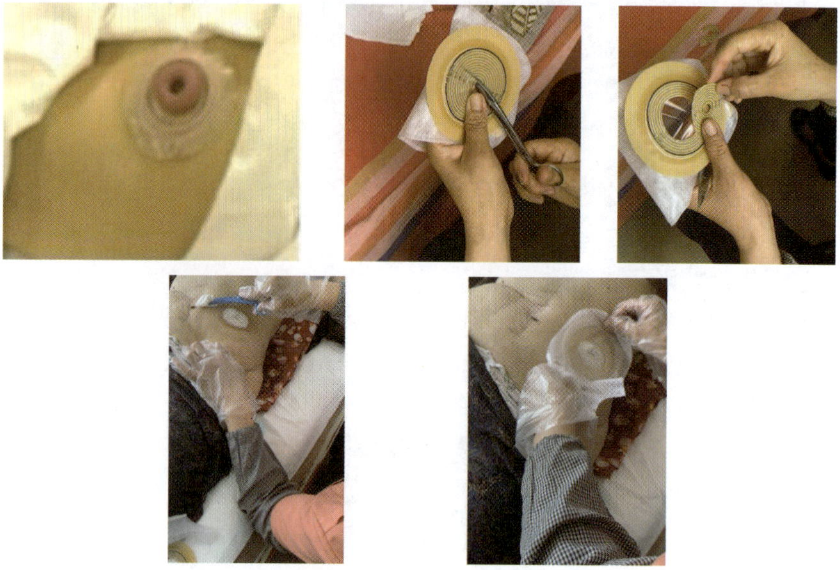

图2-2-14 为老年人更换造瘘袋

注意事项

- 排泄护理操作比较特殊，护理员需要维护老年人的尊严和隐私。
- 护理员保持耐心、体贴的态度，语言亲切。

2. 技能操作

（1）操作准备

在为老年人评估排泄方式前，需要做好必要的准备，见表2-2-5。

表2-2-5 操作准备（排泄方式选择）

准备类型	具体要求	准备记录
环境准备	干净、温馨、舒适的环境，温度、湿度适宜	□是 □否
物品准备	评估表、文件夹、笔等	□是 □否
护理员准备	保持服装整洁，洗净并温暖双手，必要时戴口罩	□是 □否
老年人准备	老年人知情并同意配合评估	□是 □否

（2）操作过程

1）沟通

在为老年人评估排泄方式前，护理员应告知老年人（失智老年人除外）接下来的操作流程、操作目的及操作意义，并且征得老年人同意。沟通时注意态度温和、语气轻柔、面带微笑、对老年人有足够的爱心和耐心。

2）操作实施

根据表2-2-6中老年人的基本情况，运用所学专业知识，为老年人选择合适的排泄方式。采用角色扮演法，两人一组，一人扮演老年人，另一人扮演护理员，依次轮流交替进行任务实施，并将操作记录填写在表2-2-6中。

表2-2-6 操作记录表(排泄方式选择)

护理对象	基本情况	操作记录
老年人1	王爷爷,64岁,下肢功能完好,可坐轮椅活动。早餐后2 h,王爷爷有便意,护理员需要对王爷爷的排泄进行照料	□协助正常如厕 □床上使用便器 □使用护理垫 □使用纸尿裤
老年人2	张爷爷,84岁,脑梗死致左侧肢功能障碍,无法下床活动。晨间护理时,张爷爷有便意,护理员需要对张爷爷的排泄进行照料	□协助正常如厕 □床上使用便器 □使用护理垫 □使用纸尿裤
老年人3	陆爷爷,76岁,脑梗死致右侧肢体偏瘫,前列腺肥大,经常出现尿液淋漓不止。陆爷爷性格开朗,经常外出活动,根据陆爷爷饮水量计算应该为其进行排泄照料	□协助正常如厕 □床上使用便器 □使用护理垫 □使用纸尿裤
老年人4	陈爷爷,76岁,脑梗死致右侧肢体偏瘫,前列腺肥大20年,膀胱手术后给予长期留置导尿管,护理员需要对陈爷爷的排泄进行照料	□留置导尿管后更换集尿袋 □应用开塞露 □采用人工取便 □造瘘口更换造瘘袋

(二)老年人排泄的护理步骤

1.知识学习

(1)排泄异常的护理措施

1)排尿异常的护理措施

老年人排尿异常的护理措施见表2-2-7。

表2-2-7 排尿异常的护理措施

护理类型	护理措施
尿失禁	●观察生命体征,观察尿液的颜色、性状、量并记录 ●保持皮肤清洁、干燥,使用温水擦拭或冲洗会阴部,减少尿液对局部皮肤的刺激,勤换衣裤、床单,防止皮肤受损 ●鼓励老年人多饮水能够促进排尿反射,如病情允许,叮嘱其每天饮水1 500 mL(除去饮食中的水)为宜,以预防泌尿系统感染,并能促进排尿反射。入睡前限制饮水,以减少夜尿量 ●进行膀胱功能训练,定时使用便器,建立规则的排尿习惯,促进排尿功能的恢复。初始白天每隔1~2 h使用便器1次,夜间每隔4 h使用便器1次。以后逐渐延长间隔时间,以促进排尿功能恢复。使用便器时,以手掌用柔力自膀胱上方持续向下压迫,使膀胱内尿液被动排出,协助排尿

续表

护理类型	护理措施
尿失禁	● 根据老年人情况锻炼盆底肌肉，指导其取立位、坐位或卧位，试做排尿动作，先慢慢收紧盆底肌肉，再缓缓放松，每次10 s左右，连续10遍，每天锻炼5~10次，以不感疲乏为宜 ● 做好心理照料，尊重老年人的人格，给予安慰和鼓励，帮助老年人树立重新控制排尿的信心
尿潴留	● 安慰老年人，缓解焦虑和紧张情绪 ● 用热毛巾或热水袋热敷老年人的腹部促进排尿 ● 按摩老年人的腹部促进排尿 ● 通过听流水声，或用温水冲洗会阴部等措施诱导排尿。在各种措施均无效的情况下，可根据医嘱导尿
留置导尿管	● 保持引流通畅，避免导尿管受压、扭曲、堵塞 ● 防止泌尿系统逆行感染。每天1~2次会阴护理，女性患者用消毒棉球擦拭外阴及尿道口，男性患者用消毒棉球擦拭尿道口、龟头及包皮 ● 定期更换集尿袋及导尿管。注意观察并及时排空集尿袋内尿液，记录尿量。每周更换集尿袋1~2次，如尿液性状、颜色异常，需要及时更换。每周更换导尿管1次，硅胶导尿管可酌情延长更换周期 ● 进行健康指导。鼓励老年人多饮水，以达到自然冲洗尿路的作用，减少尿路感染。离床活动时，应将导尿管远端固定在大腿上，集尿袋不得超过膀胱高度，防止尿液逆流 ● 训练膀胱反射功能。采用间歇性夹管的方式，每3~4 h开放1次，使膀胱定时充盈、排空，促进膀胱功能的恢复 ● 加强观察。注意倾听老年人主诉和观察尿液情况，如发现尿液浑浊、沉淀、有结晶，应做膀胱冲洗。每周行尿常规检查1次

2）排便异常的护理措施

老年人排便异常的护理措施见表2-2-8。

表2-2-8　排便异常的护理措施

护理类型	护理措施
便秘	● 评估老年人便秘的原因 ● 多食含纤维素的食物，有利于增加肠蠕动，促进大便排出 ● 适当增加饮水量。每天清晨饮一杯淡盐水，可促进肠蠕动，保持胃肠道足量的水分，软化粪便，有利于大便排出 ● 在体力允许的情况下，指导老年人做适量体育活动，可提高排便肌群的收缩力 ● 每天起床前和入睡前进行顺时针腹部按摩，增加肠蠕动 ● 遵医嘱服用缓泻剂或采用灌肠法，必要时采用人工取便法 ● 养成定时排便的习惯 ● 做好老年人心理照料，缓解因曾经有过排便不畅而引发的思想顾虑和心理负担，放松身心

续表

护理类型	护理措施
粪便嵌顿	●评估老年人粪便嵌顿的原因 ●关闭门窗，注意保暖。屏风遮挡，保护隐私 ●使用栓剂、缓泻剂，必要时给予灌肠 ●老年人感觉大便在肛门处，在灌肠无效时可遵医嘱执行人工取便。操作中注意观察老年人的表现，如有面色苍白、呼吸急促、心悸、头昏等现象，须立即停止操作 ●协助排便后用温水洗净肛门周围及臀部皮肤，保持皮肤清洁、干燥
腹泻	●评估老年人腹泻的原因，采取针对性的护理措施 ●膳食调理，酌情给予清淡的流质或半流质食物，避免摄入油腻、辛辣、高纤维食物。严重腹泻时可暂时禁食，鼓励老年人饮水，以免脱水 ●腹泻严重时，口服补液盐或遵医嘱静脉补充水、电解质 ●每次便后用温水洗净肛门周围及臀部皮肤，保持皮肤清洁、干燥。必要时，肛门周围涂擦软膏加以保护 ●卧床老年人发生腹泻时，注意观察骶尾部皮肤变化，预防压疮的发生 ●密切观察病情，记录排便的性状、次数等，必要时留取标本送检
排便失禁	●处理粪便时，屏风遮挡，保护隐私 ●经常用温水洗净肛门周围及臀部皮肤，保持皮肤清洁、干燥。肛门周围涂擦软膏以保护皮肤，避免潮湿刺激引发感染 ●帮助老年人重建控制排便的能力。了解老年人排便时间，掌握规律，定时给予便器，促使老年人按时自己排便；与医生协调，定时应用导泻栓剂或灌肠，以刺激定时排便；教会老年人进行肛门括约肌及盆底肌肉收缩锻炼 ●观察并记录排便的量、性状。遵医嘱静脉补充水、电解质，预防脱水及电解质紊乱 ●观察骶尾部皮肤情况，预防压疮的发生
肠胀气	●指导老年人养成细嚼慢咽的良好的饮食习惯 ●鼓励老年人适当活动 ●轻微胀气时，可行腹部热敷、腹部按摩或针刺疗法。严重胀气时，遵医嘱给予药物治疗或行肛管排气 ●做好心理照料，进行健康教育，如少食产气的食物，进食或饮水时避免吞入大量空气

续表

护理类型	护理措施
肠造瘘	●加强观察造瘘口有无并发症,如回缩、出血或坏死,造瘘口周围皮肤有无发红、肿痛或溃烂等表现 ●保持造瘘口周围皮肤清洁、干燥,指导或协助老年人排便后用温水清洗造瘘口周围皮肤,用棉球由内向外清洁并擦干,在造瘘口周围涂擦氧化锌油加以保护,以防止因大便浸渍而出现皮炎 ●造瘘袋内有粪便时应及时倾倒,注意观察袋内排泄物的颜色、性状和量,避免产生异味及继发感染 ●根据老年人的造瘘口情况、个人喜好、经济状况选择适宜的造瘘袋 ●指导老年人穿着宽松、柔软的衣裤,安装造瘘袋时动作轻稳,避免摩擦造瘘口,发生出血和感染 ●保持老年人床单位清洁、干燥,随时更换污染的衣物、被服 ●鼓励老年人少食多餐。摄入易消化、高热量、高蛋白、高维生素食物。避免进食刺激性、易产生胀气、不易消化及有臭味的食物。如蛋类、葱、姜、蒜、辣椒、芹菜等。忌烟酒。注意饮食卫生,防止饮食不当引起腹泻或便秘 ●指导老年人养成定时排便的习惯 ●指导沐浴。使用两件式造瘘袋,在底盘与皮肤接触处封上一圈防水胶布即可。一件式造瘘袋可以覆盖清洁食品袋,外周封上一圈防水胶布 ●关心老年人,保持良好的心态。指导适量参加不剧烈的活动,避免重体力活动,以免形成造瘘口旁疝或造瘘口脱垂。学会肠造瘘的自我护理

(2)正常老年人如厕的护理步骤

对于下肢功能良好的老年人,护理员应鼓励老年人自行采用正常的如厕方式。当老年人一侧肢体功能受损时,护理员应鼓励老年人尽可能利用健侧上肢力量做到部分自理。

1)操作准备

在对老年人进行排泄护理前,需要做好必要的准备,见表2-2-9。

表2-2-9 操作准备(正常老年人如厕)

准备类型	具体要求
环境准备	干净、温馨、舒适的环境,温度、湿度适宜,根据季节关闭门窗,地面平坦、无积水、无障碍物,卫生间有坐便器及扶手设施。床边坐便椅及轮椅处于安全备用状态
物品准备	卫生纸、坐便椅、屏风、便盆、一次性护理垫、温水、水盆、毛巾等,必要时准备干净的衣裤
护理员准备	保持服装整洁,洗净并温暖双手,必要时戴口罩
老年人准备	穿合适衣物、防滑鞋子,坐于床上,有如厕的需求

2)实施护理

护理员根据老年人的身体状况及肢体活动能力为老年人提供相应的护理服务,操作流程与方法见表2-2-10。

表2-2-10　操作流程与方法(正常老年人如厕)

<table>
<tr><th>操作流程</th><th colspan="2">操作方法</th><th>注意事项</th></tr>
<tr><td rowspan="3">步骤①</td><td rowspan="3">转移老年人</td><td>搀扶老年人进入卫生间如厕
①护理员开启卫生间灯,搀扶老年人进入卫生间
②协助转身,背对坐便器,叮嘱老年人双手扶住坐便器旁扶手
③一手抱老年人腋下(或腰部),另一手协助老年人(或让老年人自己)脱下裤子至膝部,抓住裤腰前部,暴露臀部</td><td rowspan="3">①晚间可采用床边坐便椅协助排泄
②门外挂标示牌,不锁门,叮嘱老年人放松,有耐心,避免催促</td></tr>
<tr><td>轮椅转运老年人进入卫生间如厕
①将轮椅推至老年人健侧,与床呈30°~45°,刹车制动
②老年人将手搭在护理员肩膀上,护理员双手穿过老年人腋下环抱老年人,一腿放于老年人双腿之间,协助老年人站起并移坐于轮椅上。鼓励老年人自己将脚放置于脚踏板之上。护理员帮助老年人系好安全带
③将老年人推至卫生间内,轮椅与坐便器呈合适角度,刹车制动,抬起脚踏板
④老年人一手扶住远侧扶手,护理员双手穿过老年人腋下环抱老年人,一腿放于老年人双腿之间,协助老年人站起转身,移至坐便器前,叮嘱老年人双手扶住坐便器旁扶手
⑤一手抱老年人腋下(或腰部),另一手协助老年人(或让老年人自己)脱下裤子至膝部,抓住裤腰前部,暴露臀部</td></tr>
<tr><td>使用床边坐便椅如厕
①将坐便椅放至老年人健侧,与床呈30°~45°,检查坐便椅是否牢固。必要时遮挡屏风
②老年人一手扶住坐便椅远侧扶手,护理员双手穿过老年人腋下环抱老年人,一腿放于老年人双腿之间,协助老年人站起转身,移至坐便椅前,叮嘱老年人双手扶住坐便椅旁扶手
③一手抱老年人腋下(或腰部),另一手协助老年人(或让老年人自己)脱下裤子至膝部,抓住裤腰前部,暴露臀部</td></tr>
</table>

续表

操作流程		操作方法	注意事项
步骤②	协助排便	①护理员稳定重心，扶住老年人上身，一手伸至老年人的腋下或腰部，另一手协助老年人或老年人自己脱下裤子 ②护理员双手支撑老年人腋下，协助老年人缓慢坐于坐便器上 ③叮嘱老年人坐稳，扶好扶手进行排便，并最后确认 ④护理员门口等待并适时询问是否排便完毕 ⑤老年人一手扶好扶手，身体前倾，护理员协助老年人用卫生纸擦净肛门 ⑥叮嘱老年人双手扶住扶手，支撑身体，护理员协助老年人起身，穿好裤子，整理衣物	①鼓励老年人自己脱下健侧裤子 ②老年人排便时注意保暖，注意保护隐私 ③不可如厕时间过久，起身速度要慢，以免跌倒 ④及时与老年人沟通，消除老年人顾虑 ⑤鼓励上肢功能良好的老年人便后自己擦净肛门
步骤③	排便后处理	①护理员扶好老年人，观察排泄物的性状及颜色。发现异常情况及时报告医生并做好记录 ②盖上坐便器上盖，按压冲水开关。使用床边坐便椅的，待老年人安置妥当后再处理 ③协助老年人洗手并擦干	
步骤④	操作后整理	①将老年人扶回房间，关灯 ②开窗通风或开启抽风设施 ③清理床边坐便椅，消毒、浸泡、晾干后备用，放回卫生间	

(3)卧床老年人床上使用便器的护理步骤

对于因肢体功能障碍无法离床的老年人，护理员应为老年人在床上使用便器协助排便。根据老年人的活动能力及病情可分别采用仰卧位放置便盆与侧卧位放置便盆。护理员应鼓励老年人尽可能利用肢体的残存功能配合抬起臀部或翻身侧卧。

1)操作准备

在对老年人进行排泄护理前，需要做好必要的准备，见表2-2-11。

表2-2-11　操作准备(卧床老年人床上使用便器)

准备类型	具体要求
环境准备	室内整洁，温度、湿度适宜。关闭门窗，必要时遮挡屏风
物品准备	便盆或尿壶、一次性护理垫、卫生纸、屏风等。必要时备温水、水盆、毛巾。使用前检查便器的完整性，预防老年人皮肤受损
护理员准备	着装整洁，洗净并温暖双手，无戒指、长指甲，未涂指甲油，必要时戴口罩
老年人准备	老年人平卧于床上，有排泄的需求

2)实施护理

护理员根据老年人的身体状况及肢体活动能力为老年人提供相应的

护理服务，操作流程与方法见表2-2-12。

表2-2-12　操作流程与方法（卧床老年人床上使用便器）

操作流程		操作方法	注意事项
步骤①	放置便盆	仰卧位放置便盆 ①老年人取仰卧位，将下身盖被折向远侧，协助老年人将裤子脱至膝部 ②叮嘱老年人屈膝、抬臀，一手托起老年人臀部，另一手将一次性护理垫放至老年人臀下 ③再次叮嘱老年人屈膝、抬臀，一手托起老年人臀部，另一手将便盆放至老年人臀下	①便盆窄口朝向足部，询问老年人便盆放置是否合适 ②在会阴上部覆盖一次性护理垫，为老年人盖好盖被，防止尿液喷溅被子
		侧卧位放置便盆 ①将老年人裤子脱至膝部 ②双手扶住老年人远侧的肩部及髋部，使老年人面向自己呈侧卧位，掀开下身盖被，折向自己一侧，暴露臀部 ④将一次性护理垫垫于老年人腰下及臀下，再将便盆窄口朝向足部，竖立放置，扶住便盆一侧，同时协助老年人恢复平卧位	
	放置尿壶	女用尿壶使用方法 ①老年女性取仰卧位，将下身盖被折向远侧，脱下裤子至膝部 ②叮嘱老年人屈膝、抬臀，一手托起老年人的骶尾部，另一手将一次性护理垫垫于老年人腰下及臀下 ③再次叮嘱老年人双腿屈膝呈八字，手持尿壶将开口边缘贴近会阴部固定，盖好盖被接取尿液	
		男用尿壶使用方法 ①老年男性取半卧位或坐位，叮嘱老年人双腿稍分开，将尿壶放置在双腿之间，将阴茎放入尿壶接尿口，手握尿壶把手固定，盖好盖被接取尿液 ②老年男性取侧卧位，双膝并拢，将阴茎放入尿壶接尿口，手握尿壶把手固定，盖好盖被接取尿液	
步骤②	撤去便器	①老年人排便后，一手扶稳便盆一侧，另一手协助老年人侧卧，取出便盆放于地上。老年人排尿完毕，掀开盖被，撤下尿壶 ②取卫生纸为老年人擦净肛门、尿道口及会阴部，必要时用温水清洗肛门及会阴部并擦干，撤去一次性护理垫。协助老年人穿好裤子	从会阴部往肛门的方向擦
步骤③	整理	①整理床单位，必要时协助老年人洗手 ②开窗通风 ③观察并倾倒排泄物，发现异常及时报告医生并记录 ④冲洗、消毒便器，晾干备用	

温馨提示

- 与老年人沟通时注意态度温和、语气轻柔。
- 保持双手温暖，避免接触老年人肢体时令老年人感到不适。
- 在协助老年人排泄的过程中，注意保暖与隐私保护。

(4)为老年人更换护理垫、纸尿裤的护理步骤

当老年人瘫痪、完全卧床、意识不清伴有尿失禁时，选择使用一次性护理垫。当老年人能够行走、坐轮椅，或者卧床但躁动不安，伴有尿失禁、尿滴沥时，使用纸尿裤进行排泄照料。

1)操作准备

为老年人更换护理垫、纸尿裤前，需要做好准备工作，具体见表2-2-13。

表2-2-13 操作准备(更换护理垫、纸尿裤)

准备类型	具体要求
环境准备	室内整洁，温度、湿度适宜。关闭门窗，必要时遮挡屏风。
物品准备	一次性护理垫或纸尿裤、卫生纸、屏风、水盆(水温在37~40 ℃)、温热湿毛巾等
护理员准备	着装整洁，洗净并温暖双手，无戒指、长指甲，未涂指甲油，必要时戴口罩
老年人准备	平卧于床上，有更换护理垫或纸尿裤的需求

2)实施护理

护理员根据老年人尿失禁的状况及活动能力为老年人提供相应的护理服务，操作流程与方法见表2-2-14。

表2-2-14 操作流程与方法(更换护理垫、纸尿裤)

操作流程		操作方法	注意事项
步骤①	更换护理垫	①将水盆、温热湿毛巾放在床旁坐椅上。关闭门窗，遮挡屏风，协助老年人取左侧卧位 ②测试水温在37~40 ℃，用温热湿毛巾擦拭右侧臀部和会阴部皮肤 ③将污染的一次性护理垫向内折叠，塞于老年人身下，将干净的护理垫一侧卷起塞于老年人身下，另一侧向自己一侧拉开 ④协助老年人翻身至右侧卧位，撤下用过的一次性护理垫，放入污物桶，擦拭左侧臀部和会阴部皮肤 ⑤观察老年人会阴部及臀部皮肤情况，避免发生尿布疹 ⑥将护理垫另一侧拉平，翻转老年人身体至平卧位 ⑦更换护理垫时，观察排泄物的性状、量、颜色、气味等。如有异常，及时报告医护人员	①动作轻稳，避免老年人受凉 ②使用温热湿毛巾擦拭或清洗会阴部，减轻异味，保持局部清洁、干燥 ③当老年人患有传染性疾病时，一次性护理垫应放入医用黄色垃圾袋，作为医用垃圾集中回收处理

续表

操作流程		操作方法	注意事项
步骤①	更换纸尿裤	①将水盆、毛巾放在床旁坐椅上。关闭门窗,遮挡屏风 ②掀开老年人下身盖被,协助老年人取平卧位,解开纸尿裤粘扣,展开两翼至老年人身体两侧,将前片从双腿间后撤 ③测试水温在37~40 ℃,用温热湿毛巾擦拭会阴部。观察老年人会阴部皮肤情况,避免发生尿布疹 ④双手分别扶住老年人的肩部、髋部,翻转身体呈侧卧位,将污染纸尿裤内面对折于臀下 ⑤取温热湿毛巾擦拭会阴部及臀部并观察局部皮肤情况 ⑥将大小适宜的清洁纸尿裤(紧贴皮肤面朝内)纵向对折,开口朝外平铺于老年人臀下 ⑦协助老年人翻转身体至平卧位,从一侧撤下污染的纸尿裤,卷起放入污物桶,拉平身下的清洁纸尿裤 ⑧从双腿间向上兜起纸尿裤前片,整理纸尿裤大腿内侧边缘至服帖,将前片两翼向两侧拉紧,后片粘扣粘贴于纸尿裤前片粘贴区 ⑨将纸尿裤大腿内、外侧边缘展平,防止侧漏	①根据老年人胖瘦情况选择适宜尺寸的纸尿裤 ②每次更换或排便后应使用温热湿毛巾擦拭或清洗会阴部,减轻异味,保持局部清洁、干燥 ③当老年人患有传染性疾病时,纸尿裤应放入医用黄色垃圾袋,作为医用垃圾集中回收处理
步骤②	整理	①整理老年人床单位,必要时协助老年人洗手 ②开窗通风 ③观察排泄物,发现异常及时报告医生并记录	

温馨提示

○对于意识不清的老年人,护理员需要定时查看护理垫或纸尿裤的浸湿情况,及时更换,防止发生尿布疹及压疮。

○为老年人更换护理垫或纸尿裤时,注意屏风遮挡,安抚老年人情绪,保护老年人隐私。

(5)为留置导尿管的老年人更换集尿袋的护理步骤

当大量尿液潴留在膀胱内,老年人不能自行排出时,为减轻老年人的痛苦,需要在严格无菌操作下,用无菌导尿管经尿道插入膀胱引流出尿液。当老年人因为病情需要留置导尿管时,护理员需要每周更换集尿袋1~2次。

1)操作准备

为老年人更换集尿袋前,需要做好准备工作,具体见表2-2-15。

表2-2-15 操作准备(更换集尿袋)

准备类型	具体要求
环境准备	室内整洁,温度、湿度适宜。关闭门窗,必要时遮挡屏风
物品准备	集尿袋、治疗巾、棉棒、碘伏、一次性手套、止血钳、污物盘、便盆、别针、笔、记录单等
护理员准备	着装整洁,洗净并温暖双手,无戒指、长指甲,未涂指甲油,戴口罩
老年人准备	平卧于床上,支起床挡

微课 为留置导尿管的老年人更换集尿袋

注意事项

○操作时动作轻柔、准确、安全。

○集尿袋始终低于老年人会阴部，避免尿液反流。

○全过程体现无菌操作技术原则。

2）实施护理

护理员根据老年人的集尿袋的使用时间及尿液的引流量为老年人提供相应的护理服务，操作流程与方法见表2-2-16。

表2-2-16 操作流程与方法（更换集尿袋）

操作流程	操作方法
步骤①	检查集尿袋 ①放下床挡，打开盖被，暴露导尿管和集尿袋引流管接口 ②在导尿管和集尿袋引流管接口处铺治疗巾，弯盘放在接口下 ③检查新集尿袋有效期，撕开外包装，平铺在治疗巾上，闭放尿端口
	引流尿液 ①打开集尿袋引流管开关，观察尿液引流通畅 ②用止血钳夹住留置导尿管开口上端3~5 cm处；夹闭集尿袋引流管开关
步骤②	消毒导尿管外口 ①取棉棒袋打开，抽出两支，棉头部分在棉棒包内 ②戴手套 ③取下新集尿袋引流管接口盖帽，放在治疗巾上 ④断开导尿管和用过的引流管接口，导尿管末端向上，用左手捏住 ⑤右手捏住用过的引流管接口下端，左手将新集尿袋引流管接口盖帽套在用过的引流管接口上，放下 ⑥右手取棉棒蘸碘伏从导尿管外口向上螺旋消毒2次，用过的棉棒放入黄色垃圾桶内 ⑦连接导尿管和新集尿袋引流管接口，旋紧

（6）帮助老年人使用开塞露（人工取便）的护理步骤

便秘是老年人的常见症状之一，约有1/3的老年人会出现不同程度的便秘。老年人发生便秘，除了口服通便药物，常用的方法还有开塞露通便法、甘油栓通便法、肥皂栓通便法、腹部按摩法。对于严重便秘且上述方法无效者，宜采用人工取便法或者灌肠法等。及时减轻老年人排便不畅及便秘的痛苦，可避免心脑血管意外的发生。

1）操作准备

为老年人使用开塞露前，需要做好准备工作，具体见表2-2-17。

表2-2-17 操作准备（使用开塞露）

准备类型	具体要求
环境准备	室内整洁，温度、湿度适宜。关闭门窗，必要时遮挡屏风
物品准备	开塞露、卫生纸、一次性护理垫、一次性无菌手套、润滑液、便盆、水盆、温水、毛巾及屏风等
护理员准备	着装整洁，洗净并温暖双手，无戒指、长指甲，未涂指甲油，戴口罩
老年人准备	平卧于床上，支起床挡

2）实施护理

护理员根据老年人的排便困难的程度及老年人的身体状况为老年人提供相应的护理服务，操作流程与方法见表2-2-18。

表2-2-18　操作流程与方法(使用开塞露)

操作流程	操作方法		注意事项
步骤①	摆放体位 ①协助老年人脱下裤子至大腿部,呈左侧屈膝卧位。必要时使用屏风遮挡 ②暴露臀部,臀下垫一次性护理垫		
步骤②	肛注开塞露	①拧开开塞露的盖帽,左手垫卫生纸分开老年人臀部,暴露肛门,右手持开塞露球部,挤出少量药液润滑开塞露细管部分及肛门外周 ②叮嘱老年人深呼吸,将开塞露细管部分全部插入肛门内 ③挤压开塞露球部,将药液全部注入直肠内 ④撤出开塞露塑料壳,同时将左手卫生纸移至肛门口按压 5 min ⑤叮嘱老年人保持体位 10 min后排便。观察老年人用药后反应。老年人主诉有便意时,指导其深呼吸,提肛(收紧肛门) ⑥ 10 min后,协助老年人如厕或使用便盆排便	①使用开塞露前,检查开塞露有效期,包装是否完好 ②患有痔疮的老年人使用开塞露时,操作应轻缓并充分润滑 ③对本品过敏者禁用,过敏体质者慎用 ④开塞露不可长期使用,以免耐受而失去作用
	人工取便	①戴好手套,右手食指浸没在润滑液中 ②左手向上轻推老年人右侧臀部,叮嘱老年人深呼吸 ③右手食指在肛门口润滑肛周,滑入直肠掏取近肛门处粪便。观察老年人反应并询问感受 ④由浅入深将可触及的粪块掏出放于便盆内。取卫生纸擦净肛门 ⑤温水盆中投湿毛巾拧至不滴水,热敷肛门处并轻轻按摩,促进肛周血液循环,减轻肛门疼痛或不适感	①动作轻柔,避免损伤直肠黏膜或引起肛门周围水肿 ②不能使用器械掏取粪便,避免误伤直肠黏膜 ③取便过程中,注意观察老年人表现,如发现其面色苍白、出冷汗、疲倦等,立即暂停,休息片刻后再操作
步骤③	整理 ①撤去一次性护理垫,协助老年人穿好裤子,取舒适体位,整理床单位 ②开窗通风		
步骤④	观察记录 ①观察粪便情况。如有异常,及时向医护人员汇报 ②倾倒并冲洗、消毒便盆,晾干备用 ③洗净双手,记录为老年人使用开塞露(人工取便)的时间、用量及排便情况(量及次数)		

温馨提示

○护理员需要了解老年人排便习惯，有无腹痛、腹胀、食欲减退、口苦、下腹不适等情况。

○注意检查老年人肛周皮肤情况，有无破损、出血等。

○操作前与老年人沟通，耐心解释并取得老年人同意。

(7)为肠造瘘老年人更换造瘘袋的护理步骤

造瘘袋主要用于收集粪便，常与造瘘口的末端连接。造瘘袋的设计分为一件式和两件式。

一件式造瘘袋通常是一次性使用，特点是使用简单、易掌握。两件式造瘘袋的袋子与底盘可分开，特点是底盘按造瘘口形状和大小剪切并固定于造瘘口上，排便后从底盘上松开造瘘袋卡扣，取下造瘘袋，可以更好地保护造瘘口周围的皮肤。

1)操作准备

为老年人更换造瘘袋前，需要做好准备工作，具体见表2-2-19。

表2-2-19 操作准备(更换造瘘袋)

准备类型	具体要求
环境准备	室内整洁，温度、湿度适宜。关闭门窗，必要时遮挡屏风
物品准备	造瘘袋(在有效期内)、内盛38~40 ℃温水的水盆、毛巾、卫生纸、纱布、棉球、氧化锌油、便盆等
护理员准备	着装整洁，洗净并温暖双手，无戒指、长指甲，未涂指甲油，戴口罩
老年人准备	老年人平卧于床上，造瘘袋内粪便超过容量的1/3

2)实施护理

护理员根据老年人造瘘口的位置、粪便的性状及造瘘口周围皮肤的情况为老年人提供相应的护理服务，操作流程与方法见表2-2-20。

表2-2-20 操作流程与方法(更换造瘘袋)

操作流程	操作方法	注意事项
步骤①	摆放体位 ①协助老年人脱下裤子至臀部，呈右侧屈膝卧位。必要时使用屏风遮挡 ②暴露造瘘口部位，身下垫一次性护理垫 ③查看新、旧造瘘袋大小应一致	餐后2~3 h内不要更换造瘘袋，此时肠蠕动较活跃，更换时老年人有可能出现排便情况
步骤②	取下造瘘袋 ①打开造瘘袋与底盘之间的卡扣，取下造瘘袋放于便盆内 ②查看造瘘口周围的皮肤有无红肿、回缩、溃烂等异常情况	最好选用透明的、带除臭功能的造瘘袋
步骤③	清洁造瘘口 ①用柔软的卫生纸擦拭干净造瘘口周围的便渍 ②再用纱布或棉球将造瘘口由内向外清洁并擦干 ③最后用温热湿毛巾清洗局部皮肤并擦干 ④在造瘘口周围皮肤处涂氧化锌油给予保护	①造瘘口周围皮肤保持清洁、干燥 ②动作轻柔，避免造成造瘘口黏膜及皮肤溃破

续表

操作流程	操作方法	注意事项
步骤④	安装新造瘘袋 ①取清洁造瘘袋卡入底盘 ②用手向下牵拉造瘘袋，确认造瘘袋固定牢固	
步骤⑤	整理 ①撤去一次性护理垫，协助老年人穿好裤子，取舒适体位，整理床单位 ②开窗通风	注意保暖，并注意保护老年人的隐私
步骤⑥	观察记录 ①将造瘘袋内粪便倾倒于马桶内，冲洗造瘘袋至清洁 ②观察粪便情况。如有异常，及时向医护人员汇报 ③洗净双手，记录更换时间、造瘘口情况及排便性状	如果发现有排便困难或造瘘口狭窄等情况，应及时通知医务人员

2.技能操作

(1)操作准备

操作前需要做好准备工作，并做好记录，具体见表2-2-21。

表2-2-21　操作准备(老年人排泄护理)

准备类型	具体要求	准备记录
环境准备	室内整洁，温度、湿度适宜。关闭门窗，必要时遮挡屏风	是□　否□
设备、用具	普通护理床、多功能护理床、轮椅、卫生间有坐便器、扶手设施、床边坐便椅等	是□　否□
物品	卫生纸、便盆、一次性护理垫、纸尿裤、温水、水盆、毛巾、开塞露、一次性手套、造瘘袋等	是□　否□
护理员准备	着装整洁，洗净并温暖双手，无戒指、长指甲，未涂指甲油，戴口罩	是□　否□
老年人准备	老年人同意，并做好准备	是□　否□

(2)操作过程

1)沟通

操作前与老年人沟通，解释操作的目的和配合的注意事项，取得老年人的同意。注意态度和蔼，采用生活化的语言和老年人交流。意识昏迷老年人由护理员根据老年人状态与以往护理记录综合把握。

2)操作实施

根据表2-2-22中老年人的基本情况,运用所学专业知识,分别对其排泄进行护理。采用角色扮演法,两人一组,一人扮演老年人,另一人扮演护理员,依次轮流交替进行任务实施,并将操作结果填写在表2-2-22中。

表2-2-22 操作记录表(老年人排泄护理)

护理对象	基本情况	排泄方式	操作记录
老年人1	王爷爷,64岁,下肢功能完好,可坐轮椅活动。早餐后2 h,王爷爷有便意,护理员需要对王爷爷的排泄进行照料	□协助正常如厕 □床上使用便器 □使用护理垫 □使用纸尿裤	如厕地点:□卫生间坐便器 □床边坐便椅 自理能力:□独立完成 □协助完成 轮椅转移卫生间:老年人手搭在护理员______上,护理员双手穿过老年人______环抱老年人,一腿放于老年人______之间,协助老年人站起并移至轮椅 是否顺利:□是 □否 处理:______
老年人2	张爷爷,84岁,脑梗死致左侧肢功能障碍,无法下床活动。晨间护理时,张爷爷有便意,护理员需要对张爷爷的排泄进行照料	□协助正常如厕 □床上使用便器 □使用护理垫 □使用纸尿裤	如厕地点:□卫生间 □床上 如厕体位:□坐位 □仰卧位 □侧卧位 是否需要护理垫:□是 □否 是否顺利:□是 □否 处理:______
老年人3	陆爷爷,76岁,脑梗死致右侧肢体偏瘫,前列腺肥大,经常出现尿液淋漓不止。陆爷爷性格开朗,经常外出活动,根据陆爷爷饮水量计算应该为其进行排泄照料	□协助正常如厕 □床上使用便器 □使用护理垫 □使用纸尿裤	整个护理过程老年人需要配合的体位有:______ 是否需要毛巾擦拭: □是 □否 是否顺利:□是 □否 处理:______
老年人4	陈爷爷,76岁,脑梗死致右侧肢体偏瘫,前列腺肥大20年,膀胱手术后给予长期留置导尿管,护理员需要对陈爷爷的排泄进行照料	□留置导尿管后更换集尿袋 □应用开塞露 □采用人工取便 □造瘘口更换造瘘袋	集尿袋引流管关闭: 关闭引流管开关时,止血钳夹住留置导尿管开口上端______cm 导尿管消毒: 从导尿管外口向上螺旋消毒______次,用过的棉棒放入______垃圾桶内 是否顺利:□是 □否 处理:______

检查评估

护理员按照表2-2-23中的检查项目进行自我检查，并将检查结果和自我点评记录在表2-2-23中。

表2-2-23 自我检查记录表(老年人排泄护理)

序号	检查项目	检查结果	自我点评
1	是否穿护理服并保持服装整洁	是□ 否□	
2	操作前是否洗净双手	是□ 否□	
3	是否对老年人身体状况进行评估	是□ 否□	
4	使用轮椅、便盆、坐便器前是否进行安全检查	是□ 否□	
5	是否按照标准步骤进行操作	是□ 否□	
6	是否完成操作记录	是□ 否□	

护理对象根据表2-2-24中的检查项目对护理员的服务情况进行检查，并将检查结果和结果点评记录在表2-2-24中。

表2-2-24 护理对象检查记录表(老年人排泄护理)

序号	检查项目	检查结果	结果点评
1	是否根据身体状况选择适宜的如厕方式	是□ 否□	
2	是否理解排泄时保护老年人隐私的必要性，体现出尊重和关爱	是□ 否□	
3	服务态度是否和蔼，语言是否亲切	是□ 否□	
4	是否协助老年人完成排泄	是□ 否□	
5	完成动作是否轻稳、安全，体现出人文关怀	是□ 否□	

教师根据表2-2-25中的检查项目对护理员的任务完成情况进行检查，并将检查结果和结果点评记录在表2-2-25中。

表2-2-25 教师检查记录表(老年人排泄护理)

序号	检查项目	检查结果	结果点评
1	是否按时完成任务	是□ 否□	
2	团队协作是否顺畅	是□ 否□	
3	设备、用具及物品是否整理恢复	是□ 否□	
4	实训床位是否整理干净	是□ 否□	
5	工作页填写是否准确、完整	是□ 否□	

任务小结

- 老年人排泄护理
  - 排泄方式选择
    - 知识学习
      - 排泄的定义与意义
      - 排泄的途径
      - 老年人排尿异常
      - 老年人排便异常
      - 不同老年人排泄方式的选择
    - 技能操作
      - 操作准备
      - 操作过程
  - 老年人排泄的护理步骤
    - 知识学习
      - 排泄异常的护理措施
      - 正常老年人如厕的护理步骤
      - 卧床老年人床上使用便器的护理步骤
      - 为老年人更换护理垫、纸尿裤的护理步骤
      - 为留置导尿管的老年人更换集尿袋的护理步骤
      - 帮助老年人使用开塞露(人工取便)的护理步骤
      - 为肠造瘘老年人更换造瘘袋的护理步骤
    - 技能操作
      - 操作准备
      - 操作过程

教学资源

任务三　老年人身体清洁

任务导入

场景：某老年颐养中心

人物：小朱（护理员）、3位老年人

情节：某老年颐养中心的3位老年人，由护理员小朱负责清洁照护。小朱需要根据3位老年人的身体状况及个人意愿，选择适宜的身体清洁方式，为老年人实施修剪指甲、清洁头发、洗浴、冲洗会阴的照护。假如你是护理员小朱，应该怎么做？

任务目标

- 能够根据老年人的具体情况，为老年人修剪指（趾）甲。
- 能够根据老年人的身体状况选择合适的清洁头发方式，为老年人清洁头发。
- 能够根据老年人的身体状况选择合适的洗浴方式，为老年人洗浴。
- 能够按照操作规范，为老年人冲洗会阴。

任务实施

1.知识学习

(1)保持身体清洁是生活习惯之一

为老年人保持身体清洁，不仅是为身体干净，重要的是考虑生理、心理、社会效果，帮助老年人维持长年养成的生活习惯。在日常护理过程中，常见的身体清洁服务有修剪指甲、清洁头发、洗浴、冲洗会阴等。

1)修剪指甲的好处

指甲是人体的结缔组织，会持续生长，起到保护手指（脚趾）的作用，但如果不及时修剪，细菌和污垢便容易藏在指甲缝中(图2-3-1)，吃东西时可能导致吞食细菌。在日常生活中，指甲太长可能伤害到他人或者自己，因此及时修剪指甲是非常必要的。

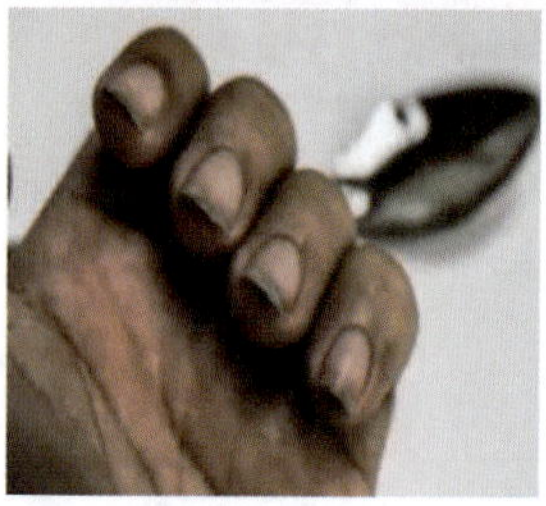

(a)手指甲

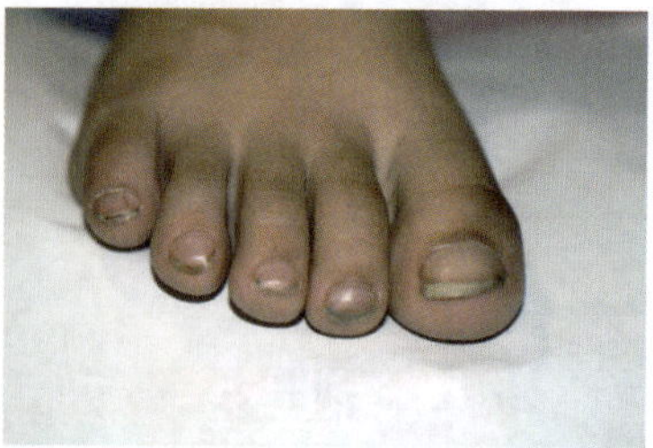

(b)脚指甲

图2-3-1　藏污的指甲

2)老年人头发特点及清洁头发的目的

老年人由于皮肤的生理性退化、萎缩，以及皮肤毛囊数目的逐渐减少，会出现头发干枯、变细、脱落、易折断、变白等变化，头皮易出现头屑、敏感、脂溢性皮炎、头癣、毛囊炎、一般湿疹等。

老年人长期不清洁头发可能会导致头皮瘙痒，有明显异味，头皮屑明显增多，影响头皮毛囊的健康状况。因此，在平常生活中需要做好头皮的清洁工作，养成按时清洁头发的好习惯，这在很大程度上可以改善头皮的健康状况。一般老年人头皮油脂分泌不多，可使用中性和综合型的洗发水，不会过度控油，也不会过度含油。建议用草本植物型洗护产品，兼具养发和防脱的功能。注意头发的梳理和清洗不仅可以保持头发的清洁与美观，还可以保持头皮健康，减少脱发，防止感染及寄生虫滋生。

3)洗浴的目的及要求

洗浴可以使老年人保持皮肤清洁与舒适，预防皮肤感染、压疮的发生。定期洗浴或根据老年人需求及时协助洗浴，不仅可以使老年人身体清洁，更是保持老年人健康的需要。

老年人不宜洗浴次数过多，这是因为随着年龄增大，皮肤会逐渐萎缩。老年人的皮肤较正常成年人更薄，过多冲刷及搓洗皮肤，容易使老年人较薄的皮肤受到损伤。受伤后的皮肤组织更容易受外界环境因素影响而感染，处理不当甚至会化脓或溃烂。老年人也不宜洗浴次数过少，因为较长时间不洗浴，皮肤上面的微生物可能会大量滋生，尤其是老年人皮肤松弛、褶皱较多，有些部位容易藏污纳垢，有害的微生物在这些部位生长过多，容易引发皮肤疾病，出现皮肤瘙痒的症状，反复搔抓后易出现皮疹。

在秋冬季节，老年人的皮肤干燥情况更严重，这不仅与天气有关，还与老年人自身的情况有关。老年人在冬天洗浴，不要频繁使用碱性强的肥皂和沐浴露，皮肤特别干燥的老年人在沐浴后应尽快涂抹润肤乳液，特别是四肢外侧等容易干燥的部分，防止水分蒸发过快。

4)冲洗会阴的目的

冲洗会阴可以保持清洁，减轻异味，预防感染，促进局部伤口愈合，提升舒适感。冲洗会阴适用于长期卧床或臀部及周围发生尿布疹或湿疹的老年人。

(2)身体清洁的方法

老年人的身体状况不同，身体清洁的方法也不同。鼓励能自理的老年人在保障安全的前提下，自己进行身体清洁，护理员离手、不离眼；对半自理的老年人，由护理员协助进行身体清洁；对完全不能自理的老年人，由护理员进行身体清洁。

1)修剪指甲的方法

护理员应协助老年人取坐位或卧位后为老年人修剪指甲。个别老年人指甲较厚，可选用专用指甲刀(图2-3-2)。患有灰指甲、甲沟炎的老年人，可请专业人员对其修剪。对于认知障碍的老年人，可以双人配合为其修剪指甲。

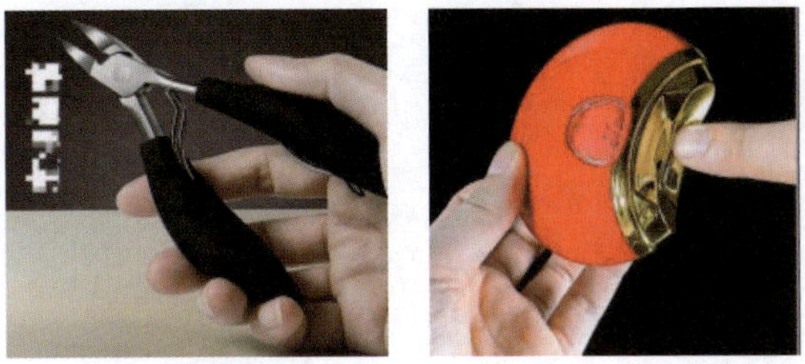

(a)指甲钳　　(b)电动指甲刀

图2-3-2　不同类型的指甲刀

为老年人修剪指甲的具体方法见表2-3-1。

表2-3-1　为老年人修剪指甲

过程	具体方法
准备	● 室内环境整洁，温度、湿度适宜 ● 护理员着装整洁，戴口罩
实施	● 在老年人手(或足)下铺垫纸巾 ● 一手握住老年人的手指(脚趾)，另一手持指甲刀修剪指甲，保留指甲长度1~1.5 mm为宜，逐一修剪 ● 手指甲可圆剪，脚指甲应平剪，修剪时应先修剪手指甲，后修剪脚指甲 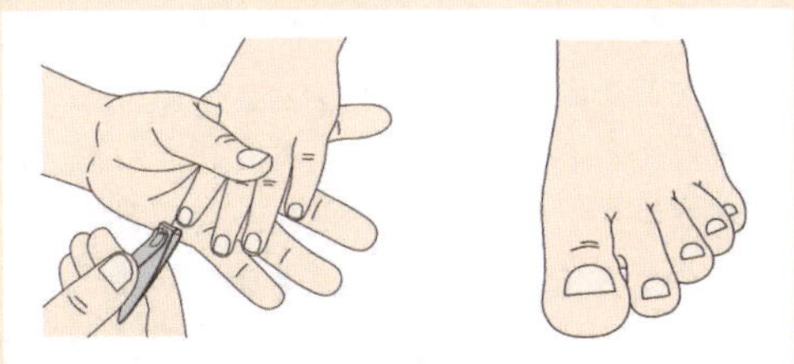 ● 用指甲搓逐一修理、挫平指甲边缘毛刺 ● 用纸巾包裹指甲碎屑，放入垃圾桶
整理	● 将用物放回原处 ● 七步洗手法洗净双手

温馨提示

- 老年人沐浴后指甲较软，便于修剪。
- 老年人指甲较硬时，可用温水浸泡或温热湿毛巾包裹5 min，再修剪。
- 修剪过程中，应避免剪伤皮肤。
- 修剪完毕的指甲边缘应光滑、无毛刺。

2)老年人清洁头发的方法

老年人如果是油性发质,建议在春秋季节每2~3天洗1次;夏季由于天气比较炎热,容易出汗,可以1~2天洗1次;冬季每周洗1~2次就可以。对于发质正常的老年人来说,秋冬季节每周洗1次即可;春天和夏天这种相对温暖的季节每周洗2次比较合适。如果频率过高,很容易造成油脂分泌异常,头发干枯、毛糙,对发质伤害很大。不要认为头发出油就需要立即清洗,这些油脂能起到保护头发的作用,使老年人的头发更加顺滑、润泽、有弹性。护理员应根据老年人的身体状况及自理能力为老年人提供相应的护理服务,清洁头发的具体方法见表2-3-2和表2-3-3。

表2-3-2 半自理老年人坐位洗发

过程	具体方法
准备	● 室内环境整洁,温度、湿度适宜,关闭门窗保暖 ● 护理员着装整洁,洗净并温暖双手
实施	● 将脸盆放在椅子上,协助老年人取坐位 ● 肩部围毛巾,叮嘱并协助老年人双手扶稳,低头闭眼,头部位于脸盆上方 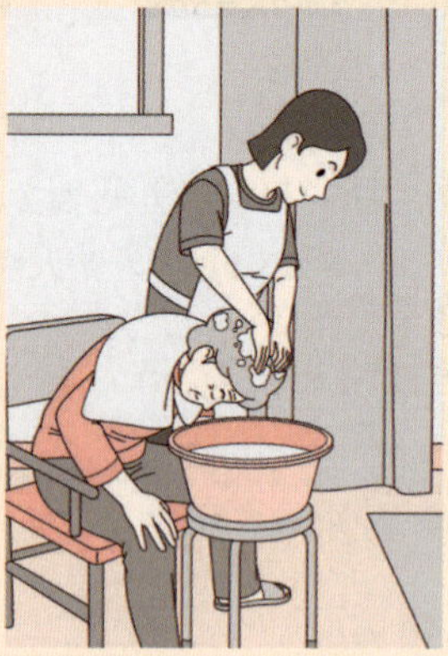 ● 护理员一手持水壶缓慢倾倒温水,另一手揉搓头发至全部淋湿 ● 取适量洗发液涂擦在头发上,双手指腹揉搓头发、按摩头皮,力量适中,由四周发际边缘向头顶部揉搓 ● 观察老年人面色,询问老年人有无不适 ● 用少量温水交替冲净自己双手的洗发液,同时感受水温,如偏凉,则适当添加热水。一手持水壶缓慢倾倒温水,另一手揉搓头发至洗发液全部冲净 ● 取老年人肩部毛巾为其擦干面部水痕。用毛巾包裹住老年人的头发,并叮嘱老年人抬起头,取舒适坐位,充分擦干头发,必要时用吹风机吹干头发。梳理头发至整齐
整理	● 开窗通风,将用物洗净、晾干备用,污水倾倒于水池内 ● 七步洗手法洗净双手

表2-3-3 生活不能自理老年人卧位洗发

过程	具体方法
准备	● 室内环境整洁，温度、湿度适宜，关闭门窗保暖 ● 护理员着装整洁，洗净并温暖双手
实施	● 在老年人颈肩部铺上毛巾，围住老年人颈部。一手托起老年人头部，另一手在枕头上平铺毛巾。向下撤枕头至肩背部 ● 头部下方铺护理垫，将洗头器放置在护理垫上。在洗头器的凹槽上覆盖毛巾，洗头器排水管下接污水桶 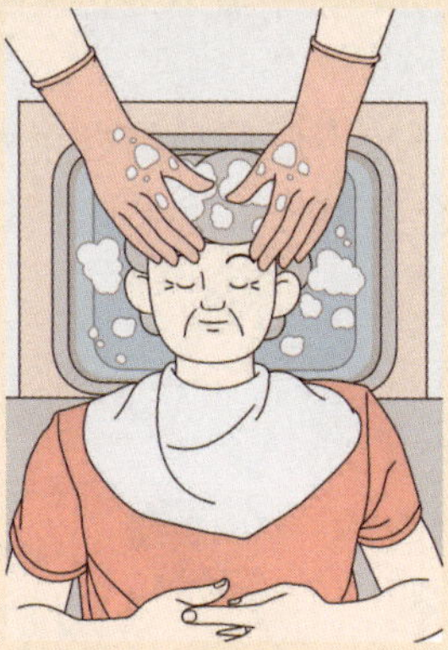 ● 分别在老年人双耳道内塞入无脱脂棉球 ● 一手持水壶缓慢倾倒温水，另一手顺势遮挡耳廓并揉搓头发至头发全部淋湿 ● 取洗发液涂擦于双手，揉出泡沫，用指腹由发际向头顶涂抹泡沫，揉搓老年人头发，按摩头皮 ● 观察老年人面色，询问老年人有无不适 ● 取少量温水交替冲净自己双手的洗发液，一手持水壶缓慢倾倒温水，另一手揉搓头发，将泡沫冲洗干净 ● 取颈肩部覆盖的毛巾擦干老年人面部水痕，用毛巾包裹老年人头发，撤去洗头器及护理垫。将枕头移至头下，充分擦干头发，必要时使用吹风机吹干头发 ● 梳理头发至整齐，撤下枕头上的毛巾
整理	● 开窗通风，将用物洗净、晾干备用，污水倾倒于水池内 ● 七步洗手法洗净双手

3）老年人洗浴的方法

老年人洗浴次数过多或过少，都会对身体产生不利影响，应根据不同季节调整洗浴频率，在维持个人卫生的同时，保证身体健康。冬季可以1周1次，春秋季节可以1周2次，夏季出汗较多时，可以适当增加洗浴次数。如果老年人的体质较差，洗浴次数可以适当减少。此外，建议老年人洗浴时保持浴室空气流通，地面注意防滑，避免老年人发生意外。老年人洗浴的水温控制在38~40 ℃，水温过高会使血液聚集在皮肤，心脑处的血流量减少，可能会引发老年人晕厥，容易发生危险。

注意事项

○ 在洗发过程中，若发现老年人有不适，应及时调整操作方法。

○ 注意室温、水温变化，及时擦干老年人的头发，防止着凉。

○ 洗发操作应轻快，避免老年人感到疲劳。

微课 老年人洗浴方式

老年人洗浴的方式主要包括淋浴、盆浴和擦浴。具体方法见表2-3-4~表2-3-6。根据老年人的身体状况，自理及半自理老年人可以选择淋浴或盆浴，完全不能自理老年人可以进行床上擦浴。淋浴在稳定情绪方面效果最佳，不仅是观察老年人身心状况，也是增进护理员和老年人沟通交流的绝好机会。但是，淋浴对体力和循环系统等的负担很大，必须充分研究老年人的健康状况后方可进行。此外，老年人还可以使用充气式浴床，降低搬动风险。

淋浴是指使用喷头淋湿全身进行洗浴的方法，如图2-3-3(a)所示。

盆浴是指浴缸或浴盆中放入水，泡在水里进行洗浴的方法，如图2-3-3(b)所示。

擦浴是指针对卧床不便移动的老年人，在床上用浸湿的毛巾按照由上至下的顺序擦拭全身至肌肤清洁的方法，如图2-3-3(c)所示。

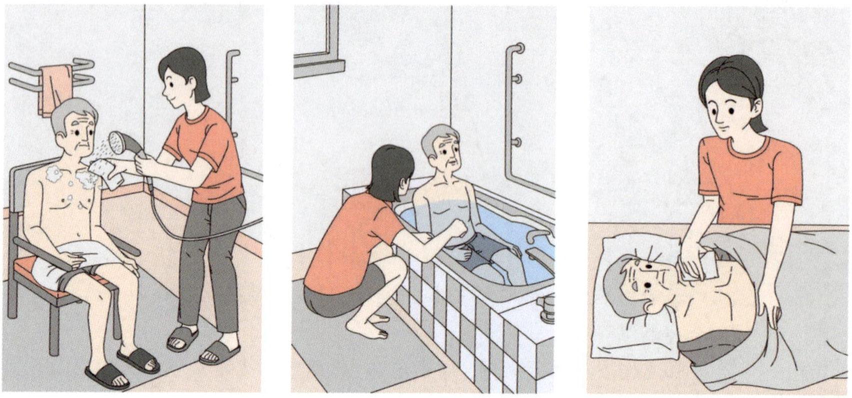

(a)淋浴　(b)盆浴　(c)擦浴

图2-3-3　老年人洗浴的方式

表2-3-4　协助老年人淋浴

过程	具体方法
准备	● 室内环境整洁，调节浴室温度为24~26 ℃，关闭门窗保暖 ● 护理员着装整洁，洗净并温暖双手
实施	● 协助老年人穿防滑拖鞋。搀扶或使用轮椅运送老年人进入浴室 ● 协助老年人脱去衣裤(偏瘫老年人脱衣时，应先脱健侧，再脱患侧；穿衣时，应先穿患侧，再穿健侧) ● 搀扶老年人在洗澡椅上坐稳，叮嘱老年人双手握住洗澡椅扶手 ● 避开老年人身体调节水温，先开冷水开关，再开热水开关(单把手开关由冷水向热水方向调节)，伸手触水，温热不烫手为宜，水温控制在38~40 ℃ ● 手持淋浴喷头淋湿老年人下肢，询问老年人水温是否合适，根据老年人的需求，避开身体调节水温 ● 自颈部由上至下淋湿身体

续表

过程	具体方法
	● 使用小毛巾包手，为老年人涂擦沐浴液。手部包裹小毛巾的方法：小毛巾平铺，手背位于小毛巾中线上，小毛巾左右两边绕开拇指向掌心对折，小毛巾前端下垂部分向掌根反折，并塞至掌根毛巾边缘内 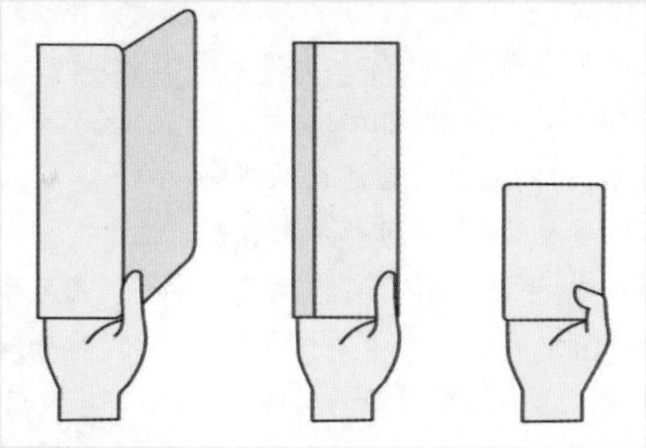 ● 倒上适量沐浴液，涂擦老年人颈部、耳后、胸腹部、双上肢、背部、双下肢、双脚，轻轻揉搓肌肤 ● 手持淋浴喷头冲净小毛巾上的沐浴液，边擦拭、边冲净老年人肌肤上的沐浴液 ● 叮嘱老年人身体靠近椅背，头稍后仰，一手持淋浴喷头，另一手遮挡耳廓并揉搓头发至全部淋湿。取适量洗发液，涂擦在头发上，双手指腹揉搓头发、按摩头皮，力量适中，由四周发际边缘向头顶部揉搓。观察老年人面色，询问老年人有无不适 ● 一手持淋浴喷头，另一手遮挡耳廓并揉搓头发至洗发液全部冲净 ● 取少量沐浴液为老年人清洁面部，打开淋浴开关，用手接水洗净面部沐浴液 ● 清洗会阴部及臀部。在小毛巾上倒适量沐浴液，一手搀扶老年人站立，另一手擦洗会阴部及臀部，随后冲净会阴部及臀部 ● 协助老年人坐下。再次从颈部向下冲洗全身，关闭淋浴开关 ● 用浴巾包裹老年人身体，用毛巾迅速擦干老年人面部及头发。用浴巾擦干老年人身体 ● 协助老年人穿好干净衣裤，搀扶或使用轮椅运送老年人回房间休息
整理	● 开窗通风，将用物洗净、晾干备用 ● 七步洗手法洗净双手

表2-3-5　协助老年人盆浴

过程	具体方法
准备	● 室内环境整洁，调节浴室温度为24~26 ℃，关闭门窗保暖 ● 护理员着装整洁，洗净并温暖双手

老年人淋浴
注意事项

续表

过程	具体方法
实施	● 协助老年人穿防滑拖鞋。搀扶或使用轮椅运送老年人进入浴室，坐在椅子上 ● 协助老年人脱去衣裤。搀扶老年人进入浴盆坐稳，叮嘱老年人双手握住扶手或盆沿 ● 叮嘱老年人头稍后仰，一手持淋浴喷头，另一手遮挡耳廓并揉搓头发至全部淋湿。取适量洗发液，涂擦在头发上，双手指腹揉搓头发、按摩头皮，力量适中，由四周发际边缘向头顶部揉搓 ● 观察老年人面色，询问老年人有无不适 ● 遮挡耳廓，手持淋浴喷头将洗发液冲净。用毛巾擦干并包裹头发 ● 取少量沐浴液为老年人清洁面部及耳后，打开淋浴开关，以手接水洗净面部沐浴液。拧干小毛巾中的水分后，擦干老年人面部及耳后水渍 ● 放尽浴盆中的水，自颈部由上至下冲淋老年人身体。使用小毛巾包手，倒上适量沐浴液，涂擦老年人颈部、耳后、胸腹部、双上肢、背部、双下肢、双脚，轻轻揉搓肌肤 ● 观察并询问老年人有无不适。手持淋浴喷头冲净小毛巾上的沐浴液，边擦拭、边冲净老年人肌肤上的沐浴液。关闭淋浴开关 ● 用毛巾迅速擦干老年人面部及头发。用浴巾包裹老年人身体，搀扶老年人出浴盆，坐在椅子上。协助老年人更换干净衣裤，搀扶或使用轮椅运送老年人回房间休息
整理	● 开窗通风，将用物洗净、晾干备用 ● 七步洗手法洗净双手

表2-3-6 为老年人进行床上擦浴

过程	具体方法
准备	● 室内环境整洁，调节浴室温度为24~26 ℃，关闭门窗保暖 ● 护理员着装整洁，洗净并温暖双手
实施	● 备齐用物，放至老年人床旁，协助老年人脱去衣裤，盖好被子 ● 脸盆内倒入温水，浸湿小毛巾。将小毛巾拧干，涂上沐浴液，擦拭老年人身体。投洗小毛巾，擦净沐浴液。投洗小毛巾时，用浴巾遮盖老年人身体暴露部位。最后用浴巾擦干皮肤。按照擦浴顺序逐一进行 ● 擦拭过程中随时添加热水或更换污水，擦拭的同时观察老年人有无不适 ● 擦拭面部。将浴巾铺于枕头上，毛巾盖于胸前被子上。擦拭顺序为眼部、额部、鼻部、鼻翼两侧至唇周、面颊、颈部、耳及耳后 眼部：将小毛巾浸湿、拧干后，横向对折再纵向对折。用对折后的四个角分别擦拭双眼的内眦、外眦 额部：由额中间分别向左再向右擦拭

注意事项

○ 浴盆内应放置防滑垫，以防老年人身体下滑。

○ 老年人盆浴时间不可过长，水温不可过高，水量不可过多，以免引起不适。

○ 协助老年人盆浴时，应随时询问和观察老年人的反应，如有不适，应迅速结束操作，告知医护人员。

续表

过程	具体方法
	鼻部：由鼻根擦向鼻尖 鼻翼两侧至唇周：由鼻翼一侧向下至鼻唇部横向擦，沿一侧唇角向下，再横向擦拭下颌 面颊：由唇角向鬓角方向擦拭，用同样方法擦拭另一侧 颈部：由中间分别向左再向右擦拭 耳及耳后：由上向下擦拭 ● 擦拭手臂(双侧)。暴露老年人近侧手臂，将浴巾半铺半盖于手臂。打开浴巾，由前臂向上臂擦拭，用同样手法擦拭另一侧手臂 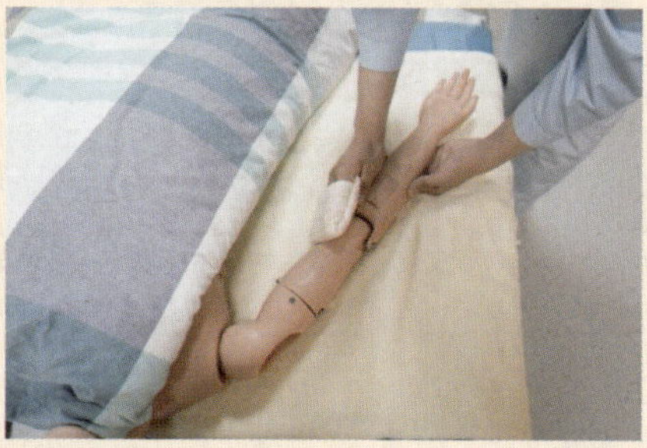 ● 擦拭胸部。将老年人盖被向下折叠，暴露其胸部，用浴巾遮盖胸部。打开浴巾上部，环形擦拭老年人胸部。注意擦净皮肤褶皱处，如腋窝部位、女性乳房下垂部位 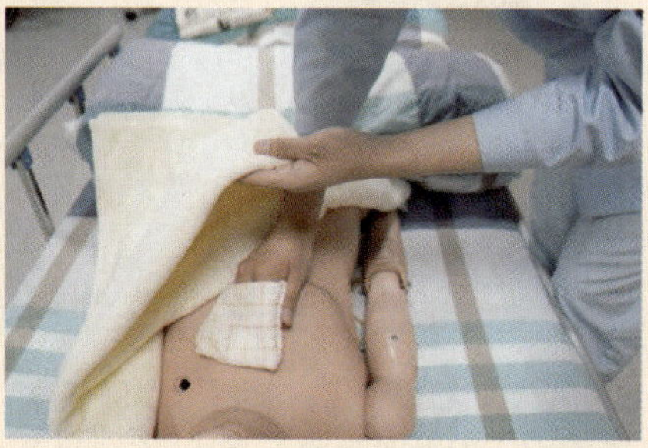 ● 擦拭腹部。盖被向下折至老年人大腿上部，用浴巾遮盖老年人胸腹部。掀开浴巾下角向老年人胸部反折，暴露老年人腹部，顺时针螺旋形擦拭腹部，由上向下擦拭腹部两侧 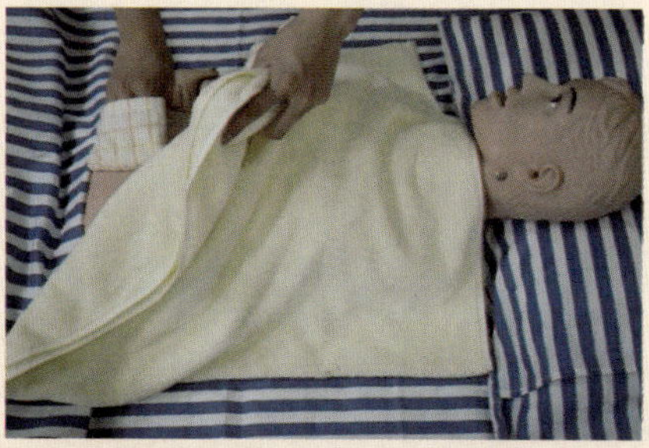 ● 擦拭背部和臀部。协助老年人取侧卧位，面部朝向护理员。将盖被向上折叠，暴露老年人背部和臀部。将浴巾一侧边缘铺于老年人背部和臀部下，向上反折遮盖背部和臀部

续表

过程	具体方法
	打开浴巾，沿脊柱向上擦至肩颈部，再螺旋向下擦拭背部一侧。同样方法擦拭另一侧。打开浴巾，分别环形擦拭臀部两侧。撤去浴巾，协助老年人取平卧位，盖好盖被 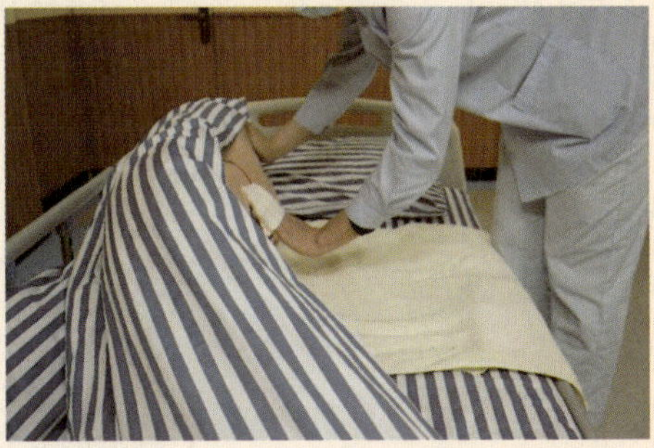 ● 擦拭下肢。掀开盖被，暴露一侧下肢，将浴巾半铺半盖。洗净小毛巾并包裹在手上，涂上沐浴液。打开浴巾，暴露下肢，一手扶住被擦拭下肢的踝部，使之固定成屈膝状。分别用清水、沐浴液、清水由小腿向大腿方向擦拭干净，擦拭后用浴巾遮盖，再用浴巾擦干。同法擦拭对侧 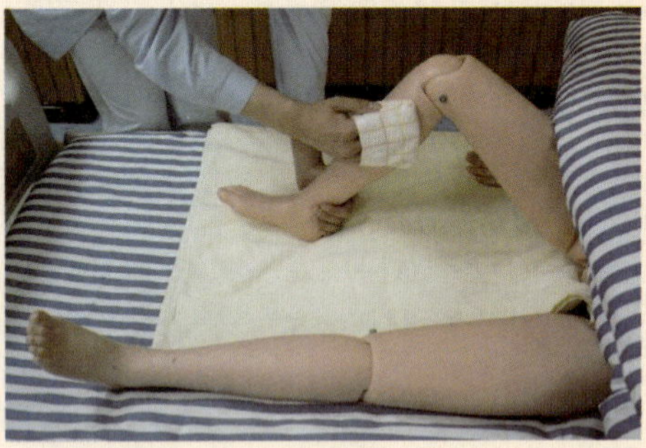 ● 擦拭会阴。使用专用水盆，盛装1/3盆温水，更换专用毛巾。一手托起老年人臀部，另一手铺垫橡胶单和浴巾，戴好橡胶手套，将毛巾浸湿拧干，进行擦拭。随时投洗毛巾，直至局部清洁无异味。 老年女性：擦拭由阴阜向下至尿道口、阴道口、肛门，边擦拭边转动毛巾，投洗毛巾，分别擦拭两侧腹股沟部位 老年男性：擦拭由尿道外口至阴茎、包皮、阴囊、腹股沟和肛门，边擦拭边转动毛巾，投洗毛巾，分别擦拭两侧腹股沟部位 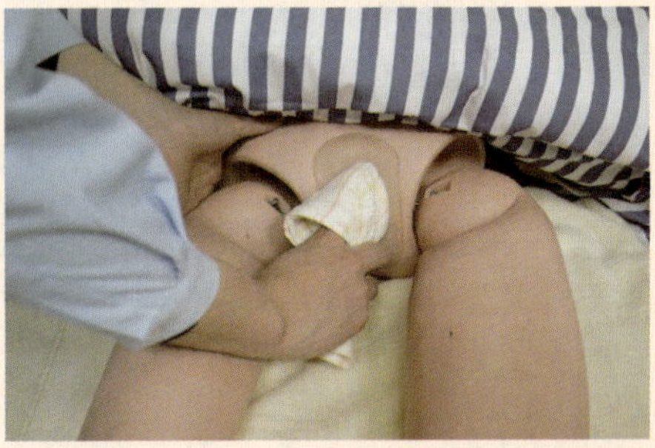

续表

过程	具体方法
	● 洗脚。更换专用水盆，将40~45 ℃温水盛装至水盆的1/2处，更换专用毛巾。将老年人盖被的被尾向左上折，暴露双足，软枕垫在老年人膝下支撑，将橡胶单、浴巾铺于足下。将热水盆放在浴巾上，先将老年人一只脚放进水盆中，用毛巾清洗足部各部位，抬起足部，涂沐浴液并注意清洗干净趾缝处。洗净后，先用毛巾擦净足部的水，再用浴巾充分擦干同法擦洗对侧足部。洗脚完成后，撤去水盆、橡胶单，盖好盖被 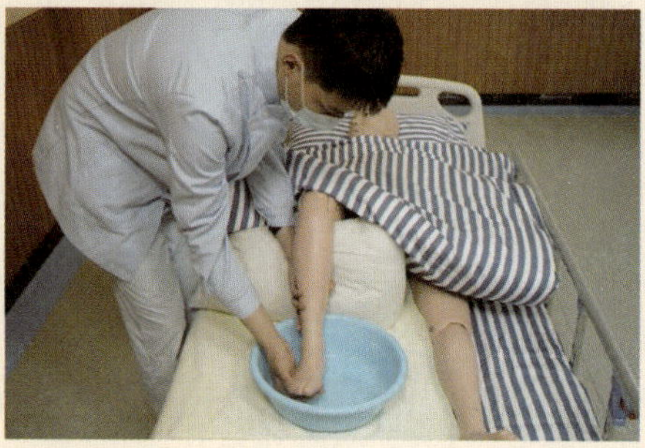
整理	● 开窗通风，将用物洗净、晾干备用，污水倾倒于水池内 ● 七步洗手法洗净双手

4）冲洗会阴的方法

一般在护理过程中，会在大便后冲洗会阴。对于女性老年人，尽量用流动的清水冲洗会阴，必要时可适量用普通中性浴皂或药皂，但尽量不往深处冲洗。为女性老年人冲洗会阴的具体方法见表2-3-7。

表2-3-7　为女性老年人冲洗会阴

过程	具体方法
准备	● 室内环境整洁，温度、湿度适宜，关闭门窗保暖 ● 护理员着装整洁，洗净并温暖双手
实施	● 掀开老年人盖被下端并折向远侧，暴露近侧下肢及会阴。协助老年人取仰卧屈膝位，在臀下放置便盆，用浴巾遮盖其近侧下肢 ● 戴好橡胶手套，一手持冲洗壶，另一手拿毛巾，边冲边擦洗会阴，从阴阜向下至尿道口、阴道口、肛门，擦洗两侧腹股沟 ● 撤去便盆，拧干毛巾，擦干会阴，检查会阴的皮肤情况 ● 更换护理垫，摘下橡胶手套，盖好盖被，撤下浴巾
整理	● 整理床单位，将用物洗净、晾干备用 ● 七步洗手法洗净双手

特殊类型老年人洗浴

注意事项

○多人同处一室时，应拉隔帘遮挡。

○擦浴过程中，动作要轻柔，及时遮盖老年人暴露部位，以防着凉。

○随时添加温水，调整水温，并更换污水。

○擦浴过程中，观察老年人的反应，如出现寒战、面色苍白等情况，要立即停止擦浴并报告。

注意事项

○多人同处一室时，应拉隔帘遮挡。
○冲洗时应缓慢倒水，避免打湿被褥。
○冲洗时水温不可过热，注意观察老年人的反应。
○有留置导尿管者禁止冲洗，可进行局部擦拭。

(3)身体清洁方式的选择

在为老年人选择适宜的身体清洁方式前，护理员可通过观察、与老年人交流、亲身演示等方法评估老年人的身体状况，包括自理能力、认知能力、皮肤状况、有无管路等。

对于日常生活活动基本自理的老年人，护理员应协助老年人进行身体清洁。

对于半自理的老年人，由于偏瘫一侧不能承受自身重力，无法站稳，因此护理员应根据老年人的情况选择适宜的体位及方式为老年人进行身体清洁。

对于卧床、没有自理能力的老年人，护理员应为老年人提供身体清洁服务。

2. 技能操作

(1)操作记录

根据表2-3-8中老年人的基本情况，对老年人的身体状况进行评估。根据身体清洁要求为老年人提供身体清洁服务，将服务情况记录在表2-3-8中。

表2-3-8 操作记录表(老年人身体清洁)

护理对象	基本情况	身体状况	服务项目
老年人1	王爷爷，73岁，患脑梗2年，左侧偏瘫，右侧肢体功能完好，多数时间卧床，请护理员为王爷爷洗浴并修剪指甲	自理能力： □自理 □半自理 □完全不能自理 自行活动： □能自行活动 □借助辅助工具活动 □无自主活动能力	□为老年人修剪指甲 □为老年人洗头 □坐位洗头 □卧位洗头 □为老年人洗浴 □淋浴 □盆浴 □擦浴 □为老年人冲洗会阴
老年人2	周奶奶，80岁，患脑梗3年，生活不能自理，长期卧床。根据日常工作安排，请护理员为周奶奶洗头并冲洗会阴	自理能力： □自理 □半自理 □完全不能自理 自行活动： □能自行活动 □借助辅助工具活动 □无自主活动能力	□为老年人修剪指甲 □为老年人洗头 □坐位洗头 □卧位洗头 □为老年人洗浴 □淋浴 □盆浴 □擦浴 □为老年人冲洗会阴

续表

护理对象	基本情况	身体状况	服务项目
老年人3	李奶奶，68岁，患高血压，阿尔茨海默病2年，偶尔忘事，生活基本自理，请护理员为李奶奶洗浴	自理能力： □自理 □半自理 □完全不能自理 自行活动： □能自行活动 □借助辅助工具活动 □无自主活动能力	□为老年人修剪指甲 □为老年人洗头 □坐位洗头 □卧位洗头 □为老年人洗浴 □淋浴 □盆浴 □擦浴 □为老年人冲洗会阴

(2)沟通评估

在为老年人进行身体清洁前，通过询问、观察对老年人的身体状况进行评估，收集相关信息，根据要求为老年人提供清洁服务，见表2-3-9。

表2-3-9 沟通评估(老年人身体清洁)

评估项目	具体要求	注意事项
居室环境 物品陈设	评估环境布局、物品陈设，根据身体清洁要求，正确实施身体清洁及其他照护服务	重点评估：设施、设备布局，物品种类、摆放位置，以及其实用性、合理性
身体状况	在与老年人沟通时，做到态度和蔼、语言亲切。能评估出老年人的意识、病情、活动能力、心理反应及合作程度等	确定老年人生活自理能力，是否能够自由移动
老年人需求	充分尊重老年人的自身意愿，在取得老年人的配合后进行各项操作	在考虑老年人疾病的前提下，尊重老年人的身心舒适感

(3)操作准备

在为老年人进行身体清洁前，需要做好必要的准备，见表2-3-10。

表2-3-10 操作准备(老年人身体清洁)

准备类型	具体要求	注意事项
环境准备	光线明亮，温度、湿度适宜	根据季节调节温度、湿度：冬天室温维持在18~22 ℃，夏天室温维持在24~26 ℃，室内湿度维持在50%~60%
护理员准备	着装整洁并洗净双手，做好自我防护，正确佩戴必要的防护用品(手套、帽子、口罩等)	护理员严格执行手卫生规范，做好防护

续表

准备类型	具体要求	注意事项
物品准备	身体清洁用品(指甲刀、毛巾、洗发液、梳子、脸盆、暖壶、水壶、吹风机、洗头器、小毛巾、浴巾、沐浴液、护理垫、污水桶、橡胶手套、便盆等),免洗洗手液,笔和记录单	根据具体操作需要准备合适的物品

(4)操作流程

护理员应根据老年人的身体状况,按照护理要求为老年人提供身体清洁服务。在为老年人提供身体清洁服务前,要做好相应的评估和沟通工作。在操作中,要尊重老年人,动作轻柔,语言亲切,遵从老年人意愿。在操作后,注意常用物品的清洁与消毒。具体见表2-3-11。

表2-3-11 操作流程与具体要求(老年人身体清洁)

操作流程	具体要求	注意事项
步骤①	做好个人防护(根据护理项目选择相应的防护用品),携用品至老年人身旁,核对信息后,与老年人沟通,取得配合后实施操作	沟通态度和蔼、语言亲切,告知操作目的、关键步骤、时间、配合方法,并询问老年人有无特殊需求
步骤②	根据老年人的具体情况采用适宜的方式为老年人实施照护(修剪指甲、洗浴、清洁头发、冲洗会阴等),如有异常及时报告医护人员	动作轻柔,注意保护老年人的安全
步骤③	整理用品:将用品放回原处,洗净浴巾、毛巾、小毛巾及老年人换下的衣裤,悬挂晾干	清洗消毒,如浸泡于含有效氯500 mg/L的消毒液中30 min
步骤④	开窗通风,洗手,记录	开窗通风30 min。冬季天气寒冷,每天通风4~5次,每次10 min。开窗通风时注意为老年人保暖

(5)操作实施

根据表2-3-12中老年人的基本情况,运用所学专业知识,分别对其进行身体清洁照护。采用角色扮演法,两人一组,一人扮演老年人,另一人扮演护理员,依次轮流交替进行任务实施,并将实施过程填写在表2-3-12中。

表2-3-12　护理记录表(老年人身体清洁)

护理对象	基本情况	身体清洁照护项目	护理过程
老年人1	王爷爷,73岁,患脑梗2年,左侧偏瘫,右侧肢体功能完好,多数时间卧床,请护理员为王爷爷洗浴并修剪指甲	针对老年人1的情况,护理员应为老年人选择何种照护方式,如何为老年人提供照护服务	根据老年人1的情况,对其进行身体清洁
		□为老年人修剪指甲 □为老年人洗头—□坐位洗头 —□卧位洗头 □为老年人洗浴—□淋浴 —□盆浴 —□擦浴 □为老年人冲洗会阴	
老年人2	周奶奶,80岁,患脑梗3年,生活不能自理,长期卧床。根据日常工作安排,请护理员为周奶奶洗头并冲洗会阴	针对老年人2的情况,护理员应为老年人选择何种照护方式,如何为老年人提供照护服务	根据老年人2的情况,对其进行身体清洁
		□为老年人修剪指甲 □为老年人洗头—□坐位洗头 —□卧位洗头 □为老年人洗浴—□淋浴 —□盆浴 —□擦浴 □为老年人冲洗会阴	
老年人3	李奶奶,68岁,患高血压,阿尔茨海默病2年,偶尔忘事,生活基本自理,请护理员为李奶奶洗浴	针对老年人3的情况,护理员应为老年人选择何种照护方式,如何为老年人提供照护服务	根据老年人3的情况,对其进行身体清洁
		□为老年人修剪指甲 □为老年人洗头—□坐位洗头 —□卧位洗头 □为老年人洗浴—□淋浴 —□盆浴 —□擦浴 □为老年人冲洗会阴	

检查评估

护理员按照表2-3-13中的检查项目进行自我检查，并将检查结果和自我点评记录在表2-3-13中。

表2-3-13 自我检查记录表（老年人身体清洁）

序号	检查项目	检查结果	自我点评
1	是否穿护理服并保持服装整洁	是□ 否□	
2	操作前是否洗净双手	是□ 否□	
3	是否对老年人身体状况进行评估	是□ 否□	
4	使用指甲刀、洗头器等设备、工具前是否进行安全检查	是□ 否□	
5	是否按照标准步骤进行操作	是□ 否□	
6	是否完成操作记录	是□ 否□	

护理对象根据表2-3-14中的检查项目对护理员的服务情况进行检查，并将检查结果和结果点评记录在表2-3-14中。

表2-3-14 护理对象检查记录表（老年人身体清洁）

序号	检查项目	检查结果	结果点评
1	是否清楚说明修剪指甲、清洁头发、洗浴、冲洗会阴的目的	是□ 否□	
2	是否询问有无排泄等特殊要求	是□ 否□	
3	服务态度是否和蔼，语言是否亲切	是□ 否□	
4	是否协助选择适宜老年人身体状况的清洁方式	是□ 否□	
5	修剪指甲、清洁头发、洗浴、冲洗会阴是否动作轻柔、清洗全面	是□ 否□	
6	修剪指甲、清洁头发、洗浴、冲洗会阴是否舒适、安全	是□ 否□	

教师根据表2-3-15中的检查项目对护理员的任务完成情况进行检查，并将检查结果和结果点评记录在表2-3-15中。

表2-3-15　教师检查记录表（老年人身体清洁）

序号	检查项目	检查结果	结果点评
1	是否按时完成任务	是□　否□	
2	团队协作是否顺畅	是□　否□	
3	设备、用具及物品是否整理恢复	是□　否□	
4	实训床位是否整理干净	是□　否□	
5	工作页填写是否准确、完整	是□　否□	

任务小结

- 老年人身体清洁
  - 知识学习
    - 保持身体清洁是生活习惯之一
      - 修剪指甲的好处
      - 老年人头发特点及清洁头发的目的
      - 洗浴的目的及要求
      - 冲洗会阴的目的
    - 身体清洁的方法
      - 修剪指甲的方法
      - 老年人清洁头发的方法
      - 老年人洗浴的方法
      - 冲洗会阴的方法
    - 身体清洁方式的选择
  - 技能操作
    - 操作记录
    - 沟通评估
    - 操作准备
    - 操作流程
    - 操作实施

情境三
日间基础综合护理

情境介绍

日间基础综合护理情境包括老年人用药护理、老年人冷热疗法的应用、老年人皮肤护理和老年人护理协助四项工作任务。

老年人用药护理工作任务涵盖老年人用药原则，常见药物的不良反应及预防措施，各种给药方法、操作要点、注意事项，吞咽功能评估及功能训练，安全给药指导等知识；老年人冷热疗法的应用工作任务涵盖热疗法的作用、适应证、禁忌证及使用的注意事项，冷疗法的作用、适应证、禁忌证及使用的注意事项，老年人使用冷热疗法过程中皮肤观察等知识；老年人皮肤护理工作任务涵盖老年人基本情况的评估，压疮形成的相关因素及易发部位，各期压疮的识别，压疮危险因素，压疮风险的评估方法，压疮的预防及照护措施，常用敷料的使用方法，压疮最新处理理念及方法，长期卧床老年人的良肢位摆放方法，职业防护的基本知识及操作规范等知识；老年人护理协助工作任务涵盖人体呼吸系统的相关知识，呼吸道分泌物的产生及鉴别，保障呼吸道通畅的方法，维持良好的呼吸功能的方法，老年人氧疗的适应证、实施方法及观察要点，护理协助下吸痰的操作规范及观察要点等知识。

情境目标

- 能够依据老年人用药原则、常见药物的不良反应及预防措施，按照操作规范，完成各种途径给药、安全给药指导、识别用药后反应的监测任务。
- 能够为有需要的老年人使用热水袋和冰袋，观察老年人使用冷热疗法的皮肤异常变化，完成记录并及时报告。
- 能够评估各期压疮，协助患有不同类型压疮的老年人做出正确照护及预防措施。
- 能够按照氧疗规范，根据老年人的具体情况，完成为老年人提供氧气吸入服务。
- 能够按照操作规范，根据老年人的具体情况，选择合适的吸痰方式，完成为老年人提供翻身叩背排痰服务。

任务一　老年人用药护理

教学资源

任务导入

场景：某老年颐养中心

人物：小王（护理员）、李奶奶（长期照护）

情节：李奶奶，73岁，高血压、冠心病史5年。3个月前曾因突发脑血栓住院治疗，目前左侧肢体偏瘫，但能自行站立。现入住某老年颐养中心，遵医嘱长期服用硝苯地平控制血压，1天2次，每次10 mg。近几日不小心感染风寒，咳嗽咳痰明显，医嘱给予盐酸氨溴索2 mL，生理盐水稀释后雾化吸入。今日中耳炎发作，右耳痛、耳鸣，医嘱给予氧氟沙星滴耳剂滴耳，1天2次，1次3滴。请评估其吞咽功能后协助服用口服药物，使用雾化吸入，使用滴耳剂，并结合李奶奶病情及相关资料信息，为其进行用药的健康教育。

任务目标

- 能够依据老年人用药原则、常见药物的不良反应及预防措施，完成给予老年人安全给药指导，识别用药后反应的监测任务。
- 能够按照操作规范，完成为老年人评估吞咽功能。
- 能够按照操作规范，完成为老年人各种途径给药（口服给药、雾化吸入给药、使用外用药）。

任务实施

微课　老年人用药指导

（一）老年人用药原则、常见药物的不良反应及预防措施

1.知识学习

（1）药物的作用、种类及给药途径

1）药物的作用

① 预防疾病。药物可以调节机体的免疫功能，提高机体抗病能力，

从而达到预防疾病的目的。如乙肝疫苗、流行性脑脊髓膜炎疫苗、维生素D、铁剂等。

② 诊断疾病。在疾病的诊断中，常需要使用某些药物以协助检查、明确诊断。如脑血管造影中的用药等。

③ 治疗疾病。药物的主要作用是治疗疾病，通过杀灭病原微生物、调节机体的生理功能等治疗疾病。如各类抗生素、降压药物等。

2)药物的种类

①内服药。如片剂、溶液、合剂、散剂、胶囊、丸剂、糖浆剂等。

②外用药。如软膏、溶液、粉剂、搽剂、洗剂、滴剂、栓剂、涂膜剂等。

③注射药。如溶液、油剂、混悬液、结晶、粉剂等。

④新型制剂粘贴。如敷片、胰岛素泵等。

3)给药途径

根据药物的性质和病情等因素可选择不同的给药途径，常用给药途径包括口服、舌下含服、注射(皮内、皮下、肌内、静脉、动脉)、吸入、直肠等，除动、静脉注射药液直接进入血液循环外，其他药物均有吸收过程。吸收顺序由快至慢依次为静脉>吸入>舌下含服>直肠>肌内注射>皮下注射>口服>皮内注射。

(2)药物的保管原则

药物一般保存于避光、阴凉、通风处，且必须按药物性质在规定条件下贮存。使用前检查有效期。有效期是指药物在规定的贮存条件下，能保持质量的期限。药物标签上应注明有效期的年、月、日，即可以使用到所标明日期的最后一天，次日即无效。

注意事项

- ○老年人居室内储存的药物数量不应过多，以免过期失效或变质。
- ○药物应固定放在护理员和老年人熟悉的地方，环境干燥、阴凉、整洁，避免日光直射，老年人容易拿取。每天早晨可将老年人全天的药量分别放在几个药杯或药盒内，以防老年人忘记服用或错服。
- ○药瓶或药袋上应写清楚药名、每片药的剂量、用法、开药日期、医院等，凡字迹不清或无标签的药物均不能使用。
- ○药物要按照内服、外用、镇静、注射等分类存放，贴标签标记。标签上应注明药名、剂量、浓度、用法、有效期等，以方便使用和管理。内服药与外用药应分别放置，以免急用时拿错、错服。
- ○根据各类药物的不同性质，妥善保存。

①易挥发、潮解或风化的药物，应装瓶、盖紧，密闭保存。如乙醇、糖衣片、干酵母、复方新诺明、复方甘草片、阿司匹林、含碘片、各种维生素和胶囊等。在室温下保管，不需要冷藏，放置于室内即可。

②易氧化和遇光变质的药物，如维生素C、氨茶碱、盐酸肾上腺素可的松等，应装在有色瓶中，或在垫上黑纸的纸盒里保存，放于阴凉处。

③易过期的药物，如各种抗生素、胰岛素，应定期检查有效期并按失

效日期先后顺序摆放，有计划地使用，避免浪费。如果药物有沉淀、浑浊、异味、变色、潮解、霉变或标签脱落、难以辨认等现象，应立即停止使用。

④贵重药、麻醉药、剧毒药应有明显标记，加锁保管，专人负责、专本登记，列入交班内容。

⑤冰箱内保存药物时，应关注外包装上的储存方法，分清冷藏与冷冻。

a.每周整理、擦拭冰箱1次，以确保冰箱内干净、整齐、有序，外无浮土覆盖。

b.冰箱内储存的药物与冰箱内壁间应留有1~2 cm的空隙，以确保储存温度达标。

c.储存药物的冰箱内应安装一个冰箱温度监测仪，以密切监测冷藏室内的温度。如胰岛素、眼药水、栓剂、水剂和遇热容易变质的药物等，温度应控制在2~8 ℃。

d.冷藏室内的药物发生冻结，即使解冻后外观没有发生变化，也不可以继续使用。

(3)给药原则

①给药是一项非独立的照护操作，在给药中，必须严格按照医嘱进行，不得擅自更改。同时，护理员对于有疑问的用药应该及时指出，核对清楚后方可给药，切不可盲目执行，也不可擅自更改。

②给药前了解所用药物的作用、性质、剂量、用药时间、不良反应等。

③给药前了解老年人的疾病和目前的治疗方案。

④安全、准确给药。

a.严格按准确的剂量、准确的方法、在准确的时间给予药物。为此，应切实做到“三查，八对，一注意”。

b.选择正确、合适的用药方法和用药途径。

c.良好、妥善地保管药物，准确配制药物。

d.对易引起过敏反应的药物，用药前需要做过敏试验，结果为阴性方可使用。

> **注意事项**
>
> ○三查：操作前、操作中、操作后均需要查对。
>
> ○八对：核对床号、姓名、药名、药物有效期、浓度、剂量、用法和给药时间。
>
> ○一注意：注意用药后的反应并及时记录。

(4)老年人用药指导

①对牙齿有腐蚀作用和使牙齿染色的药物，如酸类、铁剂，服用时为避免与牙齿接触，可用吸管吸入，服药后漱口。

②服用感冒药、退烧药后应多饮水，以增强散热效果，提升药效，防止脱水。服用磺胺类药物后应多饮水，因其经肾脏排泄时，如尿少则易形成结晶而造成肾小管阻塞。

③对呼吸道黏膜有安抚作用的止咳糖浆及含服片，服用后不宜立即饮水，以免冲淡药物，降低药效。若同时服用多种药物，该类药物应最后服用。

④健胃药和刺激食欲的药物应该在饭前服用，可刺激味觉感受器，促使消化液分泌，增进食欲；助消化药、对胃黏膜有刺激作用的药物应在饭

后服用，可帮助消化，减少对胃黏膜的刺激作用；催眠药在睡前服用，利于老年人入睡。

⑤服用强心甙类的药物，如地高辛、洋地黄之前，要测心率和数脉搏，若心率低于60次/min，或心律不齐、黄绿视时，应暂停服用，同时通知医生。

⑥口服给药通常用温开水或凉开水送服，不宜使用茶水、碳酸饮料、草本饮料、啤酒、可乐、果汁、牛奶、豆浆等送服药物，以免影响药效或增加药物毒副作用。一般药物用25 ℃左右的温开水送服，冷藏的药物，如生物制剂、活菌制剂等用凉开水送服。溶解药物的水温不宜高于40 ℃。

(5)药物常见不良反应

药物不良反应是指在常用量情况下，由于药物或药物相互作用而发生意外、与治疗目的无关的不利或有害反应，包括药物副作用、毒性作用、变态反应、继发反应等。常见的有皮疹、恶心、呕吐、腹泻、口干、心率加快等。这些反应给老年人带来不适或痛苦，但一般比较轻，多数是可以恢复的功能性变化，也有的老年人因使用药物的剂量过大或时间过长而发生药物的毒性反应，如肝、肾功能的损害等。因此，药物必须合理使用，不可随意滥用。药物常见不良反应见表3-1-1。

表3-1-1　药物常见不良反应

机体各系统反应	不良反应症状
胃肠道反应	如恶心、呕吐、腹痛、腹泻、便秘等
泌尿系统反应	如血尿、排尿困难、肾功能下降等
神经系统反应	如发热、头痛、乏力、头晕、失眠、手颤等
循环系统反应	如心慌、头疼、面色苍白、眩晕等
呼吸系统反应	如支气管哮喘等
皮肤反应	如皮炎、荨麻疹等
过敏性休克	① 呼吸道阻塞症状，如胸闷、心悸、喉头堵塞感、呼吸困难等 ② 微循环障碍症状，如面色苍白、畏寒、冷汗、脉搏微细、血压下降等 ③ 中枢神经系统症状，如烦躁不安、意识丧失、昏迷、抽搐、大小便失禁等 ④ 其他症状，如皮疹、荨麻疹、咳嗽等

(6)药物常见不良反应的预防原则

①及时了解老年人及其家族的药物和食物等过敏史。密切观察有过敏倾向和特异质的老年人。

②注意特殊人群用药。根据特殊人群各自特点(生理、病理、药动学、药效学等)谨慎用药。

③用药时应注意了解老年人从不同科室开具的处方药物和自用药物

的使用情况，以免发生不良药物相互作用。

④使用新药。新药的不良反应及远期效果的临床资料有限，特别是对于老年人应慎用。

⑤注意定期监测器官功能。使用对器官功能有损害的药物时，需要按规定检查器官功能。

⑥在用药过程中，应注意发现药物不良反应的早期症状，以便于及时停药和处理。

⑦注意药物的迟发反应。常发生于用药数月或数年后，如致癌、致畸作用等。

2. 技能操作

(1)操作准备

在面见老年人、进行用药指导前，需要检查自己的着装，准备好笔和纸，以专业的态度面对老年人，见表3-1-2。

表3-1-2　操作准备(用药指导)

准备类型	具体要求	准备记录
环境准备	房间安静整洁，舒适安全，光线柔和，温度、湿度适宜	是□　否□
物品准备	笔、记录单等	是□　否□
护理员准备	着装整齐，洗净双手，无首饰和长指甲，未涂指甲油	是□　否□

(2)操作过程

1)沟通评估

在进行用药指导前，需要与老年人沟通，收集评估信息，见表3-1-3。

表3-1-3　沟通评估(用药指导)

评估项目	具体内容	完成情况
基本情况	年龄:______病情:______ 意识状态:□清醒　□不清醒	是□　否□
不良反应	口腔疾患:□有　□无______ 食管疾患:□有　□无______ 恶心:□有　□无　呕吐:□有　□无	是□　否□
配合情况	是否配合服药:□是　□否 遵医行为:□配合　□不配合	是□　否□
药物相关知识了解程度	是否了解药物相关知识:□了解　□不了解	是□　否□

2)操作实施

通过与老年人沟通,核实老年人常用药物后,给予相应药物的用药指导。记录在表 3-1-4 中。

表 3-1-4 用药指导及用药后观察

药物名称	用药原则	保存方法	用法	用药禁忌	不良反应	其他

(二)协助老年人口服用药

1.知识学习

(1)评估老年人吞咽功能

在指导老年人口服用药前,应评估老年人吞咽功能,吞咽功能良好方能给予口服用药。常通过反复唾液吞咽试验或饮水吞咽试验评估吞咽功能障碍的程度。吞咽功能评估操作步骤及评价标准见表 3-1-5。

表 3-1-5 吞咽功能评估操作步骤及评价标准

<table>
<tr><th>项目</th><th colspan="2">评估操作步骤</th><th>评价标准</th></tr>
<tr><td>反复唾液吞咽试验</td><td colspan="2">①老年人采取放松体位
②护理员将手指放在老年人的喉结和舌骨位置,让老年人尽量快速、反复吞咽
③观察喉结及舌骨随着吞咽运动越过手指、向前上方移动、再复位的次数
④当老年人口腔过于干燥无法吞咽时,可在舌面上注约 1 mL 水后再让其吞咽</td><td>计算 30 s 内完成的次数
老年人如果少于 3 次,提示需要进一步检查</td></tr>
<tr><td rowspan="6">饮水吞咽试验</td><td>①首先用茶匙让老年人喝水(每茶匙 5~10 mL)</td><td colspan="2">如果老年人在这个阶段即发生明显呛咳,可直接判断为饮水吞咽试验异常</td></tr>
<tr><td rowspan="5">②如无明显呛咳,则让老年人采取坐位姿势,将 30 mL 温水一口咽下,记录饮水情况(洼田饮水试验)</td><td colspan="2">Ⅰ级:可一口喝完,无呛咳,5 s 内喝完为正常,超过 5 s 为可疑吞咽障碍</td></tr>
<tr><td colspan="2">Ⅱ级:分 2 次以上喝完,无呛咳,可疑吞咽障碍</td></tr>
<tr><td colspan="2">Ⅲ级:能 1 次喝完,但有呛咳,确定有吞咽障碍</td></tr>
<tr><td colspan="2">Ⅳ级:分 2 次以上喝完,且有呛咳,确定有吞咽障碍</td></tr>
<tr><td colspan="2">Ⅴ级:常常呛住,难以全部喝完,确定有吞咽障碍</td></tr>
</table>

(2)老年人口服用药时的常见风险及安全用药方法

1)口含片与舌下含服片

口含片多用于口腔及咽喉疾病，有局部消炎、杀菌、收敛、止痛等作用，如西瓜霜润喉片、草珊瑚含片、西地碘含片等。使用时应在口腔内含化，不可咀嚼、吞咽，含服中、含服后不可立即饮用液体，以延长药效。

舌下含服片是药剂直接通过舌下毛细血管吸收，完成药物被机体吸收的过程，迅速达到全身起效的作用，如舌下含服硝酸甘油时，将药片放在舌下，闭口，利用唾液使药片溶解吸收。

2)口服片剂

口服片剂是经口服下，经胃肠道吸收而作用于全身或滞留于胃肠道内作用于胃肠局部的片剂。无特殊要求的口服片剂一般采用吞服。吞服是将完整的药物用温开水送服到胃内，使药物在胃内或肠中被吸收。

3)口服胶囊

口服胶囊是将药物填装在空心、硬质胶囊中，或密闭于弹性、软质胶囊中制成的药剂，该制法可掩盖药物不良气味及提高药物稳定性。服用时，不能破坏胶囊，应当整粒吞服。

4)口服溶剂

口服溶剂多见于糖浆类药物，如急支糖浆、复方甘草合剂、蜜炼川贝枇杷膏等。服用后，药物在病变咽喉部黏膜表面形成保护膜，不宜使用温开水送服，服用后也不宜立即饮水，以免降低药效。如同时服用多种药物，口服溶剂应在最后服用。

药物剂型种类繁多，使用不当不仅可能导致药效降低，而且可能引起不良反应。因此，需要遵照医嘱及说明书正确使用，以发挥药物的最大疗效及安全性。

(3)老年人口服用药的姿势种类

口服用药姿势正确，不仅有利于老年人服药，而且对用药安全也有着十分重要的意义。口服用药姿势不当会增加老年人呛咳、噎食、误吸，甚至窒息的风险。老年人口服用药姿势包括坐位、侧卧位和半卧位三种(姿势体位参考协助老年人坐位、侧卧位、半卧位进餐)。

1)坐位

为便于药物通过和老年人吞咽，尽可能协助老年人采用背挺直，头部前倾(脖子略微前伸，下颌略微收回)的坐位服药姿势，这是最科学也是最佳的服药姿势。即使老年人难以自行服药，护理时，也要尽量帮助其采用这种服药姿势。

2)侧卧位

侧卧位服药姿势是指老年人采用侧卧位的姿势服药。一般采用右侧卧位，这样不仅心脏受压小，而且有利于胃肠道的正常运行、药物的消化及物质的代谢。

3)半卧位

当老年人无法实现坐位或侧卧位服药姿势时,鼓励老年人采用半卧位,头偏向一侧的服药姿势。

(4)老年人口服用药的注意事项

1)遵照医嘱

护理员要仔细核对医嘱,保证所服药量准确。不能因老年人自我感觉好转或没有效果而自行减少或者加大药量,甚至停药。

2)取得老年人的配合

老年人有疑问时,应立即停止给药,虚心听取并及时向医生反映老年人的意见。再次双人仔细核对,确认无误后向老年人耐心解释、说明,取得老年人的配合后方能给药。

3)仔细检查药物质量

对于标签不清、变色发霉、风化潮解、有异味或超过有效期的药物要严禁服用。

4)服药的姿势要正确

对于卧床的老年人也尽可能地协助其取坐位或半卧位姿势服药,服药后10~15 min再躺下。平卧位姿势服药容易发生误咽、呛咳,并使药物进入胃内的速度减慢,影响药物的吸收。

5)服药时应多喝水

服药前喝一口水湿润口腔,服药中饮水不少于100 mL,避免药物在胃内形成较高浓度而刺激胃黏膜。特别是不能干咽药片,防止药片滞留在食管狭窄处,刺激或腐蚀食管黏膜造成损伤。

> **注意事项**
>
> ○服药时应用温开水或者凉开水,不要使用茶水、牛奶或者豆浆、酒类等。

6)对于吞咽功能异常的老年人

对于吞咽功能异常的老年人,应向医生汇报后或者根据药物说明书,决定是否可以将药物切割成小块或者研磨后冲水服用。

7)对于精神异常的老年人

对于精神异常的老年人,遵循“送药到手、看服到口、咽下再走”的原则。服药后要求老年人张口,护理员用笔灯检查药物是否全部咽下,以免药物积存发生意外。

8)密切观察用药后反应

护理员要随时监测老年人的病情变化,特别关注老年人用药后的效果和不良反应。当出现严重不良反应时应立即停药,马上通知医生和家属。如果出现心脏骤停,迅速进行心肺复苏抢救。密切观察老年人的呼吸、心跳、瞳孔、意识和尿量等,并做好记录。

(5)协助老年人口服用药的护理

1)沟通评估

在协助老年人口服用药前,需要与老年人沟通,收集评估信息,见表3-1-6。

表3-1-6　口服用药护理的沟通评估

评估内容	沟通要求	备注
身体活动情况	做到态度和蔼、语言亲切，能评估老年人的四肢活动情况、肌力情况	老年人上肢活动度是否能自行服药
口腔情况	细心、谨慎查看老年人口腔黏膜是否完好，有无红肿、溃疡等	服药时注意老年人的舒适度
吞咽功能	认真、谨慎评估，老年人吞咽功能是否能顺利服药	若老年人可疑吞咽困难，应立即上报
老年人实际需求	充分尊重老年人，耐心解释，告知老年人按时服药的必要性，取得老年人配合后进行	充分考虑老年人身体活动能力，在必要时给予老年人一定的帮助
其他需求	询问是否有排泄等其他需求	如果老年人有排泄需求，先协助排泄再服药

2)操作准备

在协助老年人口服用药前，需要做好必要的准备，见表3-1-7。

表3-1-7　口服用药护理的准备

准备类型	具体要求	备注
环境准备	光线明亮，温度、湿度适宜，环境安全	根据季节调节温度、湿度：冬天室温维持在18~20 ℃，夏天室温维持在22~24 ℃，室内湿度维持在50%~60%
物品准备	遵医嘱准备药物、水杯、抽纸、水壶、毛巾、给药医嘱单、记录笔、茶匙、记录时间用的表等	根据老年人需要补充其他物品，保障老年人在服药过程中处于舒适、安全的状态
护理员准备	保持服装整洁并洗净双手，保持双手温暖	采用七步洗手法洗净双手
老年人准备	知晓所服药物的名称、作用，理解按时服药的必要性	取得老年人配合

3)操作实施

护理员应根据老年人的身体状况及自理能力为老年人提供相应的口服用药护理服务，操作流程与方法见表3-1-8。

表3-1-8 口服用药护理的操作流程与方法

操作流程	操作方法	注意事项
步骤①	备药：按照医嘱，将准备好的用物及药物拿至老年人床旁，礼貌地依照服药本上的床号、姓名、药名、剂量、浓度、方法、时间进行核对和解释（药物服用方法、目的、注意事项等）	
步骤②	摆放体位：根据老年人身体状况，为老年人摆放坐位、半卧位、侧卧位	使老年人保有尊严，身体保持舒适
步骤③	给药： ①服用固体药物，如片剂时，若药片大而难以下咽，可将药片碾碎后协助服药 ②服用液体药物时，用量杯量取。先检查药液有无变质，将药液摇匀，一手持量杯，拇指放于所需刻度处，举起量杯使视线与所需刻度在同一水平线上，另一手将药瓶瓶签朝上（避免药液沾污瓶签），倒药液至所需刻度处。再将药液倒入药杯。最后，用纱布擦净瓶口，将药瓶放置在安全、适宜的固定地方 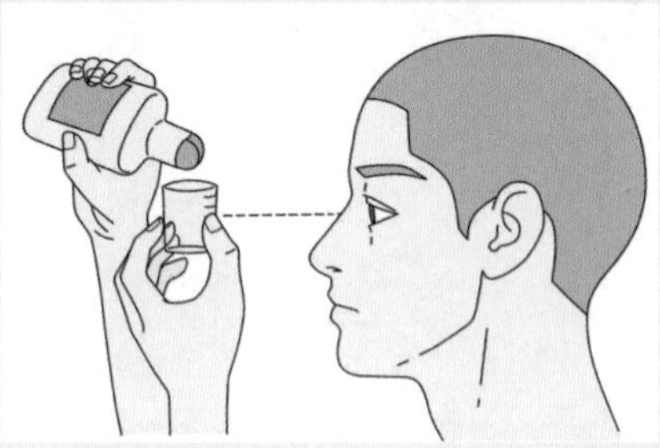 ③服用油剂或者药液不足1 mL时，用滴管吸取。在药杯内先倒入少量凉开水(以免药液黏附杯内，影响剂量)，以15滴为1 mL计算，用滴管吸取所需药量。滴管尖与药液水平面呈45°，将药液滴入药杯(如需同时服用多种药液，应将药液分别置于不同的药杯内)，计量准确后再服用 ④服用冲剂时，将药粉用温开水冲调后再服用 ⑤服用中药丸时，可根据老年人身体状况将药丸分割成若干小丸，以便于老年人服用 ⑥鼻饲老年人给药时，护理员应将药物碾碎、溶解后，经胃管注入。注入前应确认胃管在胃内，注入前、后均需要注入温开水	注意保护老年人隐私，防止着凉

续表

操作流程	操作方法	注意事项
步骤④	服药：再次核对老年人、服药本、药物等，然后开始服药。老年人领下垫毛巾，帮助老年人洗净双手，护理员倒温开水在水杯内，用手腕内侧测试温度适宜后递给老年人，或使用智能水壶倒温度合适的水在水杯内。可以使用饮水管让老年人吸水，或用茶匙给老年人喂水等。让老年人先喝一口水温润口腔及食管，再将药杯递给老年人或者协助其将药物放进口腔后喝水100 mL左右。待老年人将药物完全咽下后，再放下水杯，指导或协助老年人擦净口周的水渍	
步骤⑤	取舒适体位：维持坐位或者半卧位、侧卧位10~15 min再躺下，以免药物返流	
步骤⑥	服药完毕：再次核对老年人、所服用药物等，确认无误后整理物品，并将药杯先浸泡消毒，后清洗，再消毒备用	一次性药杯弃于垃圾桶内，清洗服药盘
步骤⑦	洗手，观察并记录。根据已知老年人服用药物的作用和不良反应，观察并询问老年人服药后的情况，将老年人服药后的表现记录下来，如有异常立即通知医生或家属	记录服药时间、老年人用药反应

2.技能操作

(1)操作准备

准备任务实施所需的全部物品，见表3-1-9。

表3-1-9　操作准备(协助老年人口服用药)

准备类型	具体要求	准备记录
环境准备	光线明亮，温度、湿度适宜，环境安全	是□　否□
物品准备	药物、水杯、抽纸、水壶、毛巾、给药医嘱单、笔、茶匙、记录时间用的表等	是□　否□
护理员准备	保持服装整洁并洗净双手，保持双手温暖	是□　否□
老年人准备	知晓所服药物的名称、作用，理解按时服药的必要性	是□　否□

温馨提示

○协助老年人口服用药时，要做到态度和蔼、语言亲切，细心、谨慎地查看老年人的身体状况和肌力情况等。

○充分尊重老年人，耐心解释，告知老年人按时服药的必要性，取得老年人的配合后进行。

○对于精神异常的老年人，遵循“送药到手、看服到口、咽下再走”的原则。

（2）操作过程

1）沟通评估

根据表3-1-10中老年人的基本情况，对老年人的身体状况及自理能力进行评估，为老年人选择适宜的服药姿势，并将结果记录在表3-1-10中。

表3-1-10 评估记录表（协助老年人口服用药）

基本情况	操作记录		评估结果
李奶奶，73岁，高血压、冠心病史5年。3个月前曾因突发脑血栓住院治疗，目前左侧肢体偏瘫，但能自行站立。现入住某老年颐养中心，遵医嘱长期服用硝苯地平控制血压，1天2次，每次10 mg	身体状况	评估老年人的四肢活动情况、肌力情况	□上肢功能障碍 □下肢功能障碍 □偏瘫 □瘫痪
	自理能力	评估老年人生活自理情况	□日常生活活动基本自理 □日常生活活动部分自理 □日常生活活动完全不能自理
	吞咽功能	□反复唾液吞咽试验： 计算____s内完成____次 健康成人至少能完成____次 老年人如果少于____次，提示需要进一步检查	□正常 □可疑吞咽障碍 □确定吞咽障碍
		□饮水吞咽试验： □可一口喝完 □分2次以上喝完 □难以全部喝完 □5 s内喝完 □超过5 s □常常呛住 □有呛咳 □无呛咳	□Ⅰ级 □Ⅱ级 □Ⅲ级 □Ⅳ级 □Ⅴ级
	服药姿势	为老年人选择适宜的服药姿势	□坐位 □半卧位 □侧卧位

2）操作实施

根据表3-1-11中老年人的基本情况，运用所学专业知识，分别协助老年人口服用药。采用角色扮演法，两人一组，一人扮演老年人，另一人扮演护理员，依次轮流交替进行任务实施，并将操作记录填写在表3-1-11中。

表 3-1-11　操作记录表(协助老年人口服用药)

基本情况	操作记录	
李奶奶,73岁,高血压、冠心病史5年。3个月前曾因突发脑血栓住院治疗,目前左侧肢体偏瘫,但能自行站立。现入住某老年颐养中心,遵医嘱长期服用硝苯地平控制血压,1天2次,每次10 mg	备药	床号:______　姓名:______　药名:______ 剂量:______　浓度:______　方法:______ 时间核对:______　解释用药目的:______
	合适体位	□坐位　□半卧位　□侧卧位
	服药	□核对　□领下垫毛巾　□帮助老年人洗净双手　□测试水温　药物放进口腔后喝水______mL左右　□协助老年人擦净口周的水渍
	取舒适体位	服药后______min再躺下
	服药完毕	□核对　□药杯清洗　□消毒备用

(三)为老年人提供雾化吸入

1.知识学习

(1)概述

1)超声雾化吸入法

超声雾化吸入法是利用超声波、声能将药液变成细微的气雾,随吸气进入呼吸道,达到治疗呼吸道的目的的方法。其特点是产生的雾滴小而均匀,药液可以深而慢地经吸气达到终末支气管和肺泡,起到治疗作用。此外,超声雾化器可随时调节雾量的大小,电子部件产热能对药液轻度加热,使老年人吸入温暖、舒适的气雾。超声雾化器外观如图3-1-1所示。

2)氧气雾化吸入法

氧气雾化吸入法是利用高速氧气气流使药液形成雾状,随吸气进入呼吸道,达到消炎、缓解支气管痉挛、稀释痰液、减轻咳嗽的目的。氧气雾化器结构如图3-1-2所示。

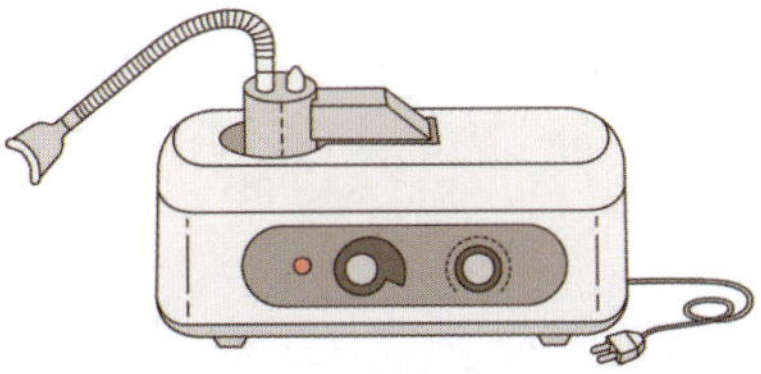

图 3-1-1　超声雾化器外观

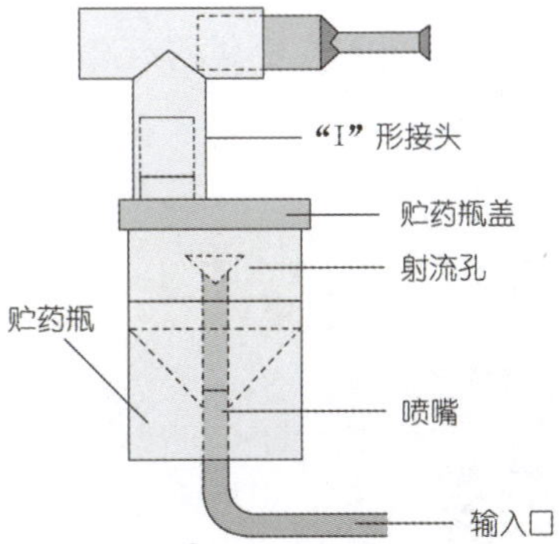

图 3-1-2　氧气雾化器结构

(2)目的

①治疗呼吸道感染，通过吸入抗感染、祛痰或缓解支气管痉挛的药物，治疗急、慢性呼吸道炎症等疾病。

②改善通气功能，缓解支气管痉挛，使气道通畅。

③预防呼吸道感染，常用于呼吸道烧伤及胸科手术前后。

④湿化呼吸道，配合人工呼吸器使呼吸道湿化。

(3)常用药物

①控制呼吸道感染及消除炎症，常用抗生素有硫酸庆大霉素、卡那霉素等。

②缓解支气管痉挛，常用药物有氨茶碱或沙丁胺醇等。

③减轻呼吸道黏膜水肿，常用药物有地塞米松。

④稀释痰液及有助排痰，常用药物有糜蛋白酶。

(4)注意事项

1)超声雾化吸入法

①在操作过程中，随时观察老年人的反应，如老年人感觉不适应及时停止。

②水槽及雾化罐内切忌加温水或热水，应保有足够的冷蒸馏水，槽内水温不可超过60 ℃，以免损坏电子部件。当调换冷蒸馏水时，应先关闭机器。

③雾化罐底部的透声膜薄而质脆、易破损，在操作及清洗过程中，不可用力过猛，动作应轻，防止损坏。

④若要连续使用，应间隔30 min。

⑤每次使用后，将雾化罐、口含嘴、螺纹管消毒备用。

2)氧气雾化吸入法

①正确使用供氧装置，注意用氧安全，操作过程中严禁接触明火和易燃品。

②观察老年人痰液排出是否困难，如痰液仍未排出，应给予叩背排痰，必要时使用吸痰器吸痰。

(5)雾化给药的护理

1)沟通评估

在为老年人提供雾化给药前，需要与老年人沟通，收集评估信息，见表3-1-12。

注意事项

○充分尊重老年人，耐心解释，告知老年人雾化吸入的必要性，取得老年人的配合后进行。

表3-1-12 雾化给药前的沟通评估

评估内容	沟通要求	备注
身体活动情况	做到态度和蔼、语言亲切，能评估老年人的四肢活动情况、肌力情况	老年人用药过程中体位是否舒适

续表

评估内容	沟通要求	备注
口腔情况	细心、谨慎查看老年人有无呼吸困难、张口呼吸、溃疡、疼痛等情况	用药时注意老年人有无不适
老年人实际需求	充分尊重老年人,耐心解释,告知老年人雾化吸入的必要性,取得老年人配合后进行	充分考虑老年人身体活动能力,在必要时给予老年人一定的帮助
其他需求	询问是否有排泄等其他需求	如果老年人有排泄需求,先协助排泄再提供雾化给药

2)操作准备

在为老年人提供雾化给药前,需要做好必要的准备,见表3-1-13。

表3-1-13 雾化给药前的准备

准备类型	具体要求	备注
环境准备	光线明亮,温度、湿度适宜,环境安全	根据季节调节温度、湿度:冬天室温维持在18~20 ℃,夏天室温维持在22~24 ℃,室内湿度维持在50%~60%
物品准备	遵医嘱准备雾化器、冷蒸馏水、水温计、纱布2块、无菌治疗巾或毛巾1条、10 mL或50 mL注射器、0.9%氯化钠注射液250 mL、弯盘、抽纸、电源、药液、给药医嘱单、笔和记录时间用的表等	根据老年人需要补充其他物品,保障老年人在用药过程中处于舒适、安全的状态
护理员准备	保持服装整洁并洗净双手,保持双手温暖	采用七步洗手法洗净双手
老年人准备	知晓雾化吸入的作用机制,理解雾化吸入的必要性	取得老年人配合

3)操作流程与方法(表3-1-14)

表3-1-14 雾化给药的操作流程与方法

操作流程	操作方法	注意事项
步骤①	检查并将雾化器与各附件连接,超声雾化器在水槽内加入冷蒸馏水约250 mL至浮标浮起,要求浸没雾化罐底部的透声膜	使用前检查雾化器各部件是否完好,不可加入温水或热水
步骤②	核对药物,加药。超声雾化器:将药物用0.9%氯化钠注射液稀释至30~50 mL,倒入雾化罐,旋紧罐盖,检查无漏水后,将雾化罐放入水槽,盖紧水槽盖。氧气雾化器:核对药物,用蒸馏水或0.9%氯化钠注射液将药物稀释至5 mL,注入雾化器的贮药瓶	当雾化罐内药液过少时,可从加药小孔注入药液,不可停药
步骤③	连接口含嘴(或面罩),将雾化器放在床头桌上,接通雾化器电源,打开电源开关,预热3 min	
步骤④	摆放体位:摇高床头45°,协助取半卧位,毛巾围于颌下,协助漱口、清洁口腔	弯盘置于老年人口周,叮嘱老年人漱口后用纸巾擦净口周,必要时协助老年人
步骤⑤	调节雾量:打开雾化开关,调节雾量,设定时间	
步骤⑥	雾气喷出后,协助老年人将口含嘴放于口中或将面罩放置好(覆盖口鼻),指导老年人用嘴做深而慢的吸气,用鼻呼气	瓶帽弃于黄色医疗垃圾袋内
步骤⑦	观察老年人吸入药液后的反应与效果,如出现呼吸困难、紫绀、疲劳时,可关闭雾化器,休息片刻后再继续治疗	如出现异常,即刻停止并报告医生
步骤⑧	吸入完毕,取下口含嘴(或面罩),先关闭雾化器开关,再关闭电源开关。用毛巾擦干老年人面部水分	避免电子部件损坏
步骤⑨	必要时置弯盘于口周,帮助老年人翻身叩背排痰,观察痰液形状,擦去老年人口周痰液,协助老年人漱口并擦干口周水痕	
步骤⑩	协助老年人取舒适卧位,询问、观察老年人有无不适。洗手,记录,整理床单位并清理用物	记录雾化吸入的时间、老年人的反应等

2.技能操作

(1)操作准备

准备任务实施所需的全部物品,见表3-1-15。

表3-1-15　操作准备(为老年人提供雾化吸入)

准备类型	具体要求	准备记录
环境准备	光线明亮,温度、湿度适宜,环境安全	是□ 否□
物品准备	雾化器、冷蒸馏水、水温计、纱布2块、无菌治疗巾或毛巾1条、10 mL或50 mL注射器、0.9%氯化钠注射液250 mL、弯盘、抽纸、电源、药液、给药医嘱单、笔、记录时间用的表等	是□ 否□
护理员准备	保持服装整洁并洗净双手,保持双手温暖	是□ 否□
老年人准备	知晓雾化吸入的作用机制,理解雾化吸入的必要性,取得老年人配合	是□ 否□

(2)操作过程

1)沟通评估

在为老年人提供雾化吸入前,需要与老年人沟通,收集评估信息,见表3-1-16。

表3-1-16　沟通评估(为老年人提供雾化吸入)

评估项目	沟通评估内容	完成情况
身体活动情况	肌力情况:□正常 □异常　呼吸功能:□正常 □异常	是□ 否□
口腔情况	呼吸困难:□有 □无　张口呼吸:□有 □无 溃疡:□有 □无　疼痛:□有 □无	是□ 否□
老年人实际需求	老年人是否理解雾化吸入的必要性:□理解 □不理解 取得老年人配合:□配合 □不配合 是否有排泄等其他需求:□有 □无	是□ 否□

2)操作实施

根据表3-1-17中老年人的基本情况,运用所学专业知识,分别对老年人进行雾化吸入的护理。采用角色扮演法,两人一组,一人扮演老年人,另一人扮演护理员,依次轮流交替进行任务实施,并将操作记录填写在表3-1-17中。

表 3-1-17 操作记录表(为老年人提供雾化吸入)

基本情况	操作记录	
李奶奶,73岁,高血压、冠心病史5年。3个月前曾因突发脑血栓住院治疗,目前左侧肢体偏瘫,但能自行站立。现入住某老年颐养中心,遵医嘱长期服用硝苯地平控制血压,1天2次,每次10 mg	检查连接	□检查并将雾化器与各附件连接
		超声雾化器在水槽内加入_____水约_____ mL至浮标浮起,要求浸没雾化罐底部的_____
	核对药物,加药	超声雾化器:将药物用0.9%氯化钠注射液稀释至____mL,倒入雾化罐,旋紧罐盖,检查无漏水后,将雾化罐放入水槽,盖紧水槽盖 氧气雾化器:用蒸馏水或0.9%氯化钠注射液将药物稀释至_____mL,注入雾化器的贮药瓶
	雾化吸入	①连接口含嘴(或面罩),接通雾化器电源,打开电源开关,预热_____min ②摆放体位:摇高床头_____°,协助取_____位,毛巾围于颌下 ③调节雾量:打开雾化开关,调节雾量,设定时间 ④雾气喷出后,指导老年人用嘴做_____的吸气,用_____呼气 ⑤观察老年人反应与效果,如出现_____、_____、_____时,可关闭雾化器,休息片刻后再继续治疗

(四)为老年人使用外用药

1.知识学习

(1)开塞露的使用

开塞露由甘油或山梨醇制成,装在塑料容器内。使用时,需要将封口端拧开或者剪去,先挤出少许液体润滑开口处,协助老年人取左侧卧位,臀下垫治疗巾或护理垫,叮嘱老年人放松肛门外括约肌,分离并暴露肛门,将开塞露前端轻轻插入老年人肛门后,把药液全部挤入直肠(图 3-1-3),叮嘱老年人保留 5~10 min后再排便。

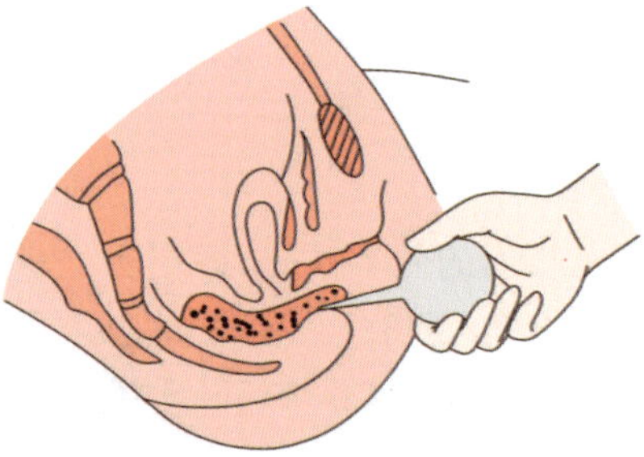

图 3-1-3 开塞露的使用

1)沟通评估

在为老年人使用开塞露前,需要与老年人沟通,收集评估信息,见表3-1-18。

表3-1-18 开塞露使用的沟通评估

评估内容	沟通要求	备注
身体活动情况	做到态度和蔼、语言亲切,能评估老年人的四肢活动情况、肌力情况	老年人用药过程中体位是否舒适
肛门情况	细心、谨慎查看老年人有无肛裂、痔疮等情况	用药时注意老年人有无刺痛等不适
老年人实际需求	充分尊重老年人,耐心解释,告知老年人使用开塞露的必要性,取得老年人配合后进行	充分考虑老年人身体活动能力,在必要时给予老年人一定的帮助
其他需求	询问是否有排尿等其他需求	如果老年人有排尿需求,先协助排尿再使用开塞露

2)操作准备

在为老年人使用开塞露前,需要做好必要的准备,见表3-1-19。

表3-1-19 开塞露使用的操作准备

准备类型	具体要求	备注
环境准备	光线明亮,温度、湿度适宜,环境安全	根据季节调节温度、湿度:冬天室温维持在18~20 ℃,夏天室温维持在22~24 ℃,室内湿度维持在50%~60%
物品准备	遵医嘱准备无菌治疗巾、一次性手套、抽纸、便盆、便盆巾、给药医嘱单、笔和记录时间用的表等	根据老年人需要补充其他物品,保障老年人在用药过程中处于舒适、安全的状态
护理员准备	保持服装整洁并洗净双手,保持双手温暖	采用七步洗手法洗净双手
老年人准备	知晓开塞露的作用机制,理解使用开塞露的必要性	取得老年人配合

温馨提示

○护理员要注意保护老年人的隐私，注意保暖，防止着凉。

注意事项

○清洁眼部分泌物时，先擦健侧，再擦患侧。

○滴入药液时，切勿将药液直接滴至角膜上，避免触及眼睑或睫毛。

○在操作过程中，注意观察老年人的变化，询问有无刺痛或灼热感等不适，关注老年人的身体状况。

3)操作流程与方法(表3-1-20)

表3-1-20 开塞露使用的操作流程与方法

操作流程	操作方法	注意事项
步骤①	摆放体位：协助老年人取左侧卧位，双腿屈曲，脱裤子至膝下，臀部移至床沿，及时盖被，暴露臀部	注意保护老年人隐私，防止着凉
步骤②	戴一次性手套，取出一次性治疗巾放于老年人臀下，臀边放置卫生纸	
步骤③	打开药液并润滑头端：取开塞露，检查药液质量，打开瓶帽。先挤出少许液体在卫生纸上，包裹并润滑开口处	瓶帽弃于黄色医疗垃圾袋内
步骤④	分离肛门并挤入药液：一手垫卫生纸分开老年人臀部，暴露肛门，叮嘱老年人深呼吸，另一手持开塞露轻轻插入直肠7~10 cm，挤压瓶身，使药液缓慢进入直肠	使老年人放松，利于开塞露头端插入
步骤⑤	拔出开塞露头端：用卫生纸包裹开塞露头端轻轻拔出，用卫生纸擦拭流出的药液，脱下手套	开塞露、手套弃于黄色医疗垃圾袋内
步骤⑥	保持体位：叮嘱老年人闭目并保持体位3~5 min，利于药液充分软化粪便、润滑肠管、刺激肠蠕动而促进排便	
步骤⑦	让老年人排便：不能下床者应给予便盆、卫生纸，协助排便。便毕，取走便盆	
步骤⑧	协助老年人穿裤，取舒适卧位。整理床单位，清理用物，开窗通风	
步骤⑨	整理记录：再次核对信息，并随时询问、观察老年人有无不适。洗手，记录	记录开塞露使用的时间、老年人的反应等

(2)滴眼剂的使用

滴眼剂是指由药物制成的供滴眼用的溶液，一般也包括眼膏和眼用凝胶。由于滴眼剂属于灭菌制剂，由角膜直接吸收，因此使用滴眼剂时一定要注意手卫生。上错药会带来严重后果，因此要认真核对姓名、药名、用法、给药途径、给药时间、药品质量和有效期等。使用前应先将药瓶摇一摇，如发现药液浑浊或有絮状团块，则说明药液已被污染，不能使用。

为保证疗效，上药前应清除眼部分泌物，告知老年人配合的方法。上药时注意防止交叉感染。双眼都滴药时，先滴健眼、后滴患眼，先滴轻眼、后滴重眼。在操作过程中，注意瓶塞口、瓶口不可触及任何地方，包括眼睑、睫毛，以免引起老年人不适及造成药液污染。如数种药同时使用，则须间隔5~10 min再用药。滴后轻轻闭眼1~2 min，同时，用手指轻轻按压眼内眦，以防止药液分流降低眼内药物浓度，以及药液经鼻泪管流至鼻腔经鼻黏膜吸收引起不适。注意观察用药后效果及不良反应。

1)沟通评估

在为老年人使用滴眼剂前，需要与老年人沟通，收集评估信息，见表3-1-21。

表3-1-21　滴眼剂使用的沟通评估

评估内容	沟通要求	备注
身体活动情况	做到态度和蔼、语言亲切，能评估老年人的四肢活动情况、肌力情况	老年人用药过程中体位是否舒适
眼部情况	细心、谨慎查看老年人眼部有无红肿、分泌物等情况，评估疼痛	用药前至少用两种方法评估疼痛的程度。让老年人描述疼痛的性质，是刺痛，还是钝痛。询问老年人疼痛开始的时间和持续的时间，有无规律性，在什么情况下会缓解疼痛或者加深疼痛，有无服用止疼药物
老年人实际需求	充分尊重老年人，耐心解释，告知老年人使用滴眼剂的必要性，取得老年人配合后进行	充分考虑老年人身体活动能力，在必要时给予老年人一定的帮助
其他需求	询问是否有排泄等其他需求	如果老年人有排泄需求，先协助排泄再使用滴眼剂

2)操作准备

在为老年人使用滴眼剂前，需要做好必要的准备，见表3-1-22。

表3-1-22　滴眼剂使用的操作准备

准备类型	具体要求	备注
环境准备	光线明亮，温度、湿度适宜，环境安全	根据季节调节温度、湿度：冬天室温维持在18~20 ℃，夏天室温维持在22~24 ℃，室内湿度维持在50%~60%
物品准备	遵医嘱准备无菌棉签、无菌棉球、无菌持物镊、无菌镊子桶、滴眼剂、0.9%氯化钠注射液、治疗盘、智能水壶、抽纸、给药医嘱单、笔和记录时间用的表等	根据老年人需要补充其他物品，保障老年人在用药过程中处于舒适、安全的状态

续表

准备类型	具体要求	备注
护理员准备	保持服装整洁并洗净双手，保持双手温暖	采用七步洗手法洗净双手
老年人准备	知晓滴眼剂的名称、作用，理解使用滴眼剂的必要性	取得老年人配合

3）操作流程与方法（表3-1-23）

表3-1-23　滴眼剂使用的操作流程与方法

操作流程	操作方法	注意事项
步骤①	确认给药部位：核对信息，检查眼睛状况，确认需要给药的部位	如双眼给药，应先滴健眼
步骤②	清洁眼部分泌物：取无菌棉签蘸温0.9%氯化钠注射液，轻轻擦拭老年人眼内、外眦的分泌物，再用干净棉签擦干	先擦健侧，再擦患侧。污染棉签弃于黄色医疗垃圾袋内
步骤③	摆放体位：协助老年人取仰卧位，把枕头垫在老年人的颈部，使头略后仰，眼睛向上看	
步骤④	打开药液：取滴眼剂，检查药液质量，摇匀，打开瓶帽，帽口朝上放在治疗盘内	
步骤⑤	分离并固定上、下眼睑：用无菌持物镊夹取无菌棉球放置于老年人下眼睑处，左手食指固定上眼睑，拇指将下眼睑向下牵拉	
步骤⑥	滴入药液：右手持药瓶，距离眼睑1~2 cm，从外眼角处滴入药液1滴至下眼结膜囊内，同时询问老年人有无刺痛或灼热感等不适，如无不适则继续滴入1~2滴药液	切勿将药液直接滴至角膜上，避免触及眼睑或睫毛
步骤⑦	闭合眼睛：用手指轻轻按压内眦，同时叮嘱老年人闭合眼睛，轻轻转动眼球，使药液充盈在眼结膜内，利于药液充分发挥作用	防止药液分流
步骤⑧	保持体位：叮嘱老年人保持体位3~5 min，用无菌棉球或者纸巾擦拭流出的药液	
步骤⑨	整理记录：用无菌持物镊夹取污染棉球弃于黄色医疗垃圾袋内。再次核对信息，并随时询问、观察老年人有无不适。协助老年人恢复舒适体位，洗手，记录	记录滴眼剂使用的时间、老年人的反应等

(3)眼膏的使用

为了增加眼部用药与眼表结构的接触时间,可以使用眼膏。在角膜受损时,使用眼膏可起到润滑和衬垫作用,有效减轻眼部的刺激症状。在上药前,先将瓶口剪开,剪刀、瓶口须消毒,瓶口应少剪些,只需要露出一个小孔。上药完毕,应将瓶盖盖紧,置于通风、阴凉处保存。

(4)滴耳剂的使用

滴耳剂是用于耳道内的液体制剂,主要用于耳道感染或疾患的局部治疗。滴药前,先用无菌棉签蘸温盐水将耳道内的分泌物擦拭干净,以保证疗效。滴药时,先将药瓶在手中握一会儿,当药液温度与体温接近时,摇匀后使用,以免引起内耳反应。一般每次用药5~10滴或遵医嘱,每天2次。滴药后,须轻轻地抚揉、压迫耳廓,使药液进入中耳腔,保持原位3~5 min,再滴另一只耳朵。注意观察滴药后是否有刺痛或灼热感,通常连续用药3天患耳仍疼痛应停药就医。

1)沟通评估

在为老年人使用滴耳剂前,需要与老年人沟通,收集评估信息,见表3-1-24。

表3-1-24　滴耳剂使用的沟通评估

评估内容	沟通要求	备注
身体活动情况	做到态度和蔼、语言亲切,能评估老年人的四肢活动情况、肌力情况、头部活动度	老年人头部是否能侧向健侧
耳道情况	用笔灯细心、谨慎查看老年人的耳道黏膜是否完好,有无红肿、溃疡等,评估疼痛	用药前至少用两种方法评估疼痛的程度。让老年人描述疼痛的性质,是刺痛,还是钝痛。询问老年人疼痛开始的时间和持续的时间,有无规律性,在什么情况下会缓解疼痛或者加深疼痛,有无服用止疼药物
老年人实际需求	充分尊重老年人,耐心解释,告知老年人使用滴耳剂的必要性,取得老年人配合后进行	充分考虑老年人身体活动能力,在必要时给予老年人一定的帮助
其他需求	询问是否有排泄等其他需求	如果老年人有排泄需求,先协助排泄再使用滴耳剂

2)操作准备

在为老年人使用滴耳剂前,需要做好必要的准备,见表3-1-25。

表3-1-25 滴耳剂使用的操作准备

准备类型	具体要求	备注
环境准备	光线明亮,温度、湿度适宜,环境安全	根据季节调节温度、湿度:冬天室温维持在18~20 ℃,夏天室温维持在22~24 ℃,室内湿度维持在50%~60%
物品准备	遵医嘱准备笔灯、无菌棉球、无菌棉签、无菌持物镊、无菌镊子桶、滴耳剂、抽纸、0.9%氯化钠注射液、治疗盘、智能水壶、给药医嘱单、笔和记录时间用的表等	根据老年人需要补充其他物品,保障老年人在用药过程中处于舒适、安全的状态
护理员准备	保持服装整洁并洗净双手,保持双手温暖	采用七步洗手法洗净双手
老年人准备	知晓滴耳剂的名称、作用,理解使用滴耳剂的必要性	取得老年人配合

3)操作流程与方法(表3-1-26)

表3-1-26 滴耳剂使用的操作流程与方法

操作流程	操作方法	注意事项
步骤①	摆放体位:协助老年人取侧卧位,头偏向健侧,患耳朝上。无法侧卧时,可将头偏向一侧即可	必要时可摇高床头
步骤②	清洁耳道:核对信息,取无菌棉签蘸温0.9%氯化钠注射液,掌跟置于耳旁并固定,轻轻擦拭老年人患侧耳道分泌物,再用干净棉签擦干	污染棉签弃于黄色医疗垃圾袋内
步骤③	温暖药液:将滴耳剂在手中轻握升温,避免太凉刺激引起内耳反应	
步骤④	打开药液:取滴耳剂,打开瓶帽,帽口朝上放在治疗盘内	
步骤⑤	拉直耳道:一手将老年人耳廓向后上方轻轻牵拉,使耳道变直	随时关注老年人情况
步骤⑥	滴入药液:另一手持药瓶、掌跟置于耳旁并固定,轻轻挤压药瓶使药液沿耳道后壁滴入1滴,立刻询问老年人有无刺痛、灼热感或眩晕等不适。如无不适,可继续滴入5滴	瓶口不可碰触耳部,避免污染

续表

操作流程	操作方法	注意事项
步骤⑦	按摩耳屏:每滴2滴,即轻压老年人耳屏并缓慢按摩,以使药液充分进入中耳,最后用无菌棉球堵塞外耳道,保持体位5 min,使药液充分发挥作用	
步骤⑧	擦拭药渍:将老年人头部放平,用无菌持物镊取出无菌棉球,必要时可用无菌棉签或者抽纸擦拭耳部残留的药液痕迹	
步骤⑨	整理记录:再次核对信息,并随时询问、观察老年人有无不适	记录滴耳剂的使用时间、老年人的反应

(5)滴鼻剂的使用

滴药前,将鼻涕等分泌物擤出(如有填充物则不需要擤鼻)。如果鼻腔内有干痂,先用无菌棉签蘸温盐水将干痂浸软、取出并擦拭鼻腔后再滴药。老年人取仰卧位,肩下垫软枕,头尽量向后仰,鼻低于口咽部。先吸气,再滴药,使药液滴入后尽量到达较深部位,充分发挥药效。患有单侧鼻窦炎和伴有高血压的老年人,可取头偏向患侧卧位,头也向后仰,药液滴到鼻窦口及咽鼓管、咽附近,起到治疗作用。通常每次滴药2~3滴,注意瓶壁不要碰到鼻黏膜、鼻毛等。滴药后应静置3~5 min,让滴鼻剂通过下鼻道、中鼻道,进入鼻咽部。在滴药的过程中,老年人不要快速起身,以免滴鼻剂大量流出。滴药后,轻捏鼻翼数次,以使药液充分发挥作用。如果药液流入口腔,可将其吐出后漱口。

1)沟通评估

在为老年人使用滴鼻剂前,需要与老年人沟通,收集评估信息,见表3-1-27。

表3-1-27 滴鼻剂使用的沟通评估

评估内容	沟通要求	备注
身体活动情况	做到态度和蔼、语言亲切,能评估老年人的四肢活动情况、肌力情况、头部活动度	老年人头部是否能向后仰
鼻腔情况	用笔灯细心、谨慎查看老年人有无鼻息肉,鼻腔黏膜是否完好,有无红肿、溃疡等,评估疼痛	用药前至少用两种方法评估疼痛的程度。让老年人描述疼痛的性质,是刺痛,还是钝痛。询问老年人疼痛开始的时间和持续的时间,有无规律性,在什么情况下会缓解疼痛或者加深疼痛,有无服用止疼药物

续表

评估内容	沟通要求	备注
老年人实际需求	充分尊重老年人,耐心解释,告知老年人使用滴鼻剂的必要性,取得老年人配合后进行	充分考虑老年人身体活动能力,在必要时给予老年人一定的帮助
其他需求	询问是否有排泄等其他需求	如果老年人有排泄需求,先协助排泄再使用滴鼻剂

2)操作准备

在为老年人使用滴鼻剂前,需要做好必要的准备,见表3-1-28。

表3-1-28 滴鼻剂使用的操作准备

准备类型	具体要求	备注
环境准备	光线明亮,温度、湿度适宜,环境安全	根据季节调节温度、湿度:冬天室温维持在18~20 ℃,夏天室温维持在22~24 ℃,室内湿度维持在50%~60%
物品准备	遵医嘱准备笔灯、无菌棉签、滴鼻剂、0.9%氯化钠注射液、治疗盘、智能水壶、抽纸、给药医嘱单、笔和记录时间用的表等	根据老年人需要补充其他物品,保障老年人在用药过程中处于舒适、安全的状态
护理员准备	保持服装整洁并洗净双手,保持双手温暖	采用七步洗手法洗净双手
老年人准备	知晓滴鼻剂的名称、作用,理解使用滴鼻剂的必要性	取得老年人配合

3)操作流程与方法(表3-1-29)

表3-1-29 滴鼻剂使用的操作流程与方法

操作流程	操作方法	注意事项
步骤①	摆放体位:协助老年人取仰卧垂头位。头尽量向后仰,头低、肩高,使鼻孔向上,鼻腔低于口咽部,以免药液流入咽部	也可采取侧卧位
步骤②	清洁鼻腔:叮嘱老年人擤去鼻涕或者协助老年人擤去鼻涕,取无菌棉签蘸温0.9%氯化钠注射液,掌跟置于面部并固定,轻轻擦拭老年人鼻腔分泌物,再用干净棉签擦干	污染棉签弃于黄色医疗垃圾袋内

续表

操作流程	操作方法	注意事项
步骤③	打开药液：取滴鼻剂，打开瓶帽，帽口朝上放在治疗盘内	不可倒置，避免污染
步骤④	滴入药液：一手轻轻推鼻尖，充分暴露鼻腔，另一手持药瓶，掌跟置于面部并固定，距鼻孔 2 cm 处滴入药液 1 滴。立刻询问老年人有无刺痛、灼热感等不适。如无不适，可继续滴入2~4滴	随时关注老年人情况。瓶口不可碰触鼻部，避免污染
步骤⑤	轻捏鼻翼：使药液均匀分布于鼻腔黏膜，保持体位 5 min，使药液充分发挥作用	不可快速起身，避免药液流出
步骤⑥	擦拭药渍：必要时可用无菌棉签或者抽纸擦去外流的药液	

2.技能操作

(1)操作准备

准备任务实施所需的全部物品，见表 3-1-30。

表 3-1-30 操作准备（为老年人使用外用药）

准备类型	具体要求	准备记录
必用物品	笔灯、无菌棉签、无菌棉球、无菌持物镊、无菌镊子桶、药物、0.9%氯化钠注射液、治疗盘、智能水壶、毛巾、治疗巾、抽纸、给药医嘱单、笔和记录时间用的表等	是□ 否□
备用物品	支撑辅具（包括枕头、靠垫、楔形垫）等	是□ 否□

(2)操作过程

1)沟通评估

在给老年人使用外用药前，需要与老年人沟通，收集评估信息，见表 3-1-31。

表 3-1-31 沟通评估（为老年人使用外用药）

评估项目	沟通要求	完成情况
身体活动情况	能评估老年人的四肢活动情况、肌力情况	是□ 否□
局部情况	查看老年人眼、鼻、耳的状况，有无疼痛或者有无外耳道先天闭锁、鼻腔填塞、眼部分泌物等	是□ 否□
老年人实际需求	告知老年人外用药的必要性，取得老年人配合	是□ 否□
其他需求	询问老年人是否有排泄需求	是□ 否□

2)操作实施

根据表3-1-32中老年人的基本情况，运用所学专业知识，分别对其外用给药进行护理。采用角色扮演法，两人一组，一人扮演老年人，另一人扮演护理员，依次轮流交替进行任务实施，并将操作记录填写在表3-1-32中。

表3-1-32 操作记录表（为老年人使用外用药）

护理对象	基本情况	操作记录	
老年人1	李爷爷，74岁，腿脚活动自如，但手臂丧失知觉，无法自主用药。近日中耳炎发作，右耳痛、耳鸣，医嘱给予氧氟沙星滴耳剂滴耳，1天2次，1次3滴	体位选择	□坐位 □半卧位 □侧卧位 □平卧位
		清洁耳道	取无菌棉签蘸______注射液，______置于耳旁并固定，轻轻擦拭______耳道分泌物，再用______棉签擦干
		滴入药液	□温暖药液 □拉直耳道 □使药液沿______滴入1滴 □瓶口不可碰触耳部 □询问老年人有无不适
		按摩耳屏	每次______滴，即轻压老年人耳屏并缓慢按摩，最后用无菌棉球堵塞______，保持体位______min
		整理记录	□擦拭药渍 记录滴耳剂的使用时间：______
老年人2	李奶奶，73岁，高血压、冠心病史5年。3个月前曾因突发脑血栓住院治疗，目前左侧肢体偏瘫，但能自行站立。近日双眼疼痛，医嘱给予氧氟沙星滴眼剂滴眼，1天2次，1次3滴	确认给药部位	□是 □否
		清洁眼部分泌物	先擦______侧，再擦______侧，再用______擦干
		体位选择	□仰卧位 □半卧位 □侧卧位 □平卧位
		滴入药液	右手持药瓶，距离眼睑______cm，从______处滴入药液1滴至______内，同时询问老年人有无不适
		闭合眼睛	用手指轻轻按压______，叮嘱老年人闭合眼睛，轻轻转动眼球，保持体位______min
		保持体位	□仰卧位 □半卧位 □侧卧位 □平卧位
老年人3	张奶奶，83岁，高血压15年。半年前曾因突发脑出血住院治疗，目前右侧肢体偏瘫，但能自行站立。近日鼻窦炎复发，疼痛，医嘱给予氧氟沙星滴鼻剂滴鼻，1天2次，1次3滴	体位选择	□是 □否
		清洁鼻腔	取无菌棉签蘸______注射液，______置于面部并固定，轻轻擦拭______分泌物，再用______棉签擦干
		滴入药液	一手轻轻推______，充分暴露鼻腔，另一手持药瓶，______置于面部并固定，距鼻孔______cm处滴入药液1滴，立刻询问老年人有无不适
		轻捏鼻翼	使药液均匀分布于鼻腔黏膜，保持体位______min，使药液充分发挥作用

检查评估

护理员按照表3-1-33中的检查项目进行自我检查，并将检查结果和自我点评记录在表3-1-33中。

表3-1-33　自我检查记录表(老年人用药护理)

序号	检查项目	检查结果	自我点评
1	是否穿护理服并保持服装整洁	是□ 否□	
2	操作前是否洗净双手	是□ 否□	
3	是否对老年人身体状况进行准确评估	是□ 否□	
4	使用雾化器前是否进行安全检查	是□ 否□	
5	是否按照标准步骤进行操作	是□ 否□	
6	是否完成操作记录	是□ 否□	

护理对象根据表3-1-34中的检查项目对护理员的服务情况进行检查，并将检查结果和结果点评记录在表3-1-34中。

表3-1-34　护理对象检查记录表(老年人用药护理)

序号	检查项目	检查结果	结果点评
1	是否在操作前进行沟通	是□ 否□	
2	是否询问有无排泄等特殊需求	是□ 否□	
3	服务态度是否和蔼，语言是否亲切	是□ 否□	
4	是否对用药指导、吞咽功能评估过程满意	是□ 否□	
5	是否对协助用药过程满意	是□ 否□	
6	是否对雾化吸入过程满意	是□ 否□	
7	是否对使用外用药过程满意	是□ 否□	
8	是否在操作时具有爱伤观念	是□ 否□	

教师根据表3-1-35中的检查项目对护理员的任务完成情况进行检查，并将检查结果和结果点评记录在表3-1-35中。

表3-1-35　教师检查记录表(老年人用药护理)

序号	检查项目	检查结果	结果点评
1	是否按时完成任务	是□ 否□	
2	团队协作是否顺畅	是□ 否□	
3	设备、用具及物品是否整理恢复	是□ 否□	
4	实训床位是否整理干净	是□ 否□	
5	工作页填写是否准确、完整	是□ 否□	

任务小结

- 老年人用药护理
  - 老年人用药原则、常见药物的不良反应及预防措施
    - 知识学习
      - 药物的作用、种类及给药途径
      - 药物的保管原则
      - 给药原则
      - 老年人用药指导
      - 药物常见不良反应
      - 药物常见不良反应的预防原则
    - 技能操作
      - 操作准备
      - 操作过程
  - 协助老年人口服用药
    - 知识学习
      - 评估老年人吞咽功能
      - 老年人口服用药时的常见风险及安全用药方法
      - 老年人口服用药的姿势种类
      - 老年人口服用药的注意事项
      - 协助老年人口服用药的护理
    - 技能操作
      - 操作准备
      - 操作过程
  - 为老年人提供雾化吸入
    - 知识学习
      - 概述
      - 目的
      - 常用药物
      - 注意事项
      - 雾化给药的护理
    - 技能操作
      - 操作准备
      - 操作过程
  - 为老年人使用外用药
    - 知识学习
      - 开塞露的使用
      - 滴眼剂的使用
      - 眼膏的使用
      - 滴耳剂的使用
      - 滴鼻剂的使用
    - 技能操作
      - 操作准备
      - 操作过程

任务二 老年人冷热疗法的应用

教学资源

任务导入

场景：某老年康养中心

人物：护理员、老年人

情节：201室2床，张奶奶，86岁，晚上睡觉时感觉脚冷，无法入睡，护理员经过评估后为张奶奶使用热水袋保暖；206室2床，李爷爷，78岁，最近膝关节疼痛肿胀，医生让护理员为李爷爷使用湿热敷；312室1床，陈爷爷，69岁，最近支气管炎复发，体温为39.2 ℃，护理员遵医嘱使用冰袋、温水擦浴为陈爷爷物理降温。

任务目标

- 能够根据老年人的身体状况及需求，完成相应热疗法的照护。
- 能够根据老年人的身体状况及需求，完成相应冷疗法的照护。

任务实施

(一)热疗法的应用

1.知识学习

(1)热疗法的作用与禁忌证

热疗法是利用高于人体温度的物质作用于人体表面，通过神经传导，引起皮肤、内脏器官血管舒张，从而改变人体血液循环和新陈代谢的方法。

微课 湿热敷操作实施

1)热疗法的作用

①促进炎症的消散和局限

热疗可使局部血管扩张,血流量速度加快,利于组织中毒素的排出;促进血液循环,增加血流量,加快新陈代谢,增强白细胞的吞噬功能。因而在炎症早期用热疗,可促进炎性渗出物的吸收和消散;在炎症后期用热疗,可因白细胞释放蛋白溶解酶,溶解坏死组织,从而有助于坏死组织的清除及组织修复,使炎症局限。

②缓解疼痛

热疗能降低痛觉神经的兴奋性,改善血液循环,减轻炎性水肿,加速致痛物质的排出及渗出物的吸收,从而缓解局部神经末梢的压力。热疗还可使肌肉、肌腱和韧带等组织松弛,可缓解因肌肉痉挛、关节强直而引起的疼痛。常用于腰肌劳损、肾绞痛、胃肠痉挛等患者。

③减轻深部组织充血

热疗可使局部血管扩张,体表血流量增加,因而相对减轻深部组织的充血。

④保暖

热疗可使局部血管扩张,促进血液循环,使患者感到温暖和舒适。多用于危重、年老体弱、小儿及末梢循环不良患者的保暖。

2)热疗法的禁忌证

热疗法的禁忌证主要包括未明确诊断的急性腹痛、软组织扭伤或挫伤早期(48 h内)、急性炎症、恶性肿瘤、脏器内出血、器官功能不全、皮肤湿疹等,禁忌部位包括金属移植物所在部位、面部危险三角区等。感觉麻痹、感觉异常者应慎用。

(2)热疗的常用方法

热疗的常用方法主要包括热水袋、红外线理疗灯、湿热敷、热水坐浴等。在养老机构,护理员为老年人实施热疗主要使用热水袋进行保暖和湿热敷缓解局部疼痛。

1)操作前的评估内容及意义

在操作前,应检查老年人的精神状态和有无发热等情况,以便了解老年人的用热需求;了解老年人有无感觉、运动功能障碍,痛觉、温觉是否减退或消失,以便判断老年人能否用热;通过与全身皮肤做比较,评估老年人用热部位皮肤的颜色及完整性,以便于选择用热的部位和观察用热前后的皮肤状态。

2)热水袋的种类

①橡胶热水袋

橡胶热水袋是以橡胶制成的袋囊,在袋囊内装入热水后,将橡胶热水袋装入布套即可使用,如图3-2-1(a)所示。

②电热水袋

电热水袋(俗称电暖宝)外形新颖,储热量大,保温时间长,结构合理,使用方便，为冬季暖手、暖足的理想用品。电热水袋里的液体是导电液体，即水和电解质的混合溶液。将电热水袋平放于干燥的平面上，连接电源充电约5 min，充电指示灯灭后，断开电源即可使用，如图3-2-1(b)所示。

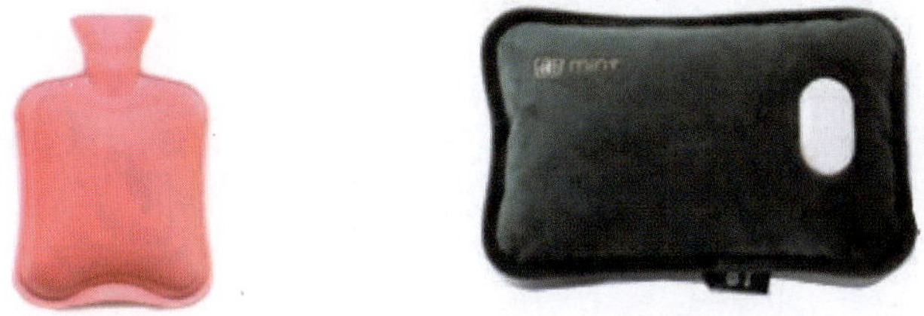

(a)橡胶热水袋　(b)电热水袋

图3-2-1　热水袋

3)使用热水袋的操作实施

实施使用热水袋为老年人保暖的任务，操作流程与方法见表3-2-1。

表3-2-1　使用热水袋保暖的操作流程与方法

操作流程	操作方法
①检查热水袋	先检查热水袋外观是否完好，螺旋塞是否紧密、无松动，打开螺旋塞放置于治疗盘中
②测量水温	将水温计水银端插入水壶测量水温，水温计勿触碰水壶壁及底部，读数时应平视水温计刻度，水温应低于50 ℃
③将温水灌入热水袋(图3-2-2)	将热水袋放于治疗车台面上，一手捏住热水袋袋口高处边缘(热水袋底部需要接触台面)，另一手持水壶缓慢灌入温水，水位至热水袋总容量的1/2~2/3处，排出热水袋内空气，取螺旋塞并旋紧袋口
④再次检查热水袋并装上布套	用毛巾擦干袋口水渍，将热水袋袋口朝下，双手挤压袋身，检查热水袋袋身、袋口有无漏水。用毛巾再次擦干热水袋袋口及袋身水渍，将热水袋装入布套，并系紧袋口
⑤放置热水袋(图3-2-3)	将热水袋置于距离老年人足部或身体10 cm处。告知老年人热水袋放置的位置，并提醒老年人变换体位时勿触及热水袋，有任何不适，及时呼叫护理员
⑥过程观察	热水袋放置期间，至少15 min观察1次，以免发生烫伤
⑦取出热水袋	热水袋放置30~60 min后取出。观察老年人靠近热水袋处的肢体是否温暖，皮肤有无发红、水疱等低温烫伤的迹象
⑧整理归位	在处置室将热水袋倒空，倒挂晾干后吹入空气，旋紧螺旋塞，放在阴凉、干燥处备用。布套、毛巾等洗净后晾干备用
⑨记录	记录使用的时间，老年人皮肤有无低温烫伤等特殊情况，如有应报告医务人员，并告知老年人的家属

注意事项

○糖尿病、脊髓损伤或脑卒中的老年人由于存在感觉、运动功能障碍，常伴有痛觉、温觉的减退或消失，极易发生意外烫伤，最好不要使用热水袋。

○热水袋表面不能用锐器刺压，强力摔打，以免破裂、漏液造成伤害，如出现破损、漏液现象绝不能使用。

○注意水温不要太热，一般以50 ℃为宜。为准确测量水温，在水温计水银端插入水壶时，勿触碰水壶壁及底部，读数时应平视水温计刻度。

○电热水袋在使用时应避免袋内水温不均匀，充电时可以轻轻摇动袋身，让袋内水温均匀。

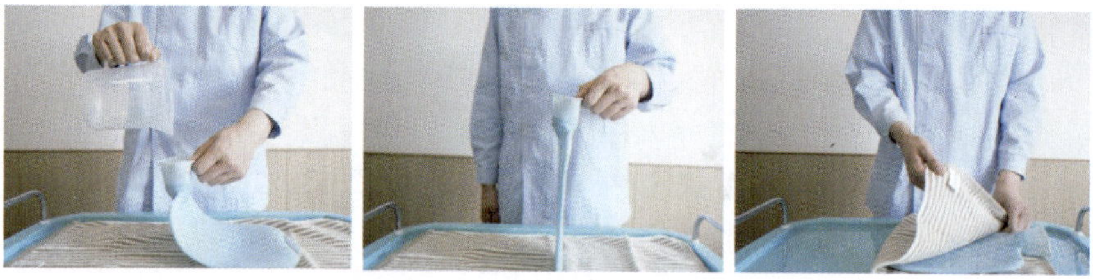

图3-2-2　灌装热水袋

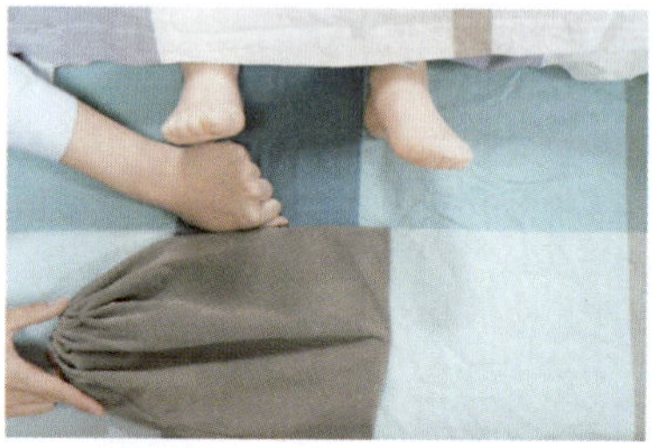

图3-2-3　放置热水袋

4)使用湿热敷的操作实施

实施为膝关节疼痛的老年人使用湿热敷的任务，操作流程与方法见表3-2-2。

表3-2-2　湿热敷的操作流程与方法

操作流程	操作方法
①暴露湿热敷部位	充分暴露膝关节部位，其他部位盖好盖被，注意保暖；在膝关节下方铺防水护理垫和浴巾
②涂凡士林	在膝关节上涂凡士林，涂抹的面积应大于纱布，将纱布盖在膝关节上，纱布的面积应大于敷布
③测量水温	将水温计水银端插入容器测量水温，水温计勿触碰容器壁及底部，读数时应平视水温计刻度，水温应调至50~60 ℃
④准备敷布（图3-2-4）	将温水倒入水盆，将干敷布在水盆中浸透，双手持大镊子将其拧干至不滴水为宜，在手腕、掌侧测试温度，感觉不烫为宜

续表

操作流程	操作方法
⑤放置敷布（图3-2-5）	将敷布放于老年人膝关节部位纱布上，询问老年人温度是否合适，再将干毛巾和浴巾盖在敷布上面，以防散热过快
⑥过程观察	湿热敷期间，护理员不能离开，随时询问老年人感受，如感觉过热可揭开毛巾一角放出热气；每3~5 min更换敷布1次，观察局部皮肤有无发红、烫伤等情况，水盆内随时加热水保持温度
⑦撤去敷布	湿热敷20~30 min后，应撤去敷布，用毛巾擦干皮肤水渍，再次检查皮肤情况；撤去护理垫和浴巾，检查床铺、衣裤有无潮湿并整理，协助老年人取舒适体位（面部热敷的老年人，敷后30 min方能外出，以防受凉）
⑧整理记录	整理用物，洗手，记录湿热敷时间及湿热敷前后局部皮肤情况

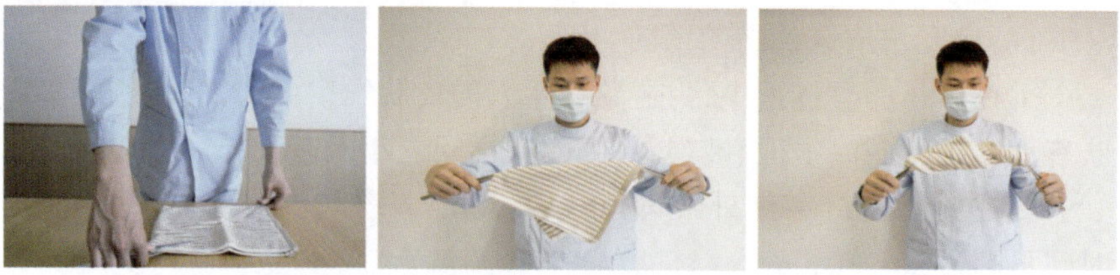

图3-2-4　准备敷布

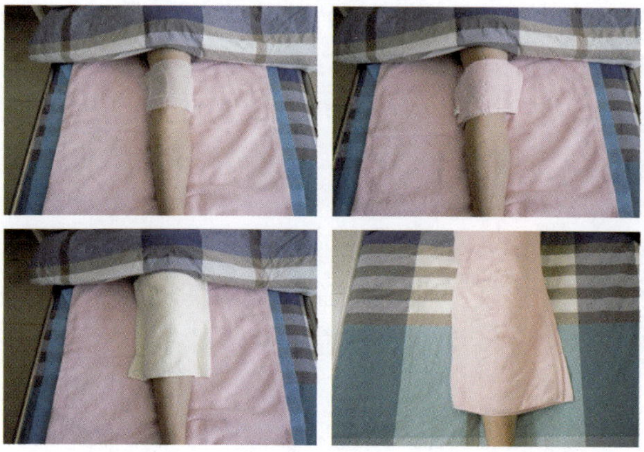

图3-2-5　纱布、敷布、干毛巾、浴巾的放置顺序

(3)热疗法可能导致的皮肤异常情况

为老年人实施热疗，最易发生烫伤。根据受损程度，烫伤分为三度（四分）。Ⅰ度烫伤，皮肤灼红，痛觉过敏，干燥无水疱，如图3-2-6(a)所示；浅Ⅱ度烫伤，局部红肿疼痛，有大小不等的水疱，如图3-2-6(b)所示；深Ⅱ度烫伤，可有水疱，痛觉迟钝，有拔毛痛，如图3-2-6(c)所示；Ⅲ度烫伤，无水疱，痛觉消失，无弹性，拔毛不痛，皮肤干燥如皮革样或呈腊白、焦黄，甚至炭化成焦痂，痂下水肿，如图3-2-6(d)所示。

低温烫伤

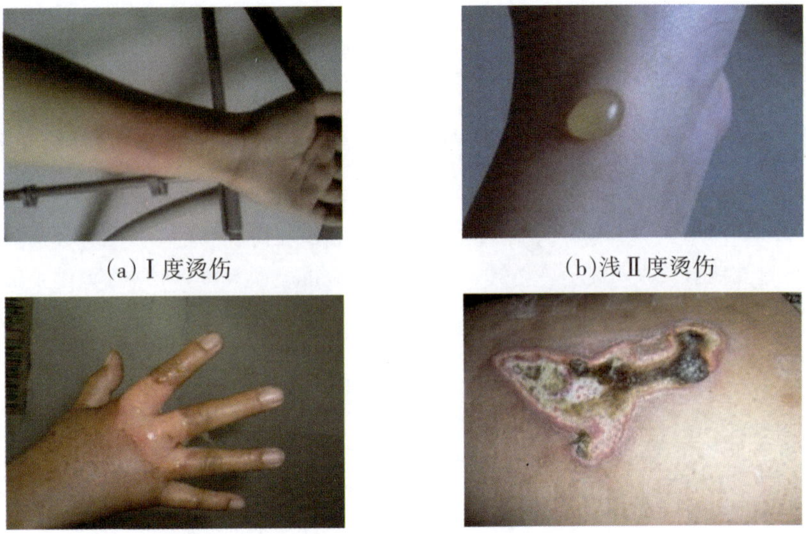

(a) Ⅰ度烫伤

(b)浅Ⅱ度烫伤

(c)深Ⅱ度烫伤

(d)Ⅲ度烫伤

图3-2-6 皮肤烫伤程度

(4)热疗法皮肤损伤的预防

①在热疗的全过程中，为避免老年人的皮肤发生烫伤，应注意观察皮肤有无发绀、红肿、水疱、破损等情况，并询问老年人有无异常感觉。

②在使用烤灯和红外线理疗仪时，应距离皮肤30~50 cm，每次使用时间不超过20~30 min。

③向老年人介绍烫伤的知识，增强防范烫伤的意识。告诉老年人尽量不使用电热宝、热力贴等保暖物品，特别是对于高龄老年人、肢体活动受限的老年人，以及患有糖尿病的老年人，更应注意避免其发生低温烫伤。

④给老年人使用热源保暖时，护理员应有记录，具体写明放置时间、放置位置，做好交接班，并在使用前后及时评估老年人皮肤状况。

(5)烫伤的观察与应急处理

①迅速远离热源，立即判断烫伤的部位、深度和面积。用尺子测量烫伤皮肤的面积并记录，异常皮肤面积=长(cm)×宽(cm)。长是指从头到脚方向的异常皮肤尺寸，宽是指左侧躯体到右侧躯体方向的异常皮肤尺寸。

②立即对创面进行降温处理，见表3-2-3。对Ⅰ度烫伤，应立即将创面浸在冷水中进行冷却治疗，能起到降温、减轻余热损伤、减轻肿胀、止痛、防止起疱等作用。通常冷却30 min左右能完全止痛。冷却治疗在烫伤后要立即进行，如果5 min后才浸泡在冷水中，则只能起止痛作用，不能保证不起水疱，因为这5 min内烧烫的余热还在继续损伤肌肤。如果烫伤部位不是手或足，不能将伤处浸泡在冷水中进行冷却治疗时，则可将受伤部位用毛巾包好，再在毛巾上浇冷水，有备用冰袋应用毛巾包裹进行冷敷。如果穿着鞋袜或衣裤的部位被烫伤，千万不要急忙脱去被烫部位的鞋袜或衣裤，否则可能使表皮随同鞋袜、衣裤一起脱落。最好的方法是

马上用冷水隔着鞋袜或衣裤浇到伤处及周围，然后再脱去或剪开鞋袜或衣裤，这样可以防止揭掉表皮发生水肿和感染，同时又能止痛。

③涂抹烫伤膏或万花油，切忌给创面涂抹牙膏、酱油、肥皂等，以防感染。

④经冷却治疗一定时间后，如果仍疼痛难忍，且伤处起了水疱，说明是Ⅱ度烫伤。这时不要弄破水疱，要迅速送老年人去医院治疗。

⑤对Ⅲ度烫伤者，应立即用清洁的被单或衣服简单包扎，避免污染和再次损伤，创面不要涂抹药物（如紫药水或膏类药物），要保持清洁，迅速送医院治疗。

⑥使用保暖设备发生低温烫伤后，即使疼痛不明显或无痛感，创面的面积较小，也要及时报告医护人员，以便及时处理。

表 3-2-3 烫伤紧急处理口诀

冲	脱	泡	盖	送
发现烫伤以后，用流动的清水冲洗伤口 20~30 min	不要立即脱下衣裤，用冷水浇在衣裤上降温，冷却后再剪开贴身衣裤	用冷水冲洗后，再用冷水持续浸泡 10~30 min，达到降温和止痛的作用	用清洁的纱布或布，覆盖在烫伤部位，以防感染	到医院做进一步的处理和治疗

2. 技能操作

(1)使用热水袋为老年人保暖

1)操作准备

在使用热水袋为老年人保暖前，需要做好准备工作，见表 3-2-4。

表 3-2-4 操作准备（使用热水袋为老年人保暖）

准备类型	具体要求	准备记录
环境准备	房间安静、整洁，温度、湿度适宜，关闭门窗	是□ 否□
物品准备	治疗盘、热水袋、热水袋布套、毛巾、纱布、水温计、盛水量杯、热水壶、冷水壶、笔、记录单、免洗洗手液、生活垃圾桶、医疗垃圾桶等，物品放置合理	是□ 否□
护理员准备	着装整洁，用七步洗手法洗净并温暖双手，无首饰和长指甲，未涂指甲油	是□ 否□

2)沟通评估

在使用热水袋为老年人保暖前，应做好沟通评估，尽可能详细地了解老年人的身体状况和需求，并耐心解释操作，以取得老年人的配合，见表 3-2-5。

温馨提示

○在使用热水袋为老年人保暖时，护理员要态度和蔼，语言亲切，耐心细致，动作轻柔。
○热水袋放置期间，至少 15 min 观察 1 次，以免发生烫伤。

表3-2-5 沟通评估（使用热水袋为老年人保暖）

评估项目	具体内容	完成情况
身体状况	老年人精神状态：良好□ 差□ 极差□ 有无发热：有□ ____℃ 无□ 感觉障碍：有□ 无□ 运动功能障碍：有□ 无□ 痛觉减退：有□ 无□ 温觉减退：有□ 无□ 用热部位皮肤：颜色正常□ 颜色不正常□ ____ 皮肤完整性：正常□ 有破损□ ____	是□ 否□
环境	温度、湿度适宜□ 床铺、被褥保暖性：良好□ 差□	是□ 否□
解释操作	向老年人解释使用热水袋的目的、时间、方法及注意事项，介绍需要注意和配合的内容，询问有无疑问，有无排泄等其他需求，取得配合	是□ 否□

3）操作实施

按照操作流程，实施使用热水袋为老年人保暖的任务，将操作记录填写在表3-2-6中。

表3-2-6 操作记录表（使用热水袋为老年人保暖）

基本情况	操作记录	
张奶奶，86岁，晚上睡觉时感觉脚冷，无法入睡，护理员经过评估后为张奶奶使用热水袋保暖	检查热水袋	外观完好，螺旋塞无松动
	测量水温	水温计勿触碰_____，读数时应_____视水温计刻度，水温应低于_____℃
	将温水灌入热水袋	手捏住热水袋袋口_____边缘，热水袋底部需要接触_____，水位至热水袋总容量的_____处，排出热水袋内_____，取螺旋塞并旋紧袋口
	再次检查热水袋并装入布套	将热水袋袋口朝_____，双手挤压袋身，袋口无漏水，用毛巾再次擦干热水袋袋口及袋身水渍，将热水袋装入_____，并系紧袋口
	放置热水袋	将热水袋置于距离老年人足部或身体_____ cm处，并提醒老年人_____位时勿触及热水袋，有任何不适及时呼叫护理员
	过程观察	热水袋放置期间，至少_____ min观察1次，以免发生烫伤
	取出热水袋	热水袋放置_____ min后取出。观察老年人靠近热水袋处皮肤有无_____、_____等低温烫伤的迹象
	整理归位	在处置室将热水袋倒空，____晾干后吹入____，旋紧____，放在____处备用
	记录	是□ 否□

(2)使用湿热敷为老年人缓解疼痛

1)操作准备

在使用湿热敷为老年人缓解疼痛前,需要做好准备工作,见表3-2-7。

表3-2-7 操作准备(使用湿热敷为老年人缓解疼痛)

准备类型	具体要求	准备记录
环境准备	房间安静、整洁,温度、湿度适宜,关闭门窗	是□ 否□
物品准备	暖水壶(内盛50~60 ℃热水)、水盆、防水护理垫、浴巾、毛巾、敷布2块、纱布、凡士林、棉签、大镊子、水温计、记录单、笔、免洗洗手液、生活垃圾桶、医疗垃圾桶等,物品放置合理	是□ 否□
护理员准备	着装整洁,用七步洗手法洗净并温暖双手,无首饰和长指甲,未涂指甲油	是□ 否□

2)沟通评估

在使用湿热敷为老年人缓解疼痛前,应做好沟通评估,尽可能详细地了解老年人的身体状况和需求,并耐心解释操作,以取得老年人的配合,见表3-2-8。

表3-2-8 沟通评估(使用湿热敷为老年人缓解疼痛)

评估项目	具体内容	完成情况
身体状况	精神状态:□良好 □差 疼痛的部位____ 感觉障碍:□有 □无 运动功能障碍:□有 □无 痛觉减退:□有 □无 温觉减退:□有 □无 用热部位皮肤的颜色:□正常 □异常____ 完整性:□正常 □破损____	是□ 否□
环境	温度、湿度适宜	是□ 否□
解释操作	向老年人解释使用湿热敷的目的、时间、方法及注意事项,介绍需要注意和配合的内容,询问有无疑问,有无排泄等其他需求,取得配合	是□ 否□

3)操作实施

按照操作流程,实施为膝关节疼痛的老年人使用湿热敷的任务,将操作记录填写在表3-2-9中。

表3-2-9 操作记录表(使用湿热敷为老年人缓解疼痛)

基本情况	操作记录	
李爷爷,78岁,最近膝关节疼痛肿胀,医生让护理员为李爷爷使用湿热敷	暴露湿热敷部位	充分暴露膝关节部位,其他部位_____,注意_____;在膝关节下方铺_____
	涂凡士林	在_____上涂凡士林,涂抹的面积应_____,将纱布盖在膝关节上,纱布的面积应_____敷布
	测量水温	将水温计水银端插入容器测量水温,水温计勿触碰_____及_____,读数时应_____视水温计刻度,水温应调至_____
	准备敷布	将_____倒入水盆,将干敷布在水盆中浸透,双手持大镊子将其拧干至_____为宜,在手腕、_____测试温度,感觉不烫为宜
	放置敷布	将_____放于老年人膝关节部位纱布上,再将_____和_____盖在敷布上面,以防_____过快
	过程观察	湿热敷期间,护理员不能离开,每_____min更换敷布1次,观察局部皮肤有无_____、_____等情况,水盆内随时加热水保持温度
	撤去敷布	湿热敷_____min后,应撤去敷布、护理垫和浴巾,检查床铺、衣裤有无潮湿并整理,协助老年人取舒适体位
	整理归位	整理用物,洗手,记录_____及_____
	记录	是□ 否□

(二)冷疗法的应用

1.知识学习

(1)冷疗法的作用与禁忌证

冷疗法是利用低于人体温度的物质作用于人体表面,通过神经传导,引起皮肤、内脏器官血管收缩,从而改变人体血液循环和新陈代谢的方法。

1)冷疗法的作用

①控制炎症扩散

冷疗可使局部血管收缩,减少局部血流量,使细胞代谢变慢,同时也降低了细菌的活力,抑制了炎症和化脓的扩散。适用于炎症早期。

②减轻局部的充血和出血

冷疗可使毛细血管收缩,减轻局部充血、出血。常用于扁桃体手术后、牙科手术后、鼻衄、头部外伤及扭伤、挫伤早期。

③减轻疼痛

冷疗可抑制细胞活动,使神经末梢敏感性降低而减轻疼痛。由于组织肿胀压迫神经末梢而致疼痛者,也可因冷疗使血管收缩,缓解压迫而止痛。临床上常用于牙痛、烫伤和急性损伤初期。

④降低体温

冷疗直接与皮肤接触,通过传导与蒸发的物理作用,使体温降低。全身用冷疗后,先是毛细血管收缩,继而皮肤血管扩张,增加散热来降低体温。常用于高热、中暑患者。对于脑外伤、脑缺氧患者,利用局部或全身降温,减少脑细胞需氧量,有利于脑细胞的康复。

2)冷疗法的禁忌证

①局部血液循环明显不良的老年人禁用冷疗。冷疗可使局部血管收缩,继续加重血液循环障碍,导致组织缺血、缺氧而变性坏死。

②组织破损及慢性炎症的老年人禁用冷疗。冷疗可使局部血流量减少,影响伤口愈合及炎症吸收。

③对冷刺激格外敏感的老年人禁用冷疗。冷疗后可能出现皮疹、关节疼痛、肌肉痉挛等现象。

④禁止用冷的部位:枕后、耳廓、阴囊,用冷易引起冻伤;心前区,用冷可反射性引起心率减慢、心律不齐;腹部,用冷易引起腹泻;足底,用冷可反射性引起末梢血管收缩,影响散热,还可引起一过性的冠状动脉收缩,可诱发心绞痛。

(2)冷疗的常用方法

冷疗的常用方法包括温水或酒精擦浴,冷湿敷,使用冰袋、化学冰袋、冰槽及冰帽等。在养老机构,护理员为老年人实施冷疗,主要采取温水或酒精擦浴、冰袋进行物理降温。

1)操作前的评估内容及意义

在操作前,应检查老年人的意识状态、体温、配合程度等情况,以便判断老年人物理降温的需求;了解老年人有无感觉功能障碍,痛觉、温觉是否减退或消失,是否对冷过敏,是否有局部组织血液循环不良及慢性炎症等,以便判断老年人能否用冷;通过与全身皮肤做比较,评估老年人用冷部位皮肤的颜色及完整性,以便于观察用冷前后的皮肤状态。

2)冰袋的种类及使用注意事项

①可重复使用的医用冰袋

可重复使用的医用冰袋由降温物质和各种形式的外套及固定器具组成,如图3-2-7(a)所示。降温物质不含发挥药理学、免疫学或者代谢作用的成分。特点:可循环使用,快捷方便;可清水冲洗,自然晾干;密封包装承压能力强,不易漏液,四周边缘光滑。

使用前应先预冷,置于冰箱冷藏室30~60 min或冷冻室15~30 min。使用前检查冰袋有无破损,并揉捏一下,以确保达到体感舒适的温度。若再次使用，重新冷却只需要置于冷藏室15~30 min或冷冻室10~15 min即可。重复使用需要注意清洁，冲洗冰袋表面后晾干备用。

②可瞬间制冷的一次性医用冰袋

可瞬间制冷的一次性医用冰袋如图3-2-7(b)所示。采用特殊制冷介质，无须冷藏，可随身携带，使用方便，不可重复使用。

使用前找到冰袋里的液体包，用力捏破或用拳头砸破；均匀摇晃，使内容物充分混合；温度过低时，应用毛巾或布套包裹。

③橡胶冰袋

橡胶冰袋是以橡胶制成的袋囊，如图3-2-7(c)所示。在袋囊内装入冰块，装至冰袋总容量的1/2~2/3处即可。排出冰袋内空气，封闭袋口，用毛巾擦干冰袋，将冰袋倒提，检查无漏水后，装入布套即可使用。

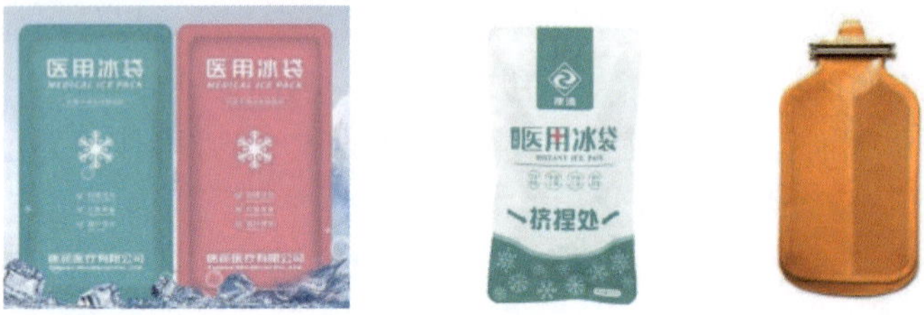

(a)可重复使用的医用冰袋　(b)一次性医用冰袋　(c)橡胶冰袋

图3-2-7　冰袋

3)使用冰袋、温水擦浴为老年人降温的操作实施

实施使用冰袋、温水擦浴为老年人降温的任务，操作流程与方法见表3-2-10。

表3-2-10　使用冰袋、温水擦浴降温的操作流程与方法

操作流程	操作方法
①放置热水袋和冰袋	老年人取仰卧位，将冰袋置于头部，热水袋置于足底
②擦拭双上肢	为老年人脱去衣裤，注意保暖，暴露一侧上肢，下面垫大毛巾。将小毛巾浸入温水，拧至半干(不滴水为宜)，缠于手上呈手套状，以轻拍的方式依次擦拭颈部外侧、肩部、上臂外侧、前臂外侧、手背。再次将小毛巾浸入温水，拧至半干，缠于手上呈手套状，以轻拍的方式依次擦拭侧胸、腋窝、上臂内侧、前臂内侧、手掌。用同样的方法擦拭另一侧
③擦拭腰背部	协助老年人取侧卧位，将大毛巾垫于腰背下。以轻拍的方式从颈下、肩部擦至臀部。协助老年人取平卧位，必要时更换上衣
④擦拭双下肢	以同样的方法依次擦拭双下肢的外侧面，包括大腿外侧、小腿外侧、足背；双下肢的内侧面，包括腹股沟、大腿内侧、小腿内侧、内踝；双下肢的后侧面，包括大腿后侧、小腿后侧、足底

续表

操作流程	操作方法
⑤擦拭过程观察	注意观察老年人全身情况，如打寒战、面色苍白、脉搏异常、呼吸异常，应立即停止操作并报告医生
⑥撤去热水袋	每侧肢体及腰背部各需要擦拭3 min，全过程应在20 min以内完成。撤去热水袋，盖好被子，整理床单位
⑦取出冰袋	擦拭30 min后在一侧腋下测量体温，如体温下降至39 ℃以下，取下头部冰袋，再次询问老年人感受
⑧整理记录	整理用物，洗手，记录擦拭的时间、老年人反应及擦拭前后的体温数值

注意事项

○将冰袋置于老年人的头部和体表大血管流经处，如颈部两侧、腋窝、腹股沟处等，有利于散热；禁止在枕后、耳廓、阴囊、心前区、腹部和足底处温水擦浴。

○冰袋放置期间，每10 min询问老年人感受并观察用冷部位皮肤情况，若有苍白、青紫、灰白、颤抖、疼痛或麻木感，须立即停止，以免发生冻伤。观察冰袋的温度、完整性等，如温度不够低或漏水等，及时更换。观察衣物、床铺有无潮湿。

4)使用冰袋、温水擦浴为老年人降温的注意要点

①放置冰袋和热水袋的部位及意义

将冰袋置于老年人的头部，热水袋置于老年人的足部，以利于散热。

②擦拭的手法、部位及方向

以轻拍的方式进行擦拭，因摩擦会产生热，应避免采用摩擦的方式擦拭。擦拭的部位包括双上肢、腰背部、双下肢，由近心端向远心端擦拭，在腋窝、肘窝、腹股沟等大血管处稍用力擦拭，并延长擦拭时间(图3-2-8)。禁止在枕后、耳廓、阴囊、心前区、腹部和足底处温水擦浴。

③擦浴过程观察

在擦浴过程中，注意观察老年人全身情况，如打寒战、面色苍白、脉搏异常、呼吸异常，应立即停止操作并报告医生。

④擦拭的时间要求

每侧肢体及腰背部各需要擦拭3 min，全程应在20 min以内完成。擦拭完成后取出热水袋，物理降温30 min后复测体温，如体温下降至39 ℃以下，取下冰袋。

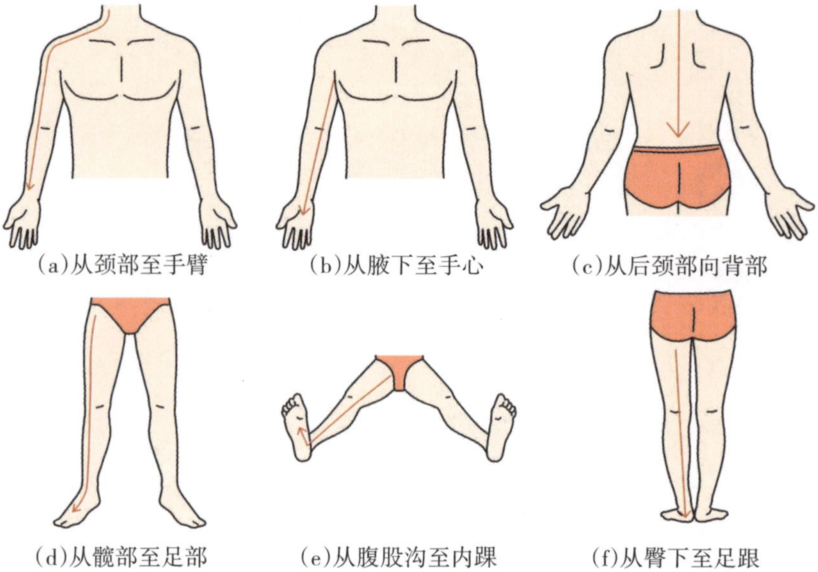

图3-2-8 温水擦浴部位及方向

(3)冷疗法可能导致的皮肤异常情况

为老年人冷疗,最易发生冻伤。根据受损程度,冻伤分为四度。Ⅰ度冻伤,受损在表皮层,皮肤红肿、充血,自觉热、痒、灼痛等,如图3-2-9(a)所示;Ⅱ度冻伤,伤在真皮浅层,皮肤红肿,伴有水疱,疱内可为血性液体,深部可出现水肿,剧痛,如图3-2-9(b)所示;Ⅲ度冻伤,伤及皮肤全层,出现黑色或紫褐色,痛觉、温觉丧失,如图3-2-9(c)所示;Ⅳ度冻伤,伤及皮肤、皮下组织、肌肉甚至骨头,可出现坏死,感觉丧失。

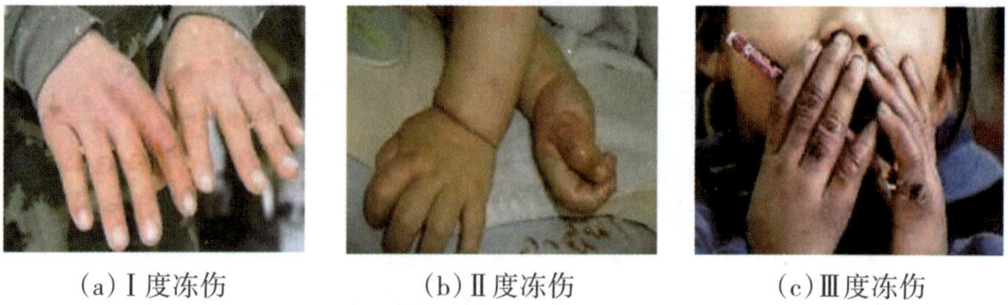

图3-2-9 皮肤冻伤

(4)冻伤的观察与应急处理

①迅速远离冷源,立即判断冻伤的部位、深度和面积。

②使老年人处于温暖环境中,脱去其潮湿衣服和鞋袜,然后把冻伤部位浸泡于38~42 ℃的温水中,时间不宜超过20 min。注意观察局部血液循环恢复情况、皮肤颜色和感觉的改变,伤肢制动,以免加重组织损伤。

③局部冻伤处涂敷冻伤膏。改善局部微循环,给予保暖支持,及时通知医务人员进行现场处理。

④若是Ⅱ、Ⅲ度冻伤甚至Ⅳ度冻伤,应立即送往医院救治。

2.技能操作

使用冰袋、温水擦浴为老年人物理降温

1)操作准备

在使用冰袋、温水擦浴为老年人物理降温前，需要做好准备工作，见表3-2-11。

表3-2-11　操作准备(使用冰袋、温水擦浴为老年人物理降温)

准备类型	具体要求	准备记录
环境准备	房间安静、整洁，温度、湿度适宜，关闭门窗	是□　否□
物品准备	冰袋、水盆(内装32~34 ℃的温水)、热水袋及布套或毛巾、体温计、记录单、笔、速干手消毒液等	是□　否□
护理员准备	着装整洁，用七步洗手法洗净并温暖双手，无首饰和长指甲，未涂指甲油	是□　否□

2)沟通评估

在使用冰袋、温水擦浴为老年人物理降温前，应做好沟通评估，尽可能详细地了解老年人的身体状况和需求，并耐心解释操作，以取得老年人的配合，见表3-2-12。

表3-2-12　沟通评估(使用冰袋、温水擦浴为老年人物理降温)

评估项目	具体内容	完成情况
身体状况	意识状态:□正常　□异常____　体温:□正常　□异常 配合程度:□良好　□差 感觉功能障碍:□有　□无　□痛觉减退　□温觉减退 冷过敏:□有　□无　局部组织血液循环:□有____　□无 慢性炎症:□有____　□无 老年人用冷部位皮肤颜色:□正常　□异常____ 完整性:□正常　□破损____	是□　否□
环境	温度、湿度适宜	是□　否□
解释操作	向老年人解释使用冰袋的目的、时间、方法及注意事项，介绍需要注意和配合的内容，询问有无疑问，有无排泄等其他需求，取得配合	是□　否□

3)操作实施

按照操作流程，实施使用冰袋、温水擦浴为老年人物理降温的任务，将操作记录填写在表3-2-13中。

表 3-2-13 操作记录表(使用冰袋、温水擦浴为老年人物理降温)

基本情况	操作记录	
陈爷爷,69岁,最近支气管炎复发,体温为39.2 ℃,护理员遵医嘱使用冰袋、温水擦浴为陈爷爷物理降温	准备冰袋	冰袋无破损、无漏液,用布套或毛巾包裹冰袋
	放置冰袋	将冰袋置于老年人的______和______处,如______两侧、______、______,稳固放置,避免滑脱
	过程观察	冰袋放置期间,每______min询问老年人感受并观察用冷部位皮肤情况
	测量体温	物理降温______min后给予复测体温,观察降温效果,如给予腋下测温,注意要在______侧腋窝处测量体温
	取出冰袋	体温下降至______℃以下后取出冰袋,再次询问老年人的感受并观察用冷部位皮肤情况,检查衣物、床铺有无潮湿
	整理归位	用湿毛巾擦拭冰袋表面,然后将冰袋放在阴凉、干燥处或置于冰箱内备用
	记录	使用的时间______ 老年人皮肤有无冻伤:□有______ □无

检查评估

护理员按照表3-2-14中的检查项目进行自我检查,并将检查结果和自我点评记录在表3-2-14中。

表 3-2-14 自我检查记录表(老年人冷热疗法的应用)

序号	检查项目	检查结果	自我点评
1	是否穿护理服并保持服装整洁	是□ 否□	
2	操作前是否洗净双手	是□ 否□	
3	是否对老年人身体状况进行评估	是□ 否□	
4	使用前是否对热水袋、冰袋等进行安全检查	是□ 否□	
5	是否按照标准步骤进行操作	是□ 否□	
6	是否完成操作记录	是□ 否□	

护理对象根据表3-2-15中的检查项目对护理员的服务情况进行检查，并将检查结果和结果点评记录在表3-2-15中。

表3-2-15 护理对象检查记录表（老年人冷热疗法的应用）

序号	检查项目	检查结果	结果点评
1	是否清楚说明操作目的和配合的要点	是□ 否□	
2	评估身体状况时，是否仔细、全面且动作轻柔	是□ 否□	
3	服务态度是否和蔼，语言是否亲切	是□ 否□	
4	使用冷热疗法时，是否交代清楚需要注意的内容	是□ 否□	
5	使用冷热疗法时，是否轻稳、安全	是□ 否□	
6	使用冷热疗法时，观察是否细致	是□ 否□	

教师根据表3-2-16中的检查项目对护理员的任务完成情况进行检查，并将检查结果和结果点评记录在表3-2-16中。

表3-2-16 教师检查记录表（老年人冷热疗法的应用）

序号	检查项目	检查结果	结果点评
1	是否按时完成任务	是□ 否□	
2	团队协作是否顺畅	是□ 否□	
3	设备、用具及物品是否整理恢复	是□ 否□	
4	实训床位是否整理干净	是□ 否□	
5	工作页填写是否准确、完整	是□ 否□	

任务小结

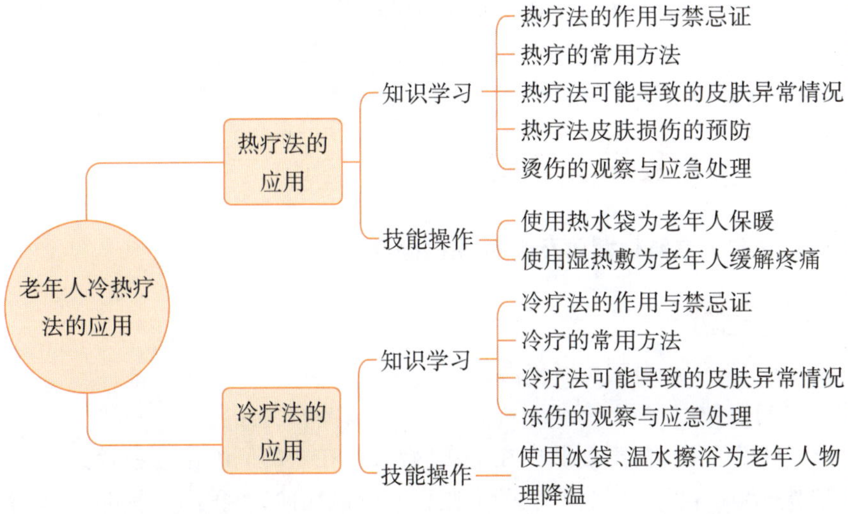

教学资源

任务三　老年人皮肤护理

任务导入

场景：某老年颐养中心

人物：小张（护理员）、刘奶奶

情节：刘奶奶，82岁，2年前因缺血性脑卒中，左侧肢体活动无耐力，家中无人照护，入住某老年颐养中心，平日可使用手杖行走。3日前，刘奶奶在娱乐休闲室不慎跌倒，及时送往医院检查，诊断为骶尾骨软组织挫伤，遵医嘱刘奶奶需要卧床休息，保证营养摄入，按时复查。假设你是护理员小张，请注意刘奶奶床单位及个人卫生，保持皮肤清洁并观察皮肤情况，协助刘奶奶定时翻身，避免压疮的发生。

任务目标

- 能够根据老年人皮肤情况选择合适的照护方法，完成老年人的翻身和良肢位的摆放。
- 能够对Ⅰ、Ⅱ、Ⅲ期压疮老年人做出正确照护，完成压疮的处理、常用辅料的使用及压疮的预防。

任务实施

微课　老年人健侧/患侧翻身

体位摆放

（一）老年人良肢位摆放及健侧/患侧翻身

1.知识学习

（1）偏瘫患者的良肢位摆放

1）卧位

①患侧卧位：患侧肢体在下，健侧肢体在上的侧卧位。患者头、颈下置枕，和躯干呈直线，使头、颈上段稍向健侧屈曲，头稍高于胸部，纠正患

者头屈向患侧的姿势；躯干略向前倾，患侧上肢前伸60° ~90° ，肩关节前屈，肘关节伸直，前臂旋后，手指张开，掌心向上；髋关节伸展，膝关节略屈曲，踝中立位。健侧肢体自然摆放；下肢保持自然微屈，膝内侧垫一枕以避免压迫患侧膝关节。该体位有利于伸展患侧躯体，减轻痉挛，使患侧关节韧带受到一定压力，促进本体感觉输入，同时有利于健侧肢体的活动，是对偏瘫患者的康复最重要的体位，又称第一体位或首选体位。如图3-3-1所示。

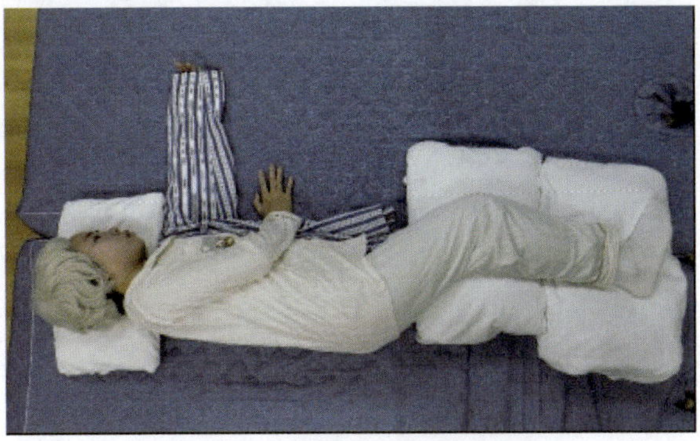

图3-3-1　患侧卧位良肢位摆放

②健侧卧位：健侧肢体在下，患侧肢体在上的侧卧位。患者头、颈下置枕，和躯干呈直线，头、颈不宜过高，避免头部侧屈及颈部悬空；躯干略向前倾；患侧上肢置于枕上，肩关节向前伸展，肩前屈90° ~130° ，肘关节伸展，前臂旋前，腕、指关节伸展，掌心向下；下肢置于另一枕上，髋、膝关节呈半屈曲位，避免足悬空。健侧肢体舒适、自然摆放。该体位有对抗偏瘫上肢屈肌痉挛和下肢伸肌痉挛的作用。如图3-3-2所示。

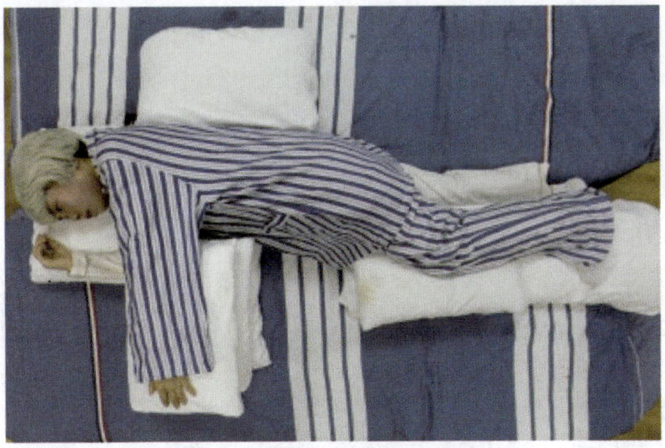

图3-3-2　健侧卧位良肢位摆放

③仰卧位：患者头、颈下置枕，呈中立位，避免头过屈、侧屈及颈部悬空；患侧肩胛骨下垫小枕，肩关节稍外展，肘屈置于上腹部或伸直置于身旁枕上，腕关节保持背伸；患侧臀部至大腿外侧下方放一长枕，防止髋关节外旋，膝关节下用小枕垫起，保持微屈，肌张力高者可于双腿间放一长枕；足部处于中立位，足尖向上，足底外侧放置小枕，防止足下垂和足内翻；患手、患足不能外悬于枕头边缘，避免加重患侧肢体肿胀。健侧肢体舒适、自然摆放。如图3-3-3所示。

注意事项

○护理员应将老年人的患肩拉出，使肩部屈曲，肩胛骨前伸，避免患肩受压和肩胛骨后缩。

○禁止直接牵拉老年人患侧上肢，以免引起肩关节脱位。

注意事项

○老年人上肢与下肢应给予枕头支撑，高度略高于心脏水平，以促进静脉回流，减轻肢体水肿。

○老年人的手保持张开，手中勿放置任何物品来对抗屈肌痉挛，否则因受抓握反射影响，可引起手紧握掌中的物品。

○患手、患足不可外悬于枕头边缘，避免加重腕掌屈及足内翻。

注意事项

○因仰卧位时受颈紧张反射和迷路反射影响，易出现姿势异常，并且长时间仰卧位易引起骶尾部、足跟外侧或外踝部发生压疮，故应尽量缩短仰卧位时间。
○老年人患手、患足不可外悬于枕头边缘，避免加重患侧肢体肿胀。
○不应在足底放置任何物品，因坚硬物品压在足底会增加下肢伸肌模式的反射活动。

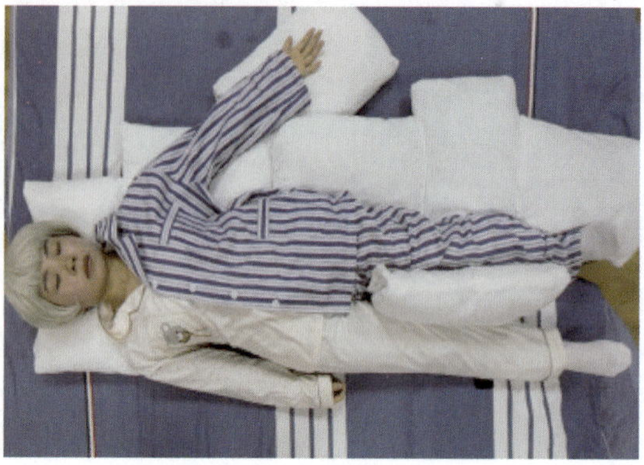

图 3-3-3　仰卧位良肢位摆放

偏瘫患者应以患侧卧位为主，患侧卧位、仰卧位和健侧卧位三种体位交替使用，每 2 h 翻身 1 次。开始以被动为主，待患者掌握翻身动作要领后，由其主动完成。

2）坐位

为避免长期卧床引起心肺功能下降，为促进功能恢复，在患者能够耐受的时间内，可采取坐位姿势，并且尽可能在坐位下进食与作业活动。

①床上坐位：患者伸腰、挺胸，头、颈保持直立，整个脊柱垂直于骨盆，上身重心平分于臀两侧，髋关节屈曲 90°，双上肢对称置于身前桌板上，使其始终位于视野之内，膝关节下垫一小枕，保持微屈。对于坐位稳定性差者，躯干前屈力很大时，可在双肘下放一枕头，以防止肘部皮肤组织受压。如图 3-3-4 所示。

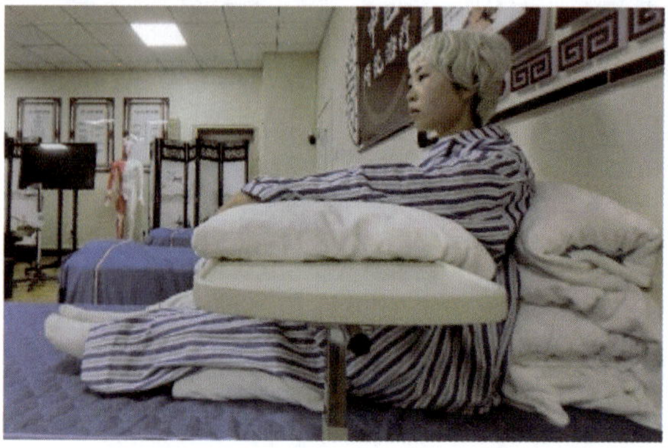

图 3-3-4　床上坐位良肢位摆放

②床边坐位：床上坐位稳定后，可逐步采取床边坐位。患者伸腰、挺胸，头、颈保持直立，整个脊柱垂直于骨盆，上身重心平分在臀两侧，双上

肢自然置于体侧、大腿上或身前桌板上，保持髋、膝、踝关节屈曲90°，为轮椅坐位做准备。

③轮椅坐位：首先应选择适合患者的轮椅。患者保持躯干直立位，两侧肩同高。患侧上肢置于枕上或桌板上，保持肘关节屈曲90°。双足置于轮椅踏板上，健侧上肢自然放置。注意避免患肩下沉、躯干向患侧屈曲及患侧髋关节外展、外旋。如图3-3-5所示。

注意事项

○正确的坐姿要求骨盆提供稳定的支持，躯干保持直立位。

○协助老年人取坐位时，应先抬高床尾，再抬高床头。体位改变应循序渐进，坐位训练从30°～45°开始，约每5 min增加5°，防止体位变换过快导致体位性低血压的发生。

○体位变换后，应密切观察患者有无头晕、面色苍白、视力模糊、呕吐等体位性低血压症状出现，随时调低床头角度。

○尽量避免半卧位，以免增加躯干屈曲伴下肢伸直，并加重骶骨和尾骨受压导致压疮的发生。

○患者无良好支持、保持直立床上坐位有困难时，应禁止使用该坐姿，避免不良姿势形成和强化痉挛模式。

○如长时间采取髋关节屈曲小于90°的坐姿，会造成患者背部弯曲，骨盆向后方倾斜，使髋关节长时间处于半伸展状态，从而诱发下肢伸肌痉挛加重，妨碍下肢运动功能的恢复，故应避免此种坐姿。

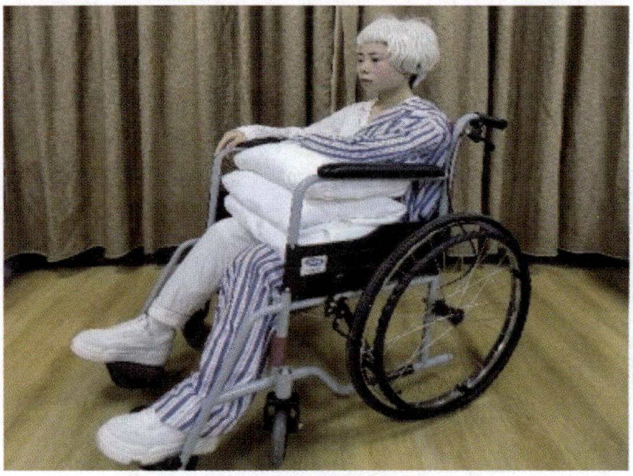

图3-3-5　轮椅坐位良肢位摆放

④椅坐位：应选择有靠背的椅子，腰部紧贴靠背，保持躯干直立位，两侧肩同高，双足着地。髋、膝、踝关节屈曲90°，避免髋关节外展、外旋。

(2)老年人健侧/患侧翻身

1)主动向患侧翻身

患者取仰卧位，两侧髋、膝关节屈曲，Bobath握手(图3-3-6)，伸肘，肩上举约90°，健侧上肢带动患侧上肢先摆向健侧，再反方向摆向患侧，借助摆动的惯性使身体翻向患侧。如图3-3-7所示。

注意事项

○为保证轮椅坐位姿势正确，可采取重心落在坐骨结节上方或后方的后倾坐姿或相反的前倾坐姿。前倾坐姿的稳定性和平衡性更好，而后倾坐姿较省力和灵活，但要防止骨盆倾斜和脊柱侧弯。

○长时间坐轮椅者，为预防压疮，应定时进行臀部减压，每30 min抬臀1次，每次15 s。

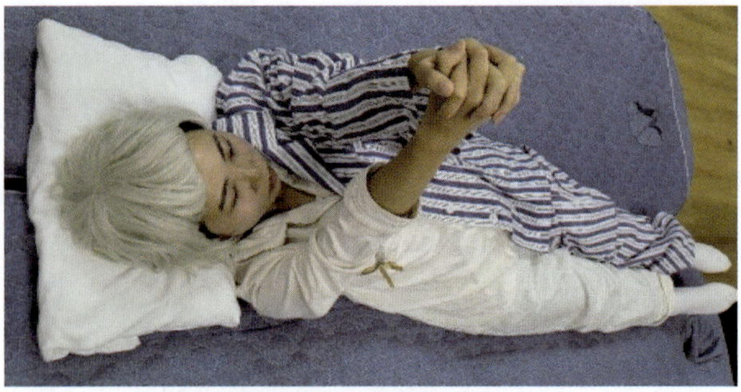

图3-3-6 Bobath握手

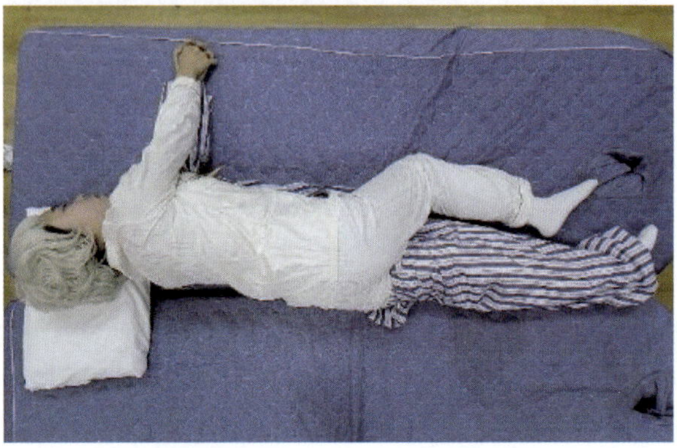

图3-3-7 主动向患侧翻身

2)主动向健侧翻身

患者取仰卧位,健足置于患足下方,Bobath握手,伸肘,肩上举约90°,向左、右两侧摆动,利用躯干旋转和上肢摆动的惯性向健侧翻身。如图3-3-8所示。

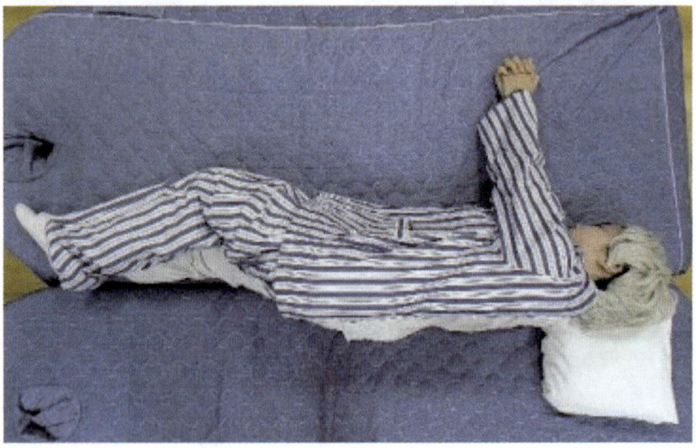

图3-3-8 主动向健侧翻身

3)被动向健侧翻身

先旋转上半部躯干,再旋转下半部躯干。护理员一手置于患者颈部下方,另一手置于患侧肩胛骨周围,将患者头部及上半部躯干转为健侧卧位;一手置于患侧骨盆将其转向前方,另一手置于患侧膝关节后方,将患侧下肢旋转并摆放于自然半屈位。如图3-3-9和图3-3-10所示。

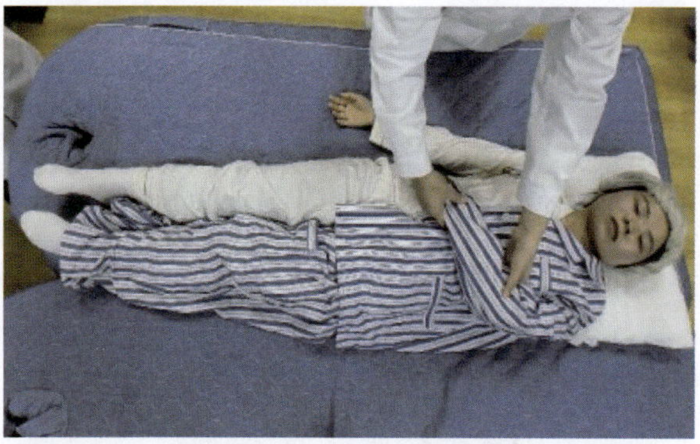

图 3-3-9　被动向健侧翻身 1

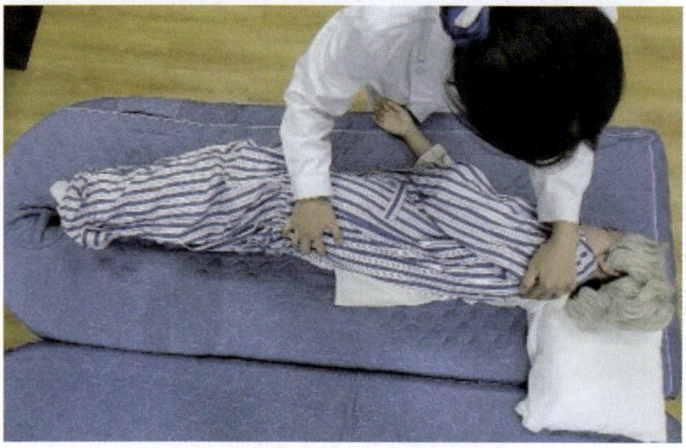

图 3-3-10　被动向健侧翻身 2

4)被动向患侧翻身

帮助患者将患侧上肢外展呈 90°，患者自行将身体转向患侧。如患者完成困难，护理员可采用被动向患侧翻身的方法，帮助患者完成动作。如图 3-3-11~图 3-3-13 所示。

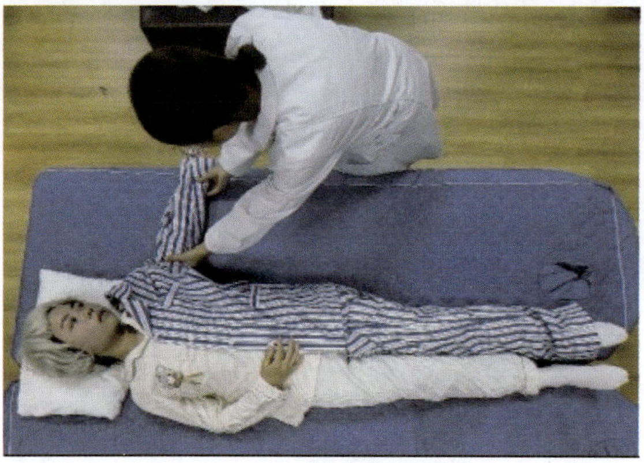

图 3-3-11　被动向患侧翻身 1

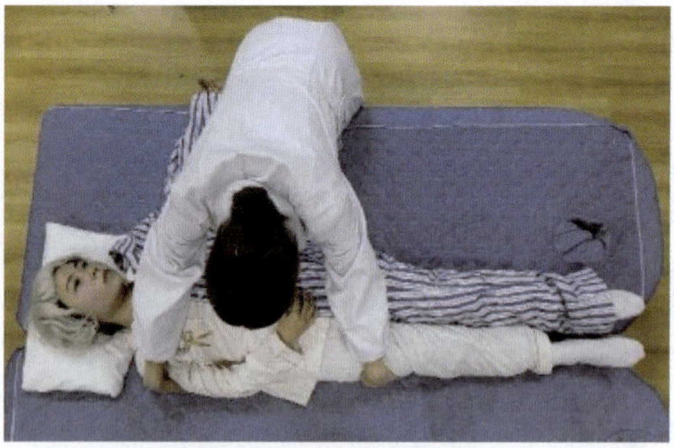

图3-3-12 被动向患侧翻身2

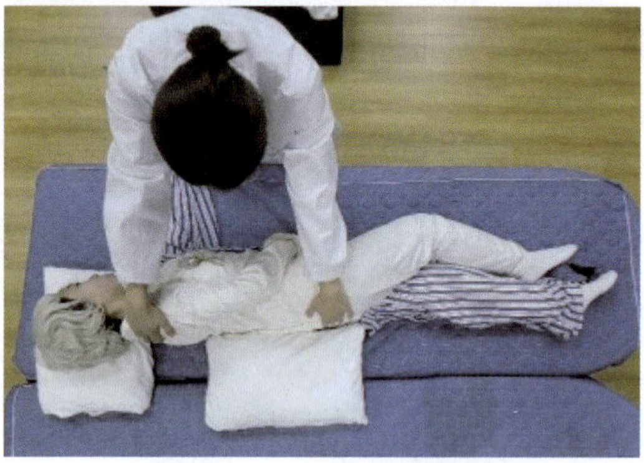

图3-3-13 被动向患侧翻身3

2.技能操作

(1)操作准备

在进行翻身前,需要做好必要的准备,见表3-3-1。

表3-3-1 操作准备(老年人良肢位摆放及健侧/患侧翻身)

准备类型	具体要求	准备记录
环境准备	室内环境整洁、宽敞	是□ 否□
物品准备	小枕头等	是□ 否□
护理员准备	衣着整洁,修剪指甲,洗净双手	是□ 否□

(2)操作过程

1)沟通评估

在进行翻身前,需要与老年人沟通,收集评估信息,见表3-3-2。

表3-3-2 沟通评估(老年人良肢位摆放及健侧/患侧翻身)

评估项目	具体内容	完成情况
基本情况	床号:_____ 姓名:_____ 翻身情况:_____h/次 病情:_____ 意识状态:□良好 □欠佳_____ 心理状况:_____ 治疗情况:_____	是□ 否□

续表

评估项目	具体内容	完成情况
肌力	老年人患侧和健侧的上、下肢肌力情况	是□ 否□
肢体活动情况	四肢关节的活动情况	是□ 否□

2)操作实施

在进行翻身后，需要做好记录，将此次翻身的体位和时间记录在表3-3-3中。

表3-3-3 操作记录表(老年人良肢位摆放及健侧/患侧翻身)

基本情况	操作记录		
刘奶奶，82岁，2年前因缺血性脑卒中，左侧肢体活动无耐力，家中无人照护，入住某老年颐养中心，平日可使用手杖行走。3日前，刘奶奶在娱乐休闲室不慎跌倒，及时送往医院检查，诊断为骶尾骨软组织挫伤，遵医嘱刘奶奶需要卧床休息，保证营养摄入，按时复查。护理员需要协助刘奶奶定时翻身，避免压疮的发生	良肢位摆放	□患侧卧位	____肢体在下，____肢体在上的侧卧位。老年人____、____和____呈直线，使头、颈上段稍向____侧屈曲，患侧上肢前伸____°，肩关节____，肘关节____，前臂____，手指____，掌心____；髋关节____，膝关节____，踝____位。健侧肢体自然摆放；下肢保持____，膝____侧垫一枕以避免压迫患侧膝关节 时长：____ h ____ min
		□健侧卧位	____肢体在下，____肢体在上的侧卧位。老年人____、____和____呈直线，患侧上肢置于____，肩关节____伸展，肩前屈____°，肘关节____，前臂____，腕、指关节____，掌心____；下肢置于____，髋、膝关节呈____位，避免足悬空。健侧肢体舒适、自然摆放 时长：____ h ____ min
		□仰卧位	老年人头、颈下置枕，呈____位，避免头____、____及____部悬空；____侧肩胛骨下垫小枕，肩关节稍____，肘屈置于上腹部或伸直置于身旁枕上，腕关节保持____；患侧臀部至大腿外侧下方放一长枕，防止髋关节____，膝关节下用小枕垫起，保持微屈，肌张力高者可于双腿间放一长枕；足部处于____位，足尖____，足底外侧放置小枕，防止足下垂和足内翻 时长：____ h ____ min
		□床上坐位	老年人伸腰、挺胸，头、颈保持____，整个脊柱垂直于____，上身重心____于臀两侧，髋关节屈曲____°，双上肢____置于身前桌板上，使其始终位于视野之内，膝关节下垫一小枕，保持微屈 时长：____ h ____ min

温馨提示

- 与老年人进行有效沟通，说明原因并取得老年人配合。
- 护理员要态度和蔼，语言亲切，耐心细致，动作轻柔。

续表

基本情况	操作记录		
	健侧/患侧翻身	□ 主动向患侧翻身	老年人取____卧位，两侧髋、膝关节____，Bobath握手，伸肘，肩上举约____°，____上肢带动____上肢先摆向____侧，再反方向摆向____侧，借助摆动的惯性使身体翻向患侧
		□ 主动向健侧翻身	老年人取____卧位，____足置于____足下方，Bobath握手，伸肘，肩上举约____°，向左、右两侧摆动，利用躯干旋转和上肢摆动的惯性向健侧翻身
		□ 被动向健侧翻身	先旋转____部躯干，再旋转____部躯干。护理员一手置于老年人____部下方，另一手置于患侧____周围，将老年人头部及上半部躯干转为____侧卧位；一手置于____侧骨盆将其转向前方，另一手置于____侧膝关节后方，将患侧下肢旋转并摆放于自然____位
		□ 被动向患侧翻身	帮助老年人将患侧上肢____展呈____°，老年人自行将身体转向____侧。如老年人完成困难，护理员可采用被动向患侧翻身的方法，帮助老年人完成动作

(二)对Ⅰ、Ⅱ、Ⅲ期压疮老年人进行照护

1.知识学习

压疮的相关知识

(1)Ⅰ期压疮

按照Ⅰ期压疮的护理要求及操作步骤对老年人进行照护，见表3-3-4。

表3-3-4 Ⅰ期压疮的护理要求及操作步骤

序号	操作步骤	注意事项
1	一手抬起老年人头部，另一手将枕头移至对侧	防止局部长期受压。对有头发遮挡的枕骨粗隆、耳廓背面，应特别注意扒开头发，认真检查
2	将老年人双手交叉，近侧手放在对侧手上方；将老年人双脚交叉，近侧脚放在对侧脚上方	
3	一手放在老年人肩颈部，另一手放在老年人腰臀部，将老年人稍移向自己	

续表

序号	操作步骤	注意事项
4	再次向对侧用力,使老年人翻至对侧	
5	将体位垫放于老年人背部支撑身体,以维持舒适、安全的体位	
6	按从头至脚的顺序依次观察:后枕部、肩胛部、肘部、骶尾部、足跟部的皮肤。观察皮肤完整度、皮肤颜色	侧卧位时需要观察的部位有被压侧的耳廓,肩部,髋部,膝关节的内、外侧,内、外踝部
7	如发现皮肤发红(非暗红色、褐色或紫色),皮肤完整、无破损,则可用手指按压红斑,观察有无变白,如没有变白,则为Ⅰ期压疮	
8	使用尺子测量压疮皮肤面积。在记录单中记录查看时间、皮肤异常部位、表现及面积	照护过程中防止手表、指甲划伤老年人的皮肤。应经常修剪老年人的指甲,以防其自伤。便器等护理用具应保持完好,不刮伤、蹭伤皮肤
9	保证床单平整、无渣屑	
10	使用合适的体位垫,使压疮部位悬空,必要时使用减压的泡沫	
11	观察和询问老年人是否舒适	鼓励老年人尽量做力所能及的活动,如下床、关节自主运动等,以促进静脉回流,起到预防压疮的作用
12	整理好床单位。协助老年人穿好衣裤,避免褶皱,发现潮湿应及时更换	
13	洗净双手	

(2) Ⅱ期压疮

按照Ⅱ期压疮的护理要求及操作步骤对老年人进行照护，见表3-3-5。

表3-3-5　Ⅱ期压疮的护理要求及操作步骤

序号	操作步骤	注意事项
1	一手抬起老年人头部，另一手将枕头移至对侧	防止局部长期受压。对有头发遮挡的枕骨粗隆、耳廓背面，应特别注意扒开头发，认真检查
2	将老年人双手交叉，近侧手放在对侧手上方；将老年人双脚交叉，近侧脚放在对侧脚上方	
3	一手放在老年人肩颈部，另一手放在老年人腰臀部，将老年人稍移向自己	
4	从上至下依次查看的部位是后枕部、肩胛部、肘部、骶尾部、足跟部的皮肤。观察发生压疮处的颜色、深度、组织形态、渗出液、周围的皮肤状况	侧卧位时需要观察的部位有被压侧的耳廓，肩部，髋部，膝关节的内、外侧，内、外踝部
5	用生理盐水清洁局部	
6	● 若为小水疱(直径小于2 cm)，清洁后可采用透明薄膜、薄水胶体、泡沫敷料覆盖 ● 若为大水疱(直径大于2 cm)，局部消毒后用无菌注射器从水疱的最下端抽出水疱内液体 ● 若为表面覆盖透明薄膜、薄水胶体，若水疱内再次出现较多液体，可在薄膜外消毒后直接穿刺抽液	抽吸水疱和创面处理时，应注意无菌操作
7	为老年人使用充气床垫，或采用局部减压的保护措施，使用合适的体位垫，使压创部位悬空	照护过程中防止手表、指甲划伤老年人的皮肤。应经常修剪老年人的指甲，以防其自伤。便器等护理用具应保持完好，不刮伤、蹭伤皮肤
8	● 整理好床单位 ● 协助老年人穿好衣裤，避免皱褶，发现潮湿应及时更换 ● 观察和询问老年人是否舒适 ● 按消毒、隔离要求处理用物	鼓励老年人尽量做力所能及的活动，如下床、关节自主运动等，以促进静脉回流，起到预防压疮的作用
9	记录查看时间、皮肤异常部位表现和处理措施，并报告医护人员	

(3) Ⅲ期压疮

按照Ⅲ期压疮的护理要求及操作步骤对老年人进行照护，见表3-3-6。

表3-3-6　Ⅲ期压疮的护理要求及操作步骤

序号	操作步骤	注意事项
1	一手抬起老年人头部，另一手将枕头移至对侧	
2	将老年人双手交叉，近侧手放在对侧手上方；将老年人双脚交叉，近侧脚放在对侧脚上方	
3	一手放在老年人肩颈部，另一手放在老年人腰臀部，将老年人稍移向自己	
4	协助老年人取合适的体位，暴露压疮部位	
5	戴手套，揭开伤口外层敷料，用止血钳取下内层敷料，若敷料粘连创面，用生理盐水蘸湿片刻再取下	
6	观察发生压疮处的颜色、深度、组织形态、渗出液、周围的皮肤状况	
7	用消毒棉球清洗创面，拭净分泌物、脓液等。用器械剪除坏死组织、痂皮等，以促进肉芽组织生长。选择敷料并固定(敷料大于伤口边缘2~3 cm为宜)，避免创面受压	换药时，两把镊子不能混用，一把传递无菌敷料，另一把接触伤口敷料
8	根据渗出液多少决定换药间隔时间	
9	增加翻身次数，避免局部过度受压。为老年人使用体位垫，或采取局部减压的保护措施	
10	保证床单平整、无渣屑	
11	使用合适的体位垫使压疮部位悬空，必要时使用减压的泡沫	
12	观察并询问老年人是否舒适	
13	● 整理床单位 ● 协助老年人穿好衣裤，避免皱褶，发现潮湿应及时更换 ● 洗净双手	避免潮湿、按摩及排泄物的刺激，增加局部血液循环，增加营养摄入
14	记录皮肤异常部位表现及面积、处理方式及时间	

温馨提示

○ 护理员需要留意老年人是否存在精神方面的压力，情绪低落等。

○ 适当呵护引导，有效沟通，排解老年人的不良心理。

○ 护理员要态度和蔼，语言亲切，耐心细致，动作轻柔。

压疮预防的新兴疗法

2.技能操作

(1)操作准备

在对Ⅰ、Ⅱ、Ⅲ期压疮老年人进行照护前,需要做好必要的准备,见表3-3-7。

表3-3-7 操作准备(对Ⅰ、Ⅱ、Ⅲ期压疮老年人进行照护)

准备类型	具体要求	准备记录
环境准备	室内环境整洁,温度、湿度适宜,关闭门窗,必要时使用屏风遮挡	是□ 否□
物品准备	Ⅰ期:尺子、记录单、笔、体位垫等 Ⅱ期:气垫床、棉垫、体位垫、碘伏、换药物品、无菌注射器、辅料或药物、压疮测量尺等 Ⅲ期:无菌治疗盘、消毒棉球、无菌镊子、止血钳、气垫床、棉垫、体位垫、碘伏、换药物品、无菌注射器、辅料或药物、压疮测量尺等	是□ 否□
护理员准备	衣着整洁,修剪指甲,洗净双手,戴口罩	是□ 否□
老年人准备	衣着宽松,舒适体位	是□ 否□

(2)操作过程

1)沟通评估

在对Ⅰ、Ⅱ、Ⅲ期压疮老年人进行照护前,需要与老年人沟通,收集评估信息,见表3-3-8。

表3-3-8 沟通评估(对Ⅰ、Ⅱ、Ⅲ期压疮老年人进行照护)

评估项目	具体内容	完成情况
基本情况	床号:______ 姓名:______ 翻身情况:______h/次 病情:______ 意识状态:□良好 □欠佳______ 心理状况:______ 治疗情况:______	是□ 否□
皮肤变化	骨隆突部位和长期受压部位皮肤情况: □正常 □破损______ 压疮级别:□Ⅰ期 □Ⅱ期 □Ⅲ期	是□ 否□
肢体活动情况	四肢关节的活动情况	是□ 否□

2)操作实施

按照Ⅰ、Ⅱ、Ⅲ期压疮的护理要求及操作步骤对老年人进行照护，将操作记录填写在表3-3-9中。

表3-3-9 操作记录表(对Ⅰ、Ⅱ、Ⅲ期压疮老年人进行照护)

基本情况	操作记录	
刘奶奶，82岁，2年前因缺血性脑卒中，左侧肢体活动无耐力，家中无人照护，入住某老年颐养中心，平日可使用手杖行走	Ⅰ期压疮的护理	①将老年人双手交叉，____侧手放在____侧手上方；将老年人双脚____，____侧脚放在____侧脚上方
		②一手放在老年人____部，另一手放在老年人____部，将老年人稍移向自己
		③按从头至脚的顺序依次观察：____部、____部、____部、____部、____部的皮肤。观察皮肤完整度、皮肤颜色
		④使用尺子测量压疮皮肤面积。在记录单中记录查看时间：____ 皮肤异常部位：____ 表现：____ 面积：____
		⑤使用合适的体位垫，使压疮部位____，必要时使用____
3日前，刘奶奶在娱乐休闲室不慎跌倒，及时送往医院检查，诊断为骶尾骨软组织挫伤，遵医嘱刘奶奶需要卧床休息，保证营养摄入，按时复查。护理员需要协助刘奶奶定时翻身，避免压疮的发生	Ⅱ期压疮的护理	①若为小水疱(直径小于____cm)，清洁后可采用____、____、____覆盖 ②若为大水疱(直径大于____cm)，局部消毒后用____从水疱的____端抽出水疱内液体 ③若为表面覆盖透明薄膜、薄水胶体，若水疱内再次出现较多液体，可在____外消毒后直接穿刺抽液 ④为老年人使用____床垫，或采用____减压的保护措施，使用合适的____垫，使____部位悬空
	Ⅲ期压疮的护理	暴露压疮部位，戴手套，揭开伤口外层敷料，用____取下内层敷料，若敷料粘连创面，用____蘸湿片刻再取下。用____清洗创面，拭净分泌物、脓液等。用器械剪除坏死组织、痂皮等，以促进____组织生长。选择敷料并固定(敷料大于伤口边缘____cm为宜)，避免创面受压，根据渗出液多少决定换药间隔时间

检查评估

护理员按照表3-3-10中的检查项目进行自我检查，并将检查结果和自我点评记录在表3-3-10中。

表3-3-10　自我检查记录表（老年人皮肤护理）

序号	检查项目	检查结果	自我点评
1	是否穿护理服并保持服装整洁	是□　否□	
2	操作前是否洗净双手	是□　否□	
3	是否对老年人身体状况进行评估	是□　否□	
4	使用气垫床、体位垫等设备、工具前是否进行安全检查	是□　否□	
5	是否按照标准步骤进行操作	是□　否□	
6	是否完成操作记录	是□　否□	

护理对象根据表3-3-11中的检查项目对护理员的服务情况进行检查，并将检查结果和结果点评记录在表3-3-11中。

表3-3-11　护理对象检查记录表（老年人皮肤护理）

序号	检查项目	检查结果	结果点评
1	是否清楚说明压疮护理的目的	是□　否□	
2	是否询问有无排泄等特殊要求	是□　否□	
3	服务态度是否和蔼，语言是否亲切	是□　否□	
4	是否协助调整操作姿势	是□　否□	
5	进行压疮护理时，是否轻稳、安全	是□　否□	
6	处理压疮时，是否严格无菌操作	是□　否□	

教师根据表3-3-12中的检查项目对护理员的任务完成情况进行检查，并将检查结果和结果点评记录在表3-3-12中。

表3-3-12　教师检查记录表(老年人皮肤护理)

序号	检查项目	检查结果	结果点评
1	是否按时完成任务	是□　否□	
2	团队协作是否顺畅	是□　否□	
3	设备、用具及物品是否整理恢复	是□　否□	
4	实训床位是否整理干净	是□　否□	
5	工作页填写是否准确、完整	是□　否□	

任务小结

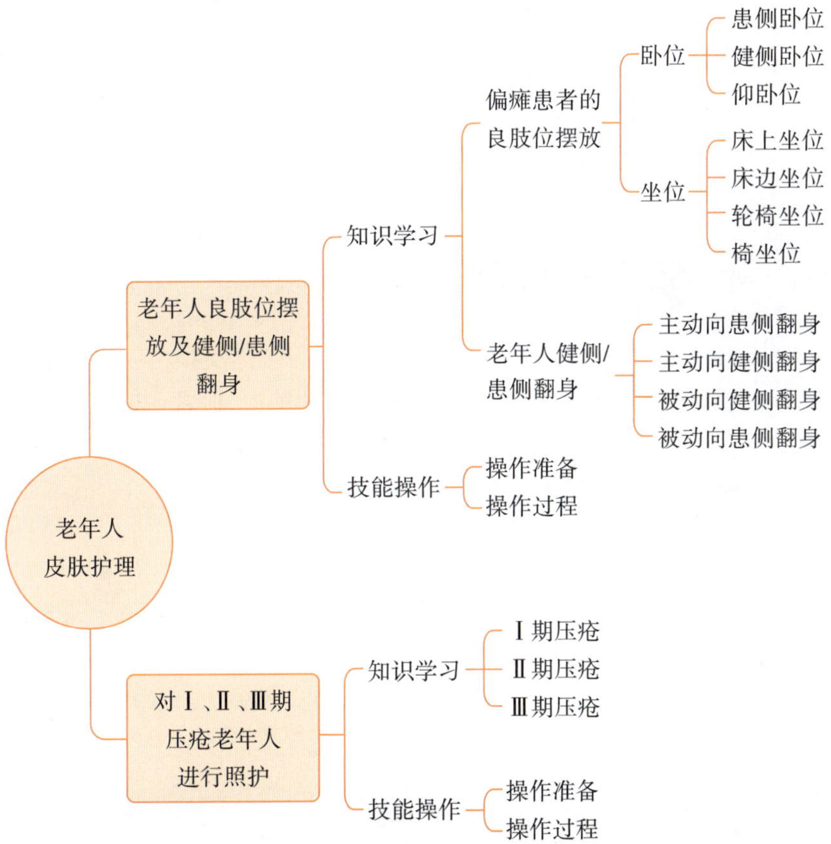

教学资源

任务四　老年人护理协助

任务导入

场景：某医养结合养老机构

人物：小周（护理员）、6位老年人（4位需要氧疗、2位需要排痰）

情节：某医养结合养老机构内住着的6位老年人，需要护理员为其提供吸氧、排痰等基础照护服务。护理员小周经常在医护人员的指导下完成护理协助任务。假如你是护理员小周，应该如何做？

任务目标

- 能够按照氧疗规范，为老年人提供氧气吸入护理。
- 能够按照操作规范，根据老年人的具体情况，选择合适的排痰方式，完成护理协助的排痰任务。

任务实施

呼吸系统（图3-4-1）是人体与外界空气进行气体交换的一系列器官的总称，包括鼻、咽、喉、气管、支气管，由大量的肺泡、血管、淋巴管、神经构成的肺，以及胸膜等组织。临床上常将鼻、咽、喉称为上呼吸道，气管以下的气体通道（包括肺内各级支气管）部分称为下呼吸道。

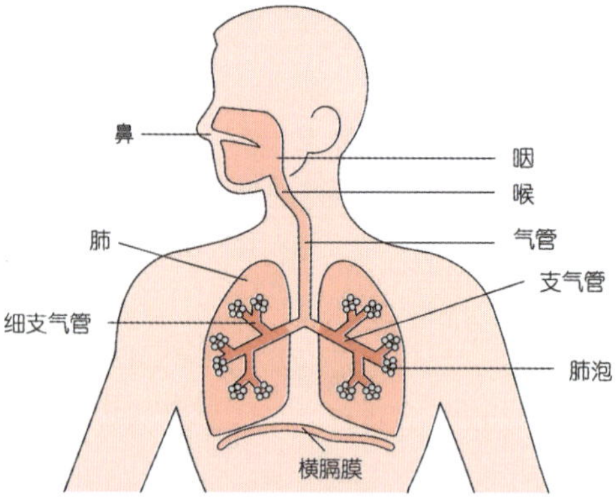

图3-4-1　呼吸系统

呼吸运动(图3-4-2)就是胸腔有节律地扩大和缩小,是依靠呼吸肌的收缩和舒张进行的。呼吸节律受中枢神经系统控制。膈肌是最重要的呼吸肌,它介于胸腔、腹腔之间,收缩时使胸腔的上、下径加大,产生吸气,舒张时产生呼气。人体借助于呼吸系统与外界进行气体交换,空气由呼吸道进入肺泡,空气中的氧气从肺泡进入毛细血管里的血液,经循环送遍全身,供组织细胞利用。与此同时,组织代谢产生的二氧化碳经血液循环运至肺部,通过呼吸系统排出体外。

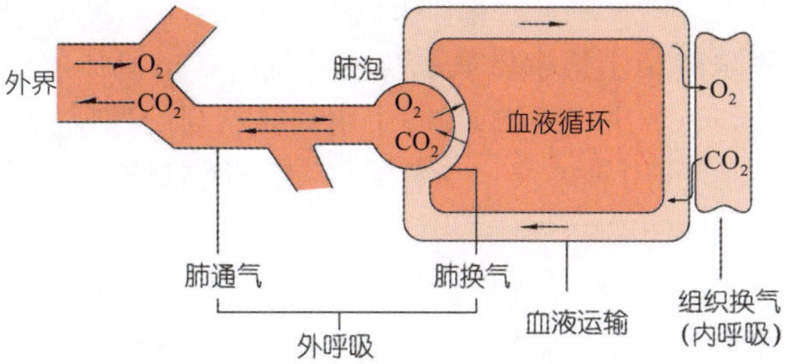

图3-4-2　呼吸运动

呼吸系统的结构特点:由骨或软骨作为支架,当气体出入时,呼吸道的管壁不会塌陷,使气流畅通。整个呼吸道有三道保护屏障:鼻毛阻挡细菌、病毒和灰尘进入呼吸道;气管上皮细胞分泌的黏液将灰尘黏住并随黏膜上皮的纤毛运动将其排出;肺泡内有一种细胞可吞噬肺泡内的灰尘。通过这三道屏障,交换的气体是洁净的。

(一)氧疗的应用

1.知识学习

(1)老年人氧疗前的身体状况评估,供氧装置及给氧方式的选择

1)老年人氧疗前的身体状况评估

在为老年人进行氧疗前,护理员可通过观察和询问老年人的自主症状等方法评估老年人的身体状况,按照医嘱要求,结合老年人的具体情况确定供氧装置及给氧方式。

对于轻度缺氧的老年人,在进行氧疗时,护理员应告知老年人氧疗的目的,并进行安全用氧宣教指导。

对于中度缺氧的老年人,一定要遵医嘱,先为老年人吸氧,待病情好转后,再行指导,及时观察用氧效果及副作用,遵医嘱撤氧。

当发现老年人重度缺氧时,一定要立即给予氧气吸入,严密观察生命体征,及时上报医护人员,必要时协助医护人员转运就医。

当护送老年人外出就医时,充好氧气袋,必要时备好简易呼吸器,协助医护人员转运老年人。氧气枕也可做家庭氧疗时使用。

2)老年人氧气吸入方式的选择

老年人随着年龄的增长及基础性疾病的影响,在急性发病时极易发生缺氧。因此,根据具体情况及时、准确地给予氧疗是十分必要的。氧疗

能够有效改善缺氧状态，减轻老年人不适症状，延缓疾病发展，是一项有效、易行的医疗措施。患有慢性呼吸系统疾病的老年人，可以通过氧疗起到促进疾病痊愈及预防的效果。特殊环境作业人员也可以通过吸氧缓解恶劣环境带来的身体不适。

①进行氧疗的条件包括选择供氧装置、给氧方式及合适的氧气浓度。根据实际情况选择合适的供氧装置与给氧方式，掌握操作的正确方法，在老年人需要氧疗时能够按照医嘱快速、准确地实施，才能保证治疗效果。

②目前常见的供氧装置包括中心供氧、氧气筒、氧气枕、制氧机等。

中心供氧是指利用集中供氧系统将氧气气源的高压氧气经减压后，通过管道输送到各个用气终端，在各个用气终端利用呼吸机、出氧管等设备供氧，满足人们的用氧需求。一般医院、大型医养结合机构都在使用这种装置供氧。氧气筒是在不具备中心供氧条件的医疗场所中常用的供氧装置，将氧气加压储存在耐高压的钢桶内，通过氧气表控制氧流量，来达到适宜的氧气吸入效果。氧气筒便于移动，能满足连续供氧的需求，是门诊、社区、家庭中使用广泛的供氧装置。氧气枕由于氧气储备量有限，因此只做临时性、抢救转运时使用的供氧装置。制氧机是新型供氧装置，由于现代技术不断成熟，制氧机以其使用方便、移动轻巧、可家用、可车载，受到越来越多家庭的青睐。供氧装置如图3-4-3所示。

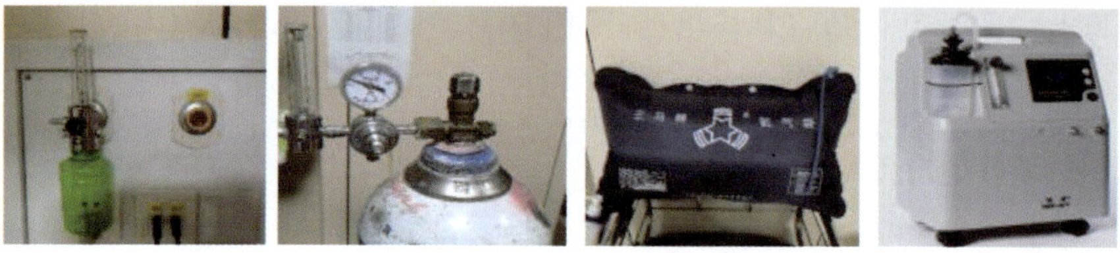

(a)中心供氧　(b)氧气筒　(c)氧气枕　(d)制氧机

图3-4-3　供氧装置

③给氧方式

不同的给氧方式可以适应不同老年人的吸氧需求。按照医嘱选择合适的给氧方式为老年人进行氧疗，才能保证氧疗效果，从而尽快纠正缺氧，减轻不适，促进老年人身体康复。适用于老年人的给氧方式包括鼻导管吸氧、鼻塞法吸氧、面罩吸氧、氧帐吸氧、氧气枕给氧。

鼻导管吸氧：不常用，是将鼻导管插入一侧鼻腔的给氧方式。鼻导管插入长度为鼻尖至耳垂长度的2/3，适用于鼻部呼吸且一侧鼻腔患病或阻塞的老年人。

鼻塞法吸氧：最常用的给氧方式，将鼻导管的末端插入双侧鼻孔1 cm，适用于无鼻部疾患且经鼻呼吸的老年人。

面罩吸氧：较常用的给氧方式，用面罩扣住吸氧者的口鼻，面罩紧贴口鼻周围，用绑带固定在头面部，适用于需要较高氧流量的老年人。

氧帐吸氧：不常见的给氧方式，适用于抵抗力较低或头面部烧伤的老年人，且氧流量必须＜6 L/min，氧浓度在40%~50%。

氧气枕给氧：氧气枕的一角有一根橡胶管，上有调节器可调节氧流量。氧气枕充入氧气，接上湿化瓶即可使用。此法可用于家庭氧疗、危重老年人的抢救或转运途中，以枕代替供氧装置。常见吸氧装置如图3-4-4所示。

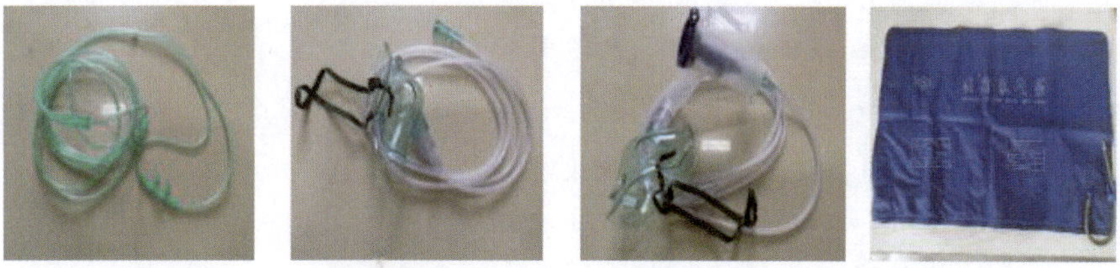

图3-4-4　常见吸氧装置

(2)老年人氧疗的护理

1)为轻度缺氧的老年人提供临时性、低流量吸氧服务

临行性氧疗在不具备中心供氧装置的时候，可以选择氧气筒为老年人提供氧气，护理员在做好解释的先提下，为老年人实施氧疗。操作流程与具体要求见表3-4-1。

表3-4-1　操作流程与具体要求(为轻度缺氧的老年人提供临时性、低流量吸氧服务)

操作流程	具体要求	注意事项
步骤①	检查氧气表：检查表盘、指针、开关旋钮、刻度管、悬浮球	
步骤②	接好氧气表：将氧气表接在氧气筒的气门上，用扳手拧紧，接上湿化瓶	湿化液：首选蒸馏水，也可以用凉开水，急性肺水肿时用20%~30%乙醇
步骤③	检查连接情况及筒内压力：打开开关检查有无漏气，观察压力表刻度，确定筒内有充足的氧气	氧气供应时间=氧气筒容积(L)×[压力表所指压力(kg/cm^2)−应保留压力(kg/cm^2)]÷[氧流量(L/min)×60(L/min)×1个大气压(kg/cm^2)]
步骤④	将装置推至老年人身旁，核对老年人信息，做好沟通解释，取得老年人同意	解释操作目的、方法、时间、关键步骤及需要配合的要点。动作轻柔，勿弄伤鼻腔黏膜
步骤⑤	检查老年人鼻腔情况，清洁鼻腔	若一侧鼻腔不畅，可以选择单侧鼻导管
步骤⑥	润滑鼻导管，插入老年人鼻腔，观察有无呛咳。调节鼻导管松紧度并固定。双侧鼻导管末端插入双侧鼻孔1 cm，单侧鼻导管插入长度为鼻尖至耳垂长度的2/3	动作轻柔

注意事项

- 严格遵守操作规范，切实做好“四防”，即防震、防火、防热、防油。
- 供氧时应先调节氧流量，再连接鼻导管。
- 停氧时先拔出鼻导管，再关闭氧气开关，中途改变氧流量时，先分离鼻导管。
- 氧气筒内氧气不可用尽，压力降至0.05 Mpa时，不可再用。
- 对未用和已用完的氧气筒应分别注明“满”或“空”的标志。

续表

操作流程	具体要求	注意事项
步骤⑦	洗手，记录开始时间，整理床单位，询问老年人其他需求，吸氧过程加强巡视，观察氧疗效果，向老年人及家属进行用氧安全指导	如有异常及时告知医护人员
步骤⑧	遵医嘱撤氧，停止吸氧时先拔除鼻导管，再关闭氧气开关，清洁老年人鼻面部，整理好床单位，询问老年人其他需求	
步骤⑨	洗手，记录，整理用物	氧气筒放回原处，摘下氧气表，消毒湿化瓶

2）为需要面罩高流量吸氧的老年人提供氧疗护理

面罩吸氧是一种常见的吸氧方式，一般用于低氧血症、呼吸窘迫综合征、呼吸状态不稳定的Ⅰ型呼吸衰竭、慢性阻塞性肺疾病引起的Ⅱ型呼吸衰竭等。通过面罩吸氧，可以改善缺氧状态，较鼻塞法吸氧或鼻导管吸氧效果更好，但一定要在专业人士帮助下进行，避免出现呼吸性酸中毒。操作流程与具体要求见表3-4-2。

表3-4-2　操作流程与具体要求（为需要面罩高流量吸氧的老年人提供氧疗护理）

操作流程	具体要求	注意事项
步骤①	检查氧气表：检查表盘、指针、开关旋钮、刻度管、悬浮球	
步骤②	接好氧气表：将氧气表插入中心供氧端口，打开开关检查有无漏气后关闭，安装湿化瓶	操作前向老年人解释操作目的、方法、时间、关键步骤及需要配合的要点
步骤③	检查老年人鼻腔情况，清洁鼻腔	动作轻柔
步骤④	连接氧气管，打开氧气流量开关，遵医嘱调好氧流量	低流量吸氧：1~2 L/min；高流量吸氧：4~6 L/min；氧气浓度计算公式：吸氧浓度(%)=21+4×氧流量(L/min)
步骤⑤	面罩放在老年人口鼻上方，面罩边缘紧贴周围皮肤，系带绕过头部进行固定，观察老年人有无异常	
步骤⑥	洗手，记录氧疗开始时间，整理床单位，询问老年人其他需求，吸氧过程加强巡视，观察氧疗效果，向老年人及家属进行用氧安全指导	

续表

操作流程	具体要求	注意事项
步骤⑦	遵医嘱撤氧，停止吸氧时先撤掉面罩，再关闭氧气开关，清洁老年人鼻面部，观察鼻周皮肤情况，整理好床单位，询问老年人其他需求	
步骤⑧	洗手，记录氧疗结束时间及老年人感受，整理用物	摘下氧气表放回原处，浸泡消毒湿化瓶，晾干备用，氧气筒放回原处

3）为老年人使用氧气枕进行氧疗护理

为老年人使用氧气枕进行氧疗护理时，护理员应按照以下操作流程与具体要求进行，见表3-4-3。

表3-4-3　操作流程与具体要求（为老年人使用氧气枕进行氧疗护理）

操作流程	具体要求	注意事项
步骤①	检查氧气枕：观察已充满氧气的氧气枕外观是否完好，调节阀是否正常，输气管有无老化裂痕；双手夹住氧气枕的两面，施加一定压力，耳朵贴近氧气枕仔细检查有无漏气	氧气枕的充装方法参见氧气筒或中心供氧装置的使用方法
步骤②	接好氧气管，打开调节阀，测试氧气通畅可以使用，关闭调节阀	将氧气管末端放于盛有水的碗内，见气泡连续溢出，证明通畅
步骤③	让老年人枕着氧气枕，或在氧气枕上放置一定重量的物体，给氧气枕施加一定压力，以便氧气枕内氧气持续输出。检查老年人鼻腔情况，清洁鼻腔	操作前向老年人解释操作目的、方法、时间、关键步骤及需要配合的要点。动作轻柔准确，以免损伤老年人鼻黏膜
步骤④	打开调节阀，将鼻导管插入老年人鼻腔，观察有无呛咳。调节鼻导管松紧度并固定，观察老年人有无呛咳	

高流量吸氧
注意事项

续表

操作流程	具体要求	注意事项
步骤⑤	记录氧疗开始时间，观察氧疗效果，向老年人及家属进行用氧安全指导	
步骤⑥	撤氧，停止吸氧时先撤掉鼻导管，再关闭调节阀，撤去氧气枕	
步骤⑦	洗手，记录氧疗结束时间及老年人感受，整理用物	氧气袋内留少量空气，折叠放置

4)为老年人使用制氧机进行氧疗护理

为老年人使用制氧机进行氧疗护理时，护理员应按照以下操作流程与具体要求进行，见表3-4-4。

表3-4-4 操作流程与具体要求(为老年人使用制氧机进行氧疗护理)

操作流程	具体要求	注意事项
步骤①	检查制氧机功能：连接电源，观察指示灯	将制氧机放置在空气流通的地方
步骤②	在湿化瓶内放入适量湿化液，连接湿化瓶与制氧机，连接鼻导管	湿化液的量参照指示刻度添加，最好放入最小量至最大量之间
步骤③	打开流量开关，打开制氧机开关	操作前向老年人解释操作目的、过程及需要配合的要点
步骤④	检查老年人鼻腔情况，清洁鼻腔	动作轻柔
步骤⑤	根据医嘱调节氧流量，将鼻导管插入老年人鼻腔，观察有无呛咳。调节鼻导管松紧度并固定，观察老年人有无呛咳	
步骤⑥	记录氧疗开始时间，观察氧疗效果，向老年人及家属进行用氧安全指导	
步骤⑦	撤氧，停止吸氧时先撤掉鼻导管，再关闭制氧机开关，关闭流量开关，整理床单位，询问老年人感受及有无其他需求	
步骤⑧	洗手，记录氧疗结束时间及老年人感受，整理用物	拔掉制氧机电源，过滤网按要求清洁更换

注意事项

- 应观察老年人的意识状态、心率、呼吸、紫绀改善程度及氧疗并发症。
- 应观察鼻黏膜情况，干燥时宜使用水基润滑剂涂抹。
- 应观察管路与患者的连接情况，管路破损、断裂和可见污染时，应立即更换。
- 经鼻高流量吸氧时，如管路存有积水应立即清除。
- 应监测老年人的S_pO_2，未达目标S_pO_2范围、临床表现未改善或进一步恶化，应及时告知医生。

用氧安全指导

2.技能操作

(1)操作准备

在对老年人进行氧疗前，需要做好必要的准备，见表3-4-5。

表3-4-5　操作准备(氧疗的应用)

准备类型	具体要求	准备记录
环境准备	保持整洁、舒适的环境，温度、湿度适宜，空气清新，无明火。根据季节调节温度、湿度：冬天室温维持在18~20 ℃，夏天室温维持在22~24 ℃，室内湿度维持在50%~60%	是□　否□
物品准备	治疗巾内有吸氧管(鼻导管、面罩吸氧管)、氧气表、湿化瓶、内装1/3~2/3的湿化液(根据需要选择凉开水、蒸馏水、20%~30%乙醇)、棉签、纸巾、纱布、盛有温水的治疗碗、扳手、胶布、弯盘、氧气装置、笔、记录本、免洗洗手液等，根据老年人需要准备软枕	是□　否□
护理员准备	保持服装整洁并洗净双手，必要时戴口罩	是□　否□

(2)操作过程

1)沟通评估

观察询问老年人的症状及体征，对老年人的身体状况及缺氧程度进行评估，必要时进行体征测量。根据老年人的基本情况、医嘱为老年人选择适宜的供氧装置及给氧方式，收集评估信息，见表3-4-6。

表3-4-6　沟通评估(氧疗的应用)

护理对象	基本情况	身体状况	供氧装置	给氧方式
老年人1	吴爷爷，78岁，自觉胸闷憋气，无其他不适，生命体征正常。医生下达临时医嘱低流量鼻导管吸氧	□神志清楚 □语言沟通正常 □呼吸困难 □紫绀	□中心供氧 □氧气筒 □氧气枕 □制氧机	□鼻导管 □面罩 □氧气枕
老年人2	潘奶奶，84岁，脾气急躁，既往体健，因和同室老年人发生口角，导致呼吸急促，面色青紫，头晕乏力，遵医嘱给予面罩高流量吸氧	□神志清楚 □语言沟通正常 □呼吸困难 □紫绀	□中心供氧 □氧气筒 □氧气枕 □制氧机	□鼻导管 □面罩 □氧气枕

续表

护理对象	基本情况	身体状况	供氧装置	给氧方式
老年人3	李爷爷，73岁，心脏病数年，今日突感胸闷不适，医生建议转院治疗，家属驾车就医，遵医嘱携带氧气枕吸氧前往外院就医	□神志清楚 □语言沟通正常 □呼吸困难 □紫绀	□中心供氧 □氧气筒 □氧气枕 □制氧机	□鼻导管 □面罩 □氧气枕
老年人4	曲奶奶，78岁，患老慢支多年，近期每天使用自己的制氧机吸氧3次，每次0.5 h，遵医嘱为老年人低流量吸氧	□神志清楚 □语言沟通正常 □呼吸困难 □紫绀	□中心供氧 □氧气筒 □氧气枕 □制氧机	□鼻导管 □面罩 □氧气枕

温馨提示

○与老年人沟通时，态度和蔼，语言亲切。

○在考虑老年人疾病的前提下，注重老年人氧疗的舒适感。

○充分尊重老年人的自身意愿，在取得老年人的配合后进行氧疗。

○对于老年人有排泄需求的，应及时协助老年人排泄。

2）操作实施

根据表3-4-7中老年人的基本情况，运用所学专业知识，分别对其进行氧疗护理。采用角色扮演法，两人一组，一人扮演老年人，另一人扮演护理员，依次轮流交替进行任务实施，并将操作记录填写在表3-4-7中。

表3-4-7　操作记录表（氧疗的应用）

护理对象	基本情况	操作记录
老年人1	吴爷爷，78岁，自觉胸闷憋气，无其他不适，生命体征正常。医生下达临时医嘱低流量鼻导管吸氧	润滑鼻导管，插入老年人鼻腔，观察有无_____，调节鼻导管松紧度并固定。双侧鼻导管末端插入双侧鼻孔_____cm，单侧鼻导管插入长度为_____。开始时间：_____ 流量要求：_____ 供氧应先_____，再_____。停氧时先_____再_____，中途改变流量时，先分离_____
老年人2	潘奶奶，84岁，脾气急躁，既往体健，因和同室老年人发生口角，导致呼吸急促，面色青紫，头晕乏力，遵医嘱给予面罩高流量吸氧	面罩放在老年人_____，面罩边缘_____周围皮肤，系带绕过_____进行固定，观察老年人有无异常。开始时间：_____ 流量要求：_____遵医嘱撤氧，停止吸氧时先_____再_____，高浓度供氧不宜时间过长，吸入氧浓度>_____%、持续_____h以上，有可能会发生氧中毒
老年人3	李爷爷，73岁，心脏病数年，今日突感胸闷不适，医生建议转院治疗，家属驾车就医，遵医嘱携带氧气枕吸氧前往外院就医	让老年人_____氧气枕，或在氧气枕上放置一定重量的物体，给氧气枕_____，以使氧气枕内氧气持续输出。检查老年人_____情况，清洁_____。打开_____，将_____插入老年人鼻腔，观察_____。调节_____松紧度并固定。开始时间：_____ 流量要求：_____。停止吸氧时先_____，再关闭_____，撤去_____

续表

护理对象	基本情况	操作记录
老年人4	曲奶奶，78岁，患老慢支多年，近期每天使用自己的制氧机吸氧3次，每次0.5 h，遵医嘱为老年人低流量吸氧	开始时间：_____ 流量要求：_____。撤氧，停止吸氧时先_____，再关闭_____开关，关闭_____开关。使用制氧机吸氧时，每次时间在___min左右，以免发生缺氧

（二）排痰的应用

1. 知识学习

呼吸道受到刺激，气管与支气管黏膜中的腺体会分泌含多种免疫球蛋白的黏液，抑制细菌滋生，抵抗病毒，通过纤毛摆动将沾有灰尘的黏液移至喉部。这些黏液会刺激位于喉部、气管和支气管的黏膜的感受器，促发咳嗽反射，引发咳嗽动作，排出体外。

（1）痰液黏稠度

痰液黏稠度可分为三度。

Ⅰ度：痰液如米汤或泡沫样，吸痰后，玻璃接头内壁上无痰液滞留。

Ⅱ度：痰的外观较Ⅰ度黏稠，吸痰后，有少量痰液在玻璃接头内壁上滞留，但容易被水冲净。

Ⅲ度：痰的外观明显黏稠，呈黄色，吸痰管常因负压过大而塌陷，玻璃接头内壁上常滞留大量痰液且不易被水冲净。度数越高，病情越严重。

（2）排痰方式

排痰方式主要有自主排痰、协助排痰、吸痰三种。

自主排痰适用于咳嗽反射正常，有咳痰能力且痰液较易咳出的老年人；当老年人咳嗽反射正常，有咳嗽动作，但因力量不足、咳嗽方法错误或痰液黏稠不易咳出时，需要协助排痰；有些患者因疾病导致咳嗽反射减弱或消失，就需要利用负压将痰液吸出，防止发生窒息的危险。

1）协助排痰的方法

协助排痰的方法有深呼吸有效咳嗽、雾化疗法、胸部叩击、胸部震荡、体位引流。

①深呼吸有效咳嗽：该方法包括缩唇呼吸运动、随意呵欠运动、膈肌呼吸、腹式呼吸等，有效咳嗽需要配合深呼吸训练进行。缩唇呼吸运动需要由鼻深吸气直到无法吸入，然后屏气1~2 s，通过缩唇的方式由口缓慢呼出，直到吐气完全排空，每天重复6~8次，每次持续10 min，这种方法可以控制呼吸频率，使得更多的气体进入肺部。随意呵欠运动是指每5~10 min故意张嘴吸气一次，持续吸气5 s左右。膈肌呼吸需要让家属将双手放置于老年人的腹部肋弓之下，老年人用鼻吸气，吸气时腹部向外膨起

微课 协助老年人排痰

顶住家属的双手，然后屏气1~2 s，使得肺泡完全张开。腹式呼吸需要采取仰卧位，双腿略微弯曲使得腹肌松弛，之后一手放于胸骨柄部，另一手放于腹部，呼气时需要用力向上、向内推压，促进腹肌收缩，深吸一口气至不能再吸入气体，憋气2 s，通过缩唇慢呼气的方式将气体吐出，腹部凹陷。有效咳嗽需要采取坐位或者半卧位，咳嗽前要缓慢深吸气，屏气片刻，然后躯体略向前倾，两侧手臂屈曲，手放于两侧胸的下部，内收并稍加压，咳嗽时腹肌用力收缩，将剩下的气体尽量地咳出。先轻咳几次，然后深吸一口气，屏气数秒后，短促、用力地咳嗽1~2次，将痰液排出。

②雾化治疗：该方法使用雾化吸入装置，利用高速气流使药液形成气溶胶微粒，经气道到达肺部，达到化痰、止咳、平喘、抗炎的功效。

③胸部叩击：该方法是通过胸壁震动气道，使附着在支气管内的分泌物脱落，经纤毛摆动使分泌物到达喉部，通过咳嗽排出体外。具体方法：先听诊确定痰液位置，摆放合适体位，一般是侧卧位；护理员手指并拢，手背隆起，手指关节微屈呈杯状；腕关节用力，由下至上，由两侧到中央，有节律地叩击老年人背部；避开肩胛骨、脊柱，手掌根部离开胸壁3~5 cm，手指尖部离开胸壁10~15 cm为宜，频率80~120次/min，持续5~10 min，让老年人深吸气后用力将痰液咳出。叩背同时要观察老年人的反应，如果不耐受应及时停止，如果耐受可以适当延长叩背时间。

④胸部震荡：临床上使用的电动排痰仪就是通过高频率的胸部或胸壁压缩，震动气道，使附着在支气管内的分泌物脱落，协助痰液排出体外。脑出血、颈部或脊柱损伤、胸部损伤、肋骨骨折等老年人禁止实施胸部震荡和叩背。

⑤体位引流：该方法使病肺处于高位，引流支气管的开口向下，促使痰液借重力作用咳出。

2）吸痰的方法

吸痰是利用负压作用经口腔、鼻腔、人工气道等将呼吸道的分泌物吸出的一项护理技术。目的是清除呼吸道分泌物，保持呼吸道通畅，保证有效通气。吸痰可以用于预防吸入性肺炎、肺不张、窒息等并发症，适用于年老体弱、危重、昏迷、麻醉未清醒前等不能有效咳嗽的排痰者。吸痰的主要目的：清除呼吸道分泌物，保持呼吸道通畅；促进呼吸功能，改善肺通气；预防并发症发生。根据吸痰路径的不同，吸痰的方法可以分为经口腔吸痰、经鼻腔吸痰、经人工气道吸痰。

经口腔、鼻腔吸痰适用于年老体弱、危重、昏迷、麻醉未清醒前的患者，存在咳痰无力或咳嗽反射迟钝、吞咽功能不全面不能将痰液咳出者，以及误吸呕吐物的老年人，一般情况下由医护人员实施操作。护理员在医护人员的指导下可以进行经口腔吸痰，经人工气道吸痰由医护人员实施操作（图3-4-5）。

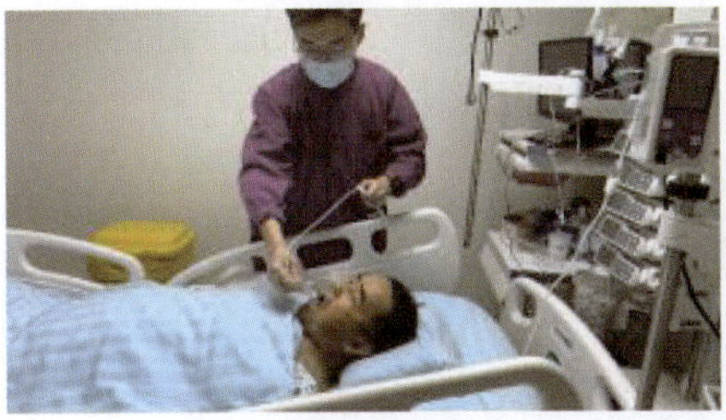

(a)经口腔吸痰

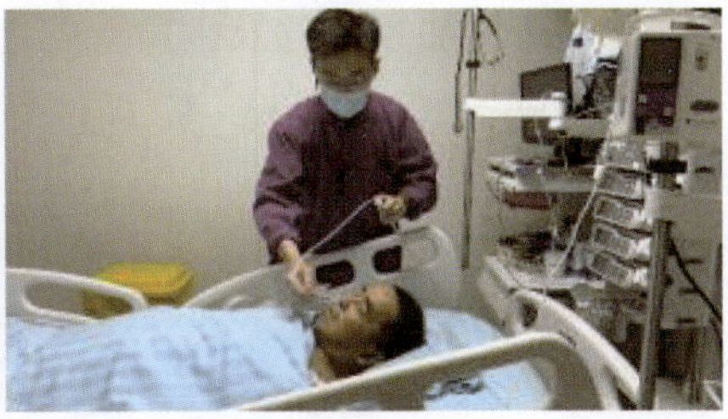

(b)经鼻腔吸痰

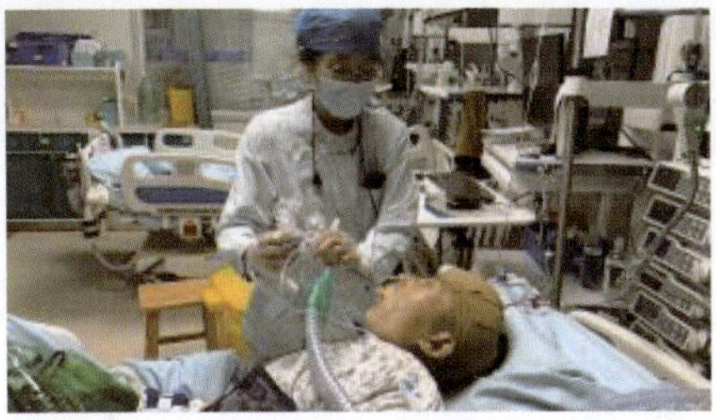

(c)经人工气道吸痰

图3-4-5　吸痰护理

(3)吸痰装置

吸痰装置由调压器、集液瓶、软管等组成。集液瓶上有两个软管接口，一个接入负压终端，另一个接入工作腔体。当负压终端接通时，集液瓶内将产生空气负压，该负压将引导污物(如污血、痰等)从另一个软管流入集液瓶内。当集液瓶内液体达到一定高度时，集液瓶盖上的止流阀将开始工作，切断液体流入管路，从而防止集液瓶内液体过盈而溢出。

吸痰装置有中心负压装置和电动吸引器两种(图3-4-6)。中心负压装置：医院常用，将压力调节器一端插入负压端口，另一端接上引流管、引流瓶、吸痰管，调整好负压即可使用。电动吸引器：方便移动，可以用在任何需要负压吸引的场所，有脚踏式和便携式两种，由电动机、偏心轮、气体过滤器、压力表、安全瓶、贮液瓶等组成。

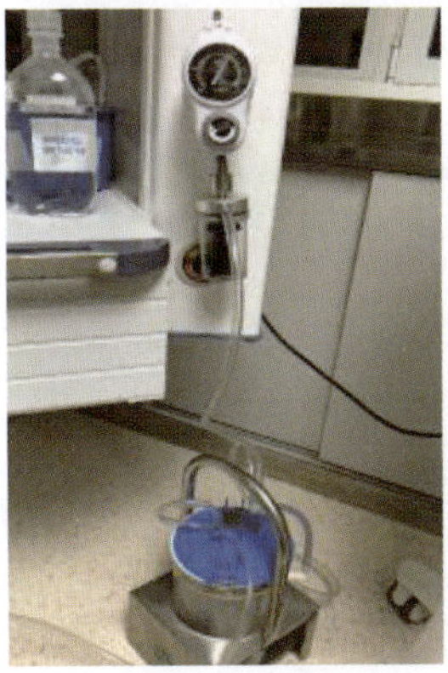

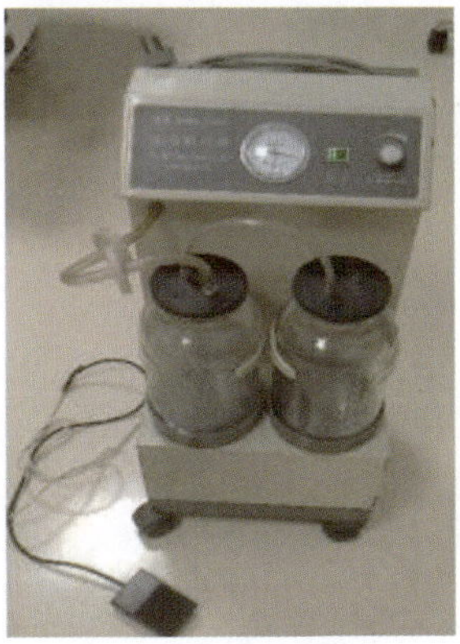

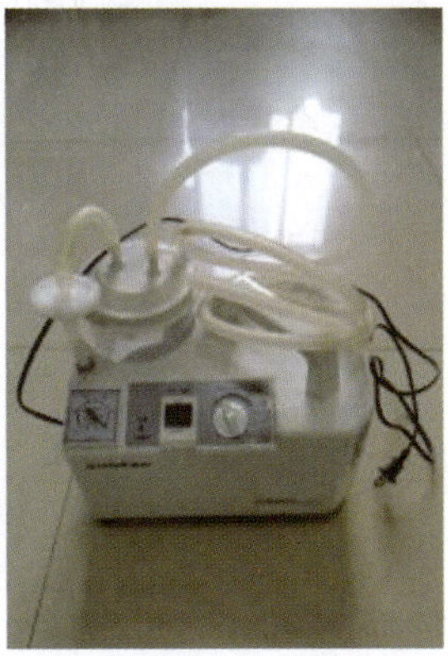

图3-4-6　吸痰装置

(4)根据老年人的身体状况实施排痰护理

老年人呼吸道分泌物增多，会诱发咳嗽，出现呼吸增快，严重的会出现呼吸困难、紫绀等症状。如不及时清除滞留在呼吸道内的分泌物，畅通呼吸道，缺氧加重会危及生命。若老年人有咳痰能力，则鼓励自行咳出。指导老年人深呼吸有效咳嗽、加强雾化、翻身叩背排痰等措施有利于痰液咳出。若老年人有意识障碍或咳嗽反射减弱或消失，不具备咳痰能力，则需要吸痰清除。根据医嘱采集痰标本送检，检查结果可以指导疾病诊断和用药，有助于老年人得到有效治疗，尽早恢复健康。操作流程与具体要求见表3-4-8。

表3-4-8 排痰护理操作流程与具体要求

操作流程	具体要求	注意事项
步骤①	核对老年人信息，做好沟通解释，取得老年人同意。昏迷老年人做好评估后，摆放合适体位	解释操作目的、方法、时间、关键步骤及需要配合的要点
步骤②	提高氧流量：增加氧贮备，防止低氧血症	高流量吸氧3~5 min
步骤③	痰液黏稠：提前做好雾化，翻身叩背排痰 咳嗽无力：指导老年人深呼吸有效咳嗽，遵医嘱按要求收集痰标本送检	雾化吸入稀释痰液
步骤④	检查吸痰装置：需要吸痰时，检查管路连接情况、集液瓶内液量、吸痰装置性能，调节好负压	调节负压：成人40.0~53.3 kpa，儿童＜40.0 kpa
步骤⑤	深呼吸有效咳嗽 ● 深呼吸：深吸气，直到无法吸入为止，屏息缩唇，像吹口哨一样将气慢慢吐出，反复3次 ● 有效咳嗽：轻咳几次，深吸一口气，屏气数秒后，短促、用力地咳嗽1~2次，促进痰液排出 ● 按医嘱留取痰标本：温开水漱口，咳出深部痰收集到痰杯中，避免痰标本混入过多唾液	询问老年人的感受，如有异常应及时停止操作 备注：指导老年人深呼吸有效咳嗽，避免剧烈咳嗽，否则会因增加体力消耗，达不到排痰目的；告知老年人适当活动和饮水，利于痰液排出；痰标本标记清楚，及时送检
	翻身叩背排痰 ● 整理好各个引流管，协助老年人向近侧翻身。检查皮肤，叩背 ● 叩背手法：五指稍屈呈120°，握成空杯状 ● 叩背顺序、次数：由下向上，由外向内，80~120次/min ● 叩背力度：空心掌，以不引起疼痛为宜 ● 叩背时间：5~10 min ● 叩背要注意的地方：叩背时避开心脏、脊柱，叩背过程中观察老年人面色、呼吸等，并注意保暖	叩背安排在餐后2 h至餐前30 min完成 叩背禁忌证：有活动性内出血、咯血、气胸、肋骨骨折、肺水肿、肺栓塞、低血压、大血管手术后、头部外伤急性期、颅内压升高等

续表

操作流程	具体要求	注意事项
	经口腔吸痰 ● 协助老年人取安全、舒适体位，检查老年人口腔，取下活动性义齿，颌下垫治疗巾 ● 接通吸痰装置的电源，打开吸痰装置的开关，根据老年人情况及痰液黏稠度调节负压为40.0~53.3 kpa，打开吸痰管外包装 ● 戴无菌手套，连接吸痰管，测试通畅。左手反折吸痰管末端，以免负压吸附黏膜引起损伤，右手持吸痰管插入口咽部 ● 松开吸痰管末端，用深部左右旋转、向上提出的方法吸痰 ● 操作过程中，观察老年人面色及呼吸情况，发现不适应立即停止；观察老年人呼吸困难缓解，口唇转红润，停止吸痰；观察吸出物的性状 ● 吸痰完毕，取生理盐水，脉冲式冲洗吸痰管及负压连接管 ● 缠绕吸痰管，分离负压，脱去手套并将吸痰管包在手套中，弃至医疗垃圾桶内，将吸痰管外包装套在负压连接管末端，关闭负压开关，妥善固定 ● 清洁老年人口鼻及面部；观察老年人呼吸平稳，口唇颜色恢复红润，调回氧流量；安抚老年人紧张情绪；观察黏膜有无损伤	吸痰要做到无菌操作，插管动作要轻柔、敏捷；吸痰前后应当给予高流量吸氧，吸痰时间不宜超过15 s，两次吸痰应间隔3~5 min，老年人耐受后再进行；一根吸痰管只能使用一次，不得重复使用；不宜在同一部位吸痰时间过长，防止损伤黏膜；如痰液黏稠，可以配合雾化吸入和翻身叩背；老年人发生明显缺氧症状，如紫绀、心率下降等，应当立即停止吸痰，给予高流量吸氧，平稳后再吸；留取痰标本时，用一次性痰液收集器代替一次性吸痰管，连接吸痰装置；观察痰液性状、颜色、量，如有异常及时报告医生
步骤⑥	洗手，整理床单位，开窗通风，擦拭床单位周围物品表面，询问老年人是否有其他需求	及时清洁环境，消毒污染物品，防止交叉感染
步骤⑦	洗手，记录，整理用物	垃圾分类，痰液做无害化处理

采集痰标本的方法及注意事项

2. 技能操作

(1)操作准备

在对老年人进行排痰前，需要做好必要的准备，见表3-4-9。

表3-4-9　操作准备(排痰的应用)

准备类型	具体要求	准备记录
环境准备	保持整洁、舒适的环境，温度、湿度适宜，空气清新，光线明亮。根据季节调节温度、湿度：冬天室温维持在18~20 ℃，夏天室温维持在22~24 ℃，室内湿度维持在50%~60%	是□　否□

续表

准备类型	具体要求	准备记录
物品准备	吸痰装置、一次性吸痰管、治疗巾、生理盐水2瓶(口腔、气道)、无菌手套、听诊器、一次性痰液收集器、医疗垃圾桶、生活垃圾桶、痰盂、纸巾、水杯(白开水)、毛巾、浸泡过含氯消毒液的抹布、笔、记录单、免洗洗手液等	是□ 否□
护理员准备	保持服装整洁并洗净双手,戴口罩	是□ 否□

(2)操作过程

1)沟通评估

对于清醒的老年人,可以询问老年人的症状及体征,做好沟通,取得老年人的信任,对老年人的身体状况及缺氧状况进行评估,选择适宜的排痰方式,并将结果记录在表3-4-10中。

表3-4-10 沟通评估(排痰的应用)

护理对象	基本情况	咳痰能力	痰液性状	排痰方式	排痰频次
老年人5	刘爷爷,78岁,近日肺部感染,有咳嗽、胸痛症状,痰多、黏稠、不易咳出,吞咽功能正常,遵医嘱留取痰标本	□正常咳痰 □咳痰无力 □咳嗽反射弱 □无咳嗽反射	□Ⅰ度痰 □Ⅱ度痰 □Ⅲ度痰 颜色:___	□自主咳痰 □协助排痰 □吸痰	□按需排痰 □定时排痰 □按需吸痰 □定时吸痰
老年人6	张奶奶,83岁,植物人状态,咳嗽反射减弱,医生下达医嘱必要时经口腔吸痰	□正常咳痰 □咳痰无力 □咳嗽反射弱 □无咳嗽反射	□Ⅰ度痰 □Ⅱ度痰 □Ⅲ度痰 颜色:___	□自主咳痰 □协助排痰 □吸痰	□按需排痰 □定时排痰 □按需吸痰 □定时吸痰

温馨提示

○与老年人沟通时,态度和蔼,语言亲切。

○鼓励老年人,尊重老年人对排痰舒适感的需求。

2)操作实施

根据表3-4-11中老年人的基本情况,运用所学专业知识,分别对其进行排痰护理。采用角色扮演法,两人一组,一人扮演老年人,另一人扮演护理员,依次轮流交替进行任务实施,并将操作记录填写在表3-4-11中。

表3-4-11 操作记录表(排痰的应用)

护理对象	基本情况	操作记录	
老年人5	刘爷爷,78岁,近日肺部感染,有咳嗽、胸痛症状,痰多、黏稠、不易咳出,吞咽功能正常,遵医嘱留取痰标本	深呼吸有效咳嗽	深吸气,直到_____为止,屏息缩唇,像______一样将气_____吐出,反复_____次。轻咳几次,______一口气,_____数秒后,______地咳嗽1~2次,促进痰液排出

续表

护理对象	基本情况		操作记录
老年人5	刘爷爷，78岁，近日肺部感染，有咳嗽、胸痛症状，痰多、黏稠、不易咳出，吞咽功能正常，遵医嘱留取痰标本	翻身叩背排痰	①叩背手法：五指稍屈呈_____，握成_____状 ②叩背顺序、次数：由_____，由_____，_____次/min ③叩背时间：_____min
老年人6	张奶奶，83岁，植物人状态，咳嗽反射减弱，医生下达医嘱必要时经口腔吸痰	经口腔吸痰	根据老年人情况及痰液黏稠度调节负压为_____kpa，打开吸痰管外包装。戴_____，连接吸痰管，测试通畅。左手反折_____，右手持吸痰管插入口咽部，松开吸痰管末端，用深部_____旋转、向_____提出的方法吸痰。吸痰完毕，取生理盐水，_____式冲洗吸痰管及负压连接管

检查评估

护理员按照表3-4-12中的检查项目进行自我检查，并将检查结果和自我点评记录在表3-4-12中。

表3-4-12　自我检查记录表（老年人护理协助）

序号	检查项目	检查结果	自我点评
1	是否穿护理服并保持服装整洁	是□　否□	
2	操作前是否洗净双手	是□　否□	
3	是否对老年人身体状况进行评估	是□　否□	
4	操作手法是否正确	是□　否□	
5	是否能正确使用设备装置	是□　否□	
6	是否能做到安全操作	是□　否□	
7	是否按照标准步骤进行操作	是□　否□	
8	是否完成操作记录	是□　否□	
9	是否达到院感要求	是□　否□	

护理对象根据表3-4-13中的检查项目对护理员的服务情况进行检查，并将检查结果和结果点评记录在表3-4-13中。

表3-4-13 护理对象检查记录表(老年人护理协助)

序号	检查项目	检查结果	结果点评
1	是否清楚说明氧疗操作目的、方法、时间、关键步骤及配合的要点	是□ 否□	
2	是否询问有无特殊要求	是□ 否□	
3	服务态度是否和蔼,语言是否亲切	是□ 否□	
4	是否询问操作后的感受及满意度	是□ 否□	
5	操作是否轻稳、安全	是□ 否□	
6	是否做与操作相关的健康教育	是□ 否□	

教师根据表3-4-14中的检查项目对护理员的任务完成情况进行检查,并将检查结果和结果点评记录在表3-4-14中。

表3-4-14 教师检查记录表(老年人护理协助)

序号	检查项目	检查结果	结果点评
1	是否按时完成任务	是□ 否□	
2	团队协作是否顺畅	是□ 否□	
3	设备、用具及物品是否整理恢复	是□ 否□	
4	实训床位是否整理干净	是□ 否□	
5	工作页填写是否准确、完整	是□ 否□	

任务小结

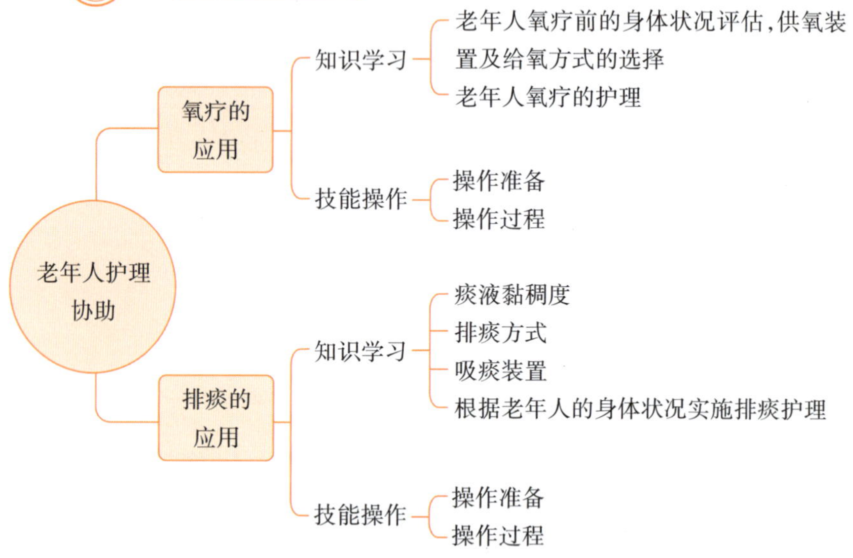

情境四
晚间及特殊时期综合护理

情境介绍

晚间及特殊时期综合护理情境包括晚间综合护理和临终老年人护理两项工作任务。

晚间综合护理工作任务涵盖老年人睡眠环境布置及入睡协助，睡眠障碍的老年人入睡照护，老年人睡眠状况观察、记录并报告等内容。老年人睡眠环境布置及入睡协助涵盖睡眠与健康的关系、老年人的生理睡眠特点、老年人睡眠环境布置等知识；睡眠障碍的老年人入睡照护涵盖老年人睡眠障碍的常见原因、老年人睡眠障碍的常见表现、保证老年人睡眠的措施等知识；老年人睡眠状况观察、记录并报告涵盖养成良好的睡眠习惯、操作实施的步骤与方法等知识。

临终老年人护理工作任务涵盖临终老年人的照护、临终老年人家属心理精神照护、遗体清洁与遗物整理、终末消毒等知识。生老病死是人类发展的客观规律。在老龄化社会里，临终关怀与护理的真正意义在于了解生命的意义及价值，树立正确的死亡观，尊重生命，让每一位老年人在临终时都得到精神上的支持、躯体上的抚慰，能够有尊严地离开人世。

情境目标

- 能够根据老年人的身体状况进行评估，完成老年人睡眠环境的布置并协助老年人入睡。
- 能够识别影响老年人睡眠的环境因素，指导老年人改变不良的睡眠习惯，完成睡眠障碍老年人入睡照护。
- 能够为临终老年人提供陪伴，完成临终老年人的照护工作。
- 能够协助为临终老年人家属提供心理慰藉及哀伤应对，完成临终老年人家属心理与精神照护工作。
- 能够进行遗体清洁、遗物整理、终末消毒，协助老年人家属处理后事，完成临终老年人护理的其他工作。

任务一　晚间综合护理

教学资源

任务导入

场景：某老年康养中心

人物：小王（护理员）、王奶奶

情节：202室1床，王奶奶，80岁，冠心病5年，脑出血后1年。目前意识清楚，能正常交流，脑出血后遗症导致左侧肢体活动不灵，右侧肢体活动正常。经康复训练，日常生活可以借助轮椅进行体位转移。近期，王奶奶中耳炎再次发作，使得情绪波动较大，睡眠质量变差，有时会对护理员发脾气，有时还会把自己关在房间里，拒绝用药。如果你是小王，你将如何协助王奶奶做好睡前准备工作。

任务目标

- 能够根据老年人的身体状况进行评估，为老年人布置舒适的睡眠环境，完成老年人入睡的协助工作。
- 能够识别影响老年人睡眠的环境因素，指导老年人改变不良的睡眠习惯，完成睡眠障碍老年人入睡照护。
- 能够自觉树立关爱、关心、尊重老年人的专业价值观，增强同理心和认同感。

微课 睡眠障碍
老年人入睡照护

任务实施

(一)老年人睡眠环境布置及入睡协助

1.知识学习

(1)睡眠与健康的关系

睡眠是人的基本需求，也是人体恢复及储存体力的重要生理现象。睡眠质量与身心健康有着密切的关系，是保持健康、恢复健康的一个决定性因素。有效的休息应满足三个基本条件：充足的睡眠、心理的放松、生理的舒适。老年人的睡眠质量容易受多种因素影响，其中，睡眠环境对睡眠质量有直接影响。根据老年人睡眠的生理特点，协助老年人做好睡前环境准备，营造舒适的睡眠环境，能够有效改善老年人的睡眠质量。

(2)老年人睡眠的生理特点

随着年龄的增长，肌体结构和功能会发生变化，老年人的睡眠功能会退化。周围神经的衰老变化主要是神经束内结缔组织增生，神经纤维变性，睡眠周期节律功能受到影响，导致睡眠调节功能下降，主要表现为睡眠时间和睡眠结构改变。老年人睡眠时间长短因人而异，觉醒后感觉精力充沛、情绪愉快即可，不必强求一律。由于老年人体力减弱，很容易感觉疲劳，因此合理和科学的睡眠对于老年人来说十分重要。

1)睡眠时间变化

随着年龄的增长，睡眠时间减少，80岁之后逐渐轻微增加。60~80岁的健康老年人，就寝时间平均为7~8 h，但睡眠时间平均为6~7 h。相关研究发现，老年人睡眠变化主要源于缺乏维持整夜睡眠的能力。

2)睡眠间断

老年人床上时间逐渐延长，睡眠的生理节律的分布发生变化，睡眠能力降低。容易影响老年人睡眠的外界因素包括声音、光线、温度、湿度等，内在因素包括自身疾病、疼痛、体位等。老年人在夜间容易觉醒，夜间睡眠变得断断续续。醒后难以再入睡或出现早醒，实际睡眠减少。

3)浅睡眠期增多

老年人浅睡眠期增多，而深睡眠期减少。主要表现为夜间睡眠肢体活动频率增加，大多数睡眠处于非快速眼动睡眠的第一阶段，第四阶段睡眠减少，更容易被叫醒。浅睡眠时大脑未充分休息，导致老年人在白天频繁出现小睡，以补充晚上睡眠的不足。老年人容易早醒，睡眠趋向早睡早起。睡眠时相如图4-1-1所示。

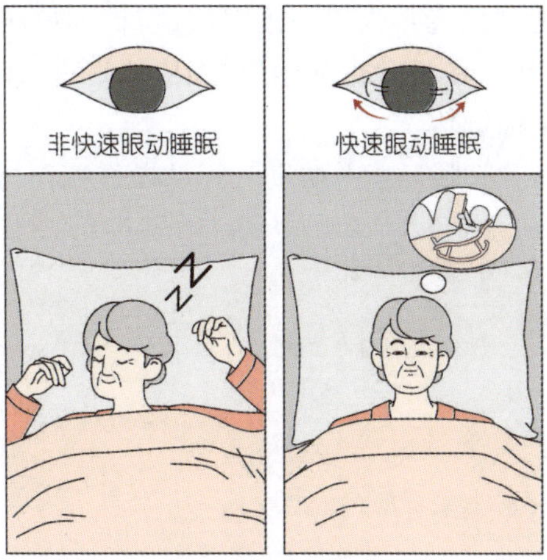

图4-1-1　睡眠时相

(3)老年人睡眠环境布置

居室环境包括功能布局、颜色、声音、光线、温度、湿度、通风，以及其他妨碍睡眠(如蚊虫等)的因素。老年人睡眠环境布置见表4-1-1。

表4-1-1　老年人睡眠环境布置记录表

环境布置项目	具体内容	注意事项
温度、湿度	根据老年人要求和习惯，关闭门窗，调节室内温度、湿度：夏季室温维持在24~26 ℃，冬季室温维持在18~22 ℃，室内湿度维持在50%~60%	老年人的体温调节能力差，主要表现在温度感受器的敏感性降低，产热能力减弱，散热能力下降
光线及颜色	拉上窗帘(最好为深色)，遮挡室外的光线，夜间应有适当的照明设施，如夜灯或地灯。墙壁颜色应淡雅，如淡黄色、淡绿色或淡粉色等	老年人视觉适应力下降，过于浓重的暖色或冷色，可造成老年人情绪兴奋或抑郁，影响睡眠。光线过暗或过强，都会造成看不清周围景物而发生跌倒、坠床等安全问题
声音	居住环境要保持安静，避免嘈杂。合理安排照护的项目和时间，尽量减少医源性的干扰	护理员做到四轻，即走路轻、操作轻、说话轻、开关门轻
通风	建议每天开窗通风2次。在老年人入睡前1 h，将卧室门和窗户打开通风，有助于感觉呼吸顺畅	经常通风可调节室温，保证室内空气流通和新鲜，减轻室内异味并可降低室内细菌数量，减少疾病发生
功能布局	室内设备应简单、实用、牢固，尽量靠墙摆放。对于不能自理的老年人，在睡前将所需物品，如眼镜、水杯、痰盂、便器、助行器等，放置于适宜位置	家具的转角应尽量选择弧形，以免夜间碰伤起夜的老年人
卫生间	卫生间内设置坐便器并设有扶手，叮嘱老年人上床前排空大、小便，避免或减少起夜对睡眠的影响	卫生间应靠近卧室，方便如厕。地面铺防滑砖，避免跌倒

睡眠评估的工具

老年人睡眠照护措施

为了更好地帮助老年人提高睡眠质量，护理员应积极掌握睡眠评估的工具，指导老年人在日常生活中更好、更快地进入睡眠状态，进一步提高生活质量和幸福指数。

为老年人布置睡眠环境并协助入睡的操作流程与方法见表4-1-2。

表4-1-2　为老年人布置睡眠环境并协助入睡的操作流程与方法

操作流程	操作方法	注意事项
布置环境	①关闭门窗，拉好窗帘 ② 调节光线至柔和，确认温度、湿度适宜老年人入睡，将便器、水杯置于触手可及之处 ③放下床挡，检查被褥厚薄、软硬适宜，铺平，无渣屑，展开盖被，拍松枕头，枕头软硬、高低适宜 ④确认无其他影响睡眠的因素，包括但不限于噪声、蚊虫等	●根据老年人身高调整床铺高低，以方便老年人上、下床。床铺软、硬适中 ●被褥薄厚应随季节进行更换，保持被褥干燥、松软 ●枕头高度一般为7~10 cm，根据老年人喜好适当调整。需要时备好床挡
体位转移	①解除刹车，推轮椅至床边，便于老年人健侧转移。轮椅与床边呈30°~45°，刹车 ②取下支撑老年人身体的软垫，抬起脚踏板，让老年人双脚着地，打开安全带 ③协助老年人坐到轮椅前侧、方便站立的位置 ④护理员手臂穿过老年人腋下，环抱其腰部并夹紧，两人身体靠近；护理员使用安全节力方法协助老年人站立 ⑤护理员以自己的身体为轴转动，将老年人移至床边坐稳 ⑥叮嘱老年人右手掌按压床面，身体稍微向右倾斜，帮助老年人向右旋转，使老年人慢慢仰卧于床上，帮助老年人脱去鞋子 ⑦叮嘱老年人右手掌按压床面，右下肢屈曲，右脚掌撑住床面，尽力用健侧肢体带动患侧肢体向床的左侧移动，平卧于对侧的床边位置 ⑧帮助老年人整体向右侧翻身，协助老年人侧卧于床中线，保持体位稳定；征询老年人的意愿，协助调整为舒适卧位 ⑨取软枕垫于老年人的肩背部，固定体位，并在身体合适位置使用软枕，保持体位稳定、舒适	●脱衣服时，先脱健侧，再脱患侧 ●注意语言合理，方法正确，做到安全、科学、规范、有效、节力、尊重 ●操作中注意发挥老年人的残存能力，鼓励老年人应用自身力量，如鼓励老年人用健侧脚抬起脚踏板 ●操作中有安全意识，保护患侧肢体，动作轻柔、稳妥，注意与老年人沟通交流

续表

操作流程	操作方法	注意事项
整理床铺	①使床铺平整、舒适 ②盖好盖被，折好被筒，支起床挡，检查床挡安全 ③询问老年人有无其他需求	
退出房间	①叮嘱老年人休息，将轮椅摆放在固定位置备用 ②开启地灯，关闭大灯 ③护理员开门轻轻退出，关闭房门	
过程观察	观察老年人入睡情况	一般每2 h巡视1次房间，确保安全。若发现异常情况，应及时汇报
整理归位	整理各项物品。遵守感染控制和管理要求，包括废弃物处理、个人防护及手卫生等	
记录	记录老年人就寝时间、睡眠质量、有无异常情况及处理措施等。	

2.技能操作

(1)操作准备

在为老年人布置睡眠环境并协助入睡前，需要做好准备工作，见表4-1-3。

表4-1-3　操作准备(老年人睡眠环境布置及入睡协助)

准备类型	具体要求	准备记录
环境准备	房间安静整洁，舒适安全，光线柔和，温度、湿度适宜，关闭门窗，拉好窗帘，通道通畅，无杂物	是□　否□
物品准备	根据季节准备被褥等，准备体位垫或软枕、笔和记录单、免洗洗手液。生活垃圾桶和医疗垃圾桶放置合理，将便器、水杯置于触手可及之处。根据老年人需要准备轮椅、手杖、助行器等合适的辅助用具	是□　否□
护理员准备	着装整洁，用七步洗手法洗净并温暖双手，无首饰和长指甲，未涂指甲油	是□　否□
老年人准备	洗漱，排空大、小便，做好睡前心理准备	是□　否□

(2)操作过程

1)沟通评估

在为老年人布置睡眠环境并协助入睡前,应运用与睡眠相关的专业知识,对老年人的睡眠情况进行综合评估,做好沟通解释,制订个体化的护理计划,指导并帮助老年人获得良好的睡眠。护理员应详细了解老年人的身体状况和需求,耐心说明操作过程,取得老年人配合,见表4-1-4。

表4-1-4 沟通评估(老年人睡眠环境布置及入睡协助)

评估项目	具体内容	要求
全身状况	了解老年人近期的精神状态、饮食、二便、睡眠等,重点评估睡眠状况	①每天的睡眠时间:_____具体的就寝时间:_____ 起床时间:_____ ②睡眠深度:_____夜间醒来次数和原因:_____ 睡眠过程中是否有呼吸暂停:_____失眠:_____ ③是否午睡:□是 □否 时长:_____
局部情况	了解老年人的肌力、肢体活动度、皮肤情况、有无导管等	①老年人的肢体活动度:□良好 □异常_____ ②选择合适的体位:_____ ③是否有导管:□是 □否 ④皮肤状况:□良好 有破损:_____
特殊情况	了解老年人的实际情况	①睡前是否需要服用睡眠药物:□是 □否 药物的名称:_____ 剂量:_____ ②如佩戴义齿,睡前取下清洗,让口腔组织得到休息。摘取时不可用力太猛,以免造成义齿卡环折断、变形,或损伤牙龈
解释说明	向老年人解释布置睡眠环境和协助入睡的目的、时间、方法及注意事项	①介绍需要注意和配合的内容,询问老年人有无疑问 ②询问老年人有无其他需求,环境和体位等是否舒适,以便取得配合 ③询问老年人是否可以开始操作

温馨提示

- 充分尊重老年人的自身意愿,在取得老年人配合后进行。
- 态度和蔼,语言亲切,耐心细致。
- 对老年人的评估要全面,动作轻柔,注意保护老年人的隐私,注意保暖。

2)操作实施

按照操作流程,实施为老年人布置睡眠环境并协助入睡的任务,将操作记录填写在表4-1-5中。

表 4-1-5 操作记录表(老年人睡眠环境布置及入睡协助)

基本情况	操作记录		完成情况
王奶奶,80 岁,冠心病 5 年,脑出血后 1 年。目前意识清楚,能正常交流,脑出血后遗症导致左侧肢体活动不灵,右侧肢体活动正常。经康复训练,日常生活可以借助轮椅进行体位转移。近期,王奶奶中耳炎再次发作,使得情绪波动较大,睡眠质量变差,有时会对护理员发脾气,有时还会把自己关在房间里,拒绝用药	布置环境	关闭门窗,拉好窗帘	是□ 否□
		调节光线	是□ 否□
		放下床挡	是□ 否□
		确认无其他影响睡眠的因素	是□ 否□
	体位转移	①解除刹车,推轮椅至床边,便于______侧转移。轮椅与床边呈______,刹车 ②护理员使用______方法协助老年人站立 ③护理员以______的身体为轴转动,将老年人移至床边坐稳 ④叮嘱老年人尽力用______侧肢体带动______侧肢体向床的左侧移动,平卧于对侧的床边位置	是□ 否□
	整理床铺	整理床铺,盖好盖被,询问老年人有无其他需求	是□ 否□
	退出房间	开启地灯,关闭大灯	是□ 否□
		护理员开门轻轻退出,关闭房门	是□ 否□
	过程观察	观察老年人入睡情况,一般每______h 巡视 1 次房间,确保安全	是□ 否□
	整理归位	整理各项物品	是□ 否□
	记录	就寝的时间:______ 睡眠质量:□良好 □失眠 有无异常情况:□有 □无 处理措施:______	是□ 否□

(二)睡眠障碍的老年人入睡照护

1.知识学习

(1)老年人睡眠障碍的常见原因

①老年人因病采取被动体位,或不能自理的老年人未按时翻身,长时间处于一种卧姿,造成肌肉疲劳而难以入眠。护理员应按时、适当调整老年人的睡眠体位。

注意事项

○开窗通风时,注意保暖,避免老年人受凉感冒。

○对于服用助眠药物的老年人,密切观察药物反应,发现异常及时报告。

○注意安全保护,以防不良事件发生。

脑卒中急性期卧床老年人的良肢位摆放(表4-1-6)、床上体位转移、关节活动度训练等,是脑卒中康复护理的基础和早期康复介入的重要方面。早期良好的肢位摆放和适当的关节活动度训练,能够减少并发症,提高护理质量,加快脑卒中患者的康复速度。良肢位摆放是利用各种软性靠垫(图4-1-2)将老年人置于舒适的抗痉挛体位。正确的体位摆放(图4-1-3)应该贯穿于偏瘫后的各个时期,注意定时改变体位,一般每2 h转换1次。

表 4-1-6　脑卒中急性期卧床老年人的良肢位摆放

体位	具体内容	要求
鼓励患侧卧位	该体位增加了患肢的感觉刺激,并使整个患侧被拉长,从而减少痉挛,且健手能自由活动	利用各种软性靠垫将老年人置于舒适的抗痉挛体位
适当健侧卧位	应尽量避免半卧位,因半卧位能引起对称性紧张性颈反射,引发肢体上肢屈曲、下肢伸直的异常痉挛	动作轻柔
尽可能少采用仰卧位	这种体位受紧张性颈反射和迷路反射的影响,会加重异常运动模式和引发骶尾部、足跟和外踝处褥疮,可仅作为一种替换体位或者患者需要这种体位时采用	观察皮肤状况
保持正确的坐姿	与卧床相比,坐位有利于躯干的伸展,可以促进身体及精神状态改善	保持体位的稳定、舒适

②老年人因患病留置输液导管、各种引流管造成牵拉不适。在老年人入睡前,应将各种导管合理安置,并告诉老年人转头、翻身、移动时动作要慢,避免造成导管扭曲、滑脱。

③疼痛是影响老年人睡眠的主要因素之一。对老年人进行用药指导:不自行购买和服用镇静催眠药物,若有需求,必须在医师指导下服用。老年人出现诊断明确的疾病性疼痛时,应遵照医嘱按时、按量给予止痛药。对于服用安眠药的老年人,要密切观察药物反应,如有异常及时汇报,并做好日常生活中的安全保护。

④居室环境、床具舒适度,以及床单是否干燥、平整、无渣屑等都可能影响老年人的睡眠。护理员应勤观察、勤整理,以保证老年人睡眠质量。在睡眠照护过程中,及时拉起床挡,防止造成坠床。冬天在老年人被褥中放置热水袋时,注意温度不要太高,控制在50 ℃以内,避免烫伤。入住养老机构的老年人,两人或多人同居一室,互相干扰也是造成失眠的原因之一。护理员应及时了解情况,采取相应措施,必要时予以调换房间。

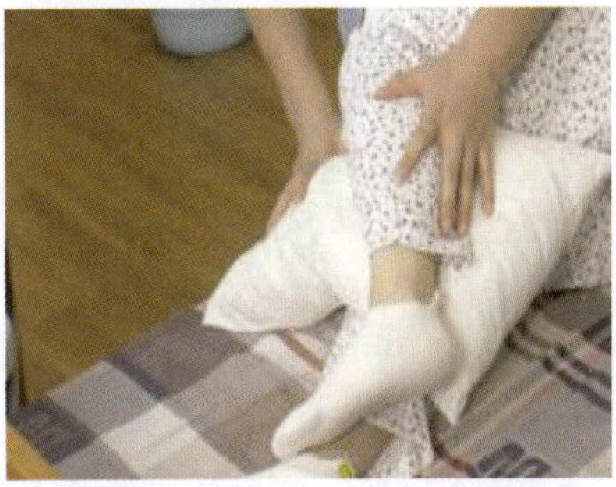

图4-1-2 患侧脚踝下垫软枕

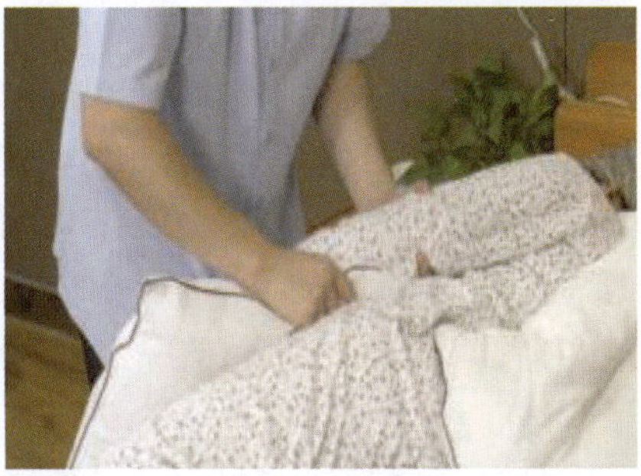

图4-1-3 摆放体位

(2)老年人睡眠障碍的常见表现

有研究表明，睡眠质量与认知障碍和躯体衰弱均相关，睡眠障碍正成为一个普遍且危害个体身心健康的问题。因此，准确、及时地对睡眠障碍进行评估和诊断具有重要意义。

①入睡困难：入睡时间超过30 min。

②睡眠维持障碍：夜间觉醒≥2次或凌晨早醒、早起。

③睡眠质量下降：睡眠浅，多梦，睡眠质量低下或睡眠感缺失等。严重的睡眠障碍常导致老年人在日间精神不足、极度疲倦、头晕头痛、情绪烦躁和生活质量下降。

(3)保证老年人睡眠的措施

睡眠的时程、质量与血压的升高和心脑血管疾病发生风险有关，保证充足的睡眠并改善睡眠质量对提高生活质量、控制血压和减少心脑血管疾病并发症有重要意义。睡眠质量下降会对人体的生理和心理健康造成双重不良影响，提高社会人群的睡眠质量迫在眉睫。睡眠认知行为治疗如图4-1-4所示。结合老年人睡眠需求及睡眠质量的影响因素分析，提出如下合理化建议。

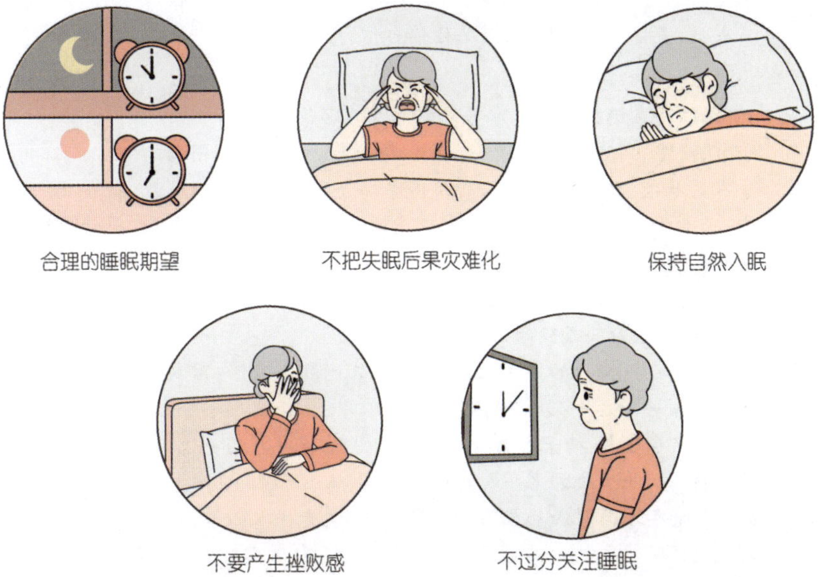

图4-1-4 睡眠认知行为治疗

1)营造良好的睡眠环境

满足老年人对良好睡眠环境的需求,注重营造舒适的睡眠环境,如维持适宜的温度,避免灯光和噪声等不良刺激,提供香熏或精油等助眠物品。老年人对睡眠相关知识有迫切的需求,可以通过举办讲座、专家义诊等方式开展冥想助眠、睡前泡脚、五指梳头等助眠方法的宣传。护理员可以在征询老年人意愿的情况下,按摩促进睡眠的穴位。

2)保持健康的心理情绪

护理员应重视老年人自感情绪差等心理健康问题,开展心理咨询和指导,丰富文娱活动,调动老年人参加活动的积极性。肢体语言是非常好的调节情绪的工具,运用肢体动作恰当地表达和抒发情绪时,身心压力会得到明显的调整。护理员可以教老年人一些肢体动作,如生气时,可以配合呼吸做一些幅度大、速度快的动作,慢慢过渡到幅度小、速度慢的动作。悲伤时,可以与亲人或熟悉的友人增加肢体接触,如拥抱、拉手、轻轻拍打背部等。这些动作虽然小,但是有助于增加安全感和平复心情。积极应对老年人心理情绪可以在一定程度上改善老年人的睡眠质量,具体见表4-1-7。

表 4-1-7 老年人心理情绪疏导

项目	具体内容	要求
倾听	无论老年人表达什么,都不否定、不评价、不质疑,完全接纳对方的负面情绪。让老年人选择聊天的话题,让他们充分表达。如果对方需要给出反馈,则提出自己的建议,不强迫老年人接受给出的建议	高品质的倾听有助于舒缓情绪
正向反馈	以尊重和欣赏的态度肯定老年人的过去,可以告诉老年人"我从您身上感受到了很多力量,对我的帮助很大"等。对老年人多表扬、多肯定和多赞赏,带给他们自信、勇气和能量	
运用肢体动作宣泄情绪	抚触时,通常选择老年人容易外露的身体部位,如手背、手掌、手臂、肩背、耳垂、脸颊、额头、小腿、脚趾等。具体部位根据老年人的状态、体位和老年人的距离等综合判断。在抚触过程中,若老年人把自己的手缩回或有意避让,流露出不愿意或难受的表情,可中断 ● 对于长期卧床的老年人,可以坐在老年人的床边,用手轻轻抚摸其头发、额头或脸颊 ● 对于坐在轮椅上的老年人,可以站立在老年人身后,用双手轻柔地搓一搓老年人的后背或者肩膀 ● 对于坐在沙发、椅子上的老年人,可以坐在老年人的身边,自然地将一只手臂绕到老年人的后背,从上往下轻轻拍打 ● 当与老年人面对面而坐时,可以一边拉着老年人的手,一边聊天交流	抚触时一定要动作轻柔、缓慢,切忌用力过猛、幅度过大、频率过快,以免给老年人造成不必要的痛苦和伤害

3)建立健康的生活方式

帮助老年人建立健康的生活方式,从而提升其睡眠质量。

4)筛查阻塞性睡眠呼吸暂停低通气综合征

睡眠呼吸暂停低通气综合征以睡眠过程中反复、频繁出现呼吸暂停和低通气为特征。

阻塞性睡眠呼吸暂停低通气综合征筛查

(4)睡眠障碍老年人入睡照护的操作流程与方法(表4-1-8)

表4-1-8　睡眠障碍老年人入睡照护的操作流程与方法

操作流程	操作方法	注意事项
询问睡眠障碍的原因	①护理员亲切交流,用合适的主题开启话题。发现老年人睡眠异常要给予关心和安慰,以缓解紧张情绪 ②一边与老年人交流,一边记录老年人睡眠情况及睡眠障碍的原因 ③根据老年人的实际情况,护理员在询问过程中应包含但不限于影响睡眠的环境因素、疾病因素、心理因素、其他因素等。询问完毕,对老年人的配合表示感谢和理解,能够进行安抚 ④询问过程中,语言要恰当、合理,尊重、理解、关心和关注老年人的感受 ⑤记录应完善、合理	态度和蔼,语言亲切。如实记录老年人睡眠情况,内容详细,字迹清楚
观察影响睡眠的因素	①观察老年人的居室环境 ②识别影响老年人睡眠的原因	观察应全面且方法正确
提出改进措施	①向老年人解释影响其睡眠的因素 ②结合影响因素向老年人解释改进睡眠的措施	语言应恰当、合理,沟通有效
协助老年人改进睡眠	①根据改进措施,协助老年人改善睡眠环境。创造安静、安全、安心的睡眠环境 ②根据案例及改进措施,协助老年人缓解由疾病带来的痛苦 ③根据改进措施,实施其他有效措施,包括但不限于进行恰当的心理安抚、放松训练等 ④如果医生给予药物治疗,要严格遵医嘱,及时给予服药照护	措施合理,符合老年人的特点
征求老年人对改进措施的意见	①向老年人了解对改进措施的想法、建议、反馈 ②询问老年人有无需要改进的地方	

2.技能操作

(1)操作准备

了解老年人的身心及睡眠状况,做好准备工作,见表4-1-9。

表4-1-9 操作准备(睡眠障碍的老年人入睡照护)

准备类型	具体要求	准备记录
环境准备	房间安静整洁,舒适安全,光线柔和,温度、湿度适宜,关闭门窗,拉好窗帘	是□ 否□
物品准备	被褥、毛毯、体位垫、软枕、笔、记录单、免洗洗手液、生活垃圾桶、医疗垃圾桶等物品放置合理	是□ 否□
护理员准备	着装整洁,洗净并温暖双手,无首饰和长指甲,未涂指甲油	是□ 否□
老年人准备	洗漱,排空大、小便	是□ 否□

(2)操作过程

1)沟通

在照护睡眠障碍的老年人入睡之前,做好沟通解释,运用与睡眠相关的专业知识,了解睡眠障碍的相关影响因素,指导并帮助老年人获得良好的睡眠。

2)操作实施

按照操作流程,实施为睡眠障碍的老年人入睡照护的任务,将操作记录填写在表4-1-10中。

表4-1-10 操作记录表(睡眠障碍的老年人入睡照护)

基本情况	操作记录		完成情况
王奶奶,80岁,冠心病5年,脑出血后1年。目前意识清楚,能正常交流,脑出血后遗症导致左侧肢体活动不灵,右侧肢体活动正常。经康复训练,日常生活可以借助轮椅进行体位转移。近期,王奶奶中耳炎再次发作,使得情绪波动较大,睡眠质量变差,有时会对护理员发脾气,有时还会把自己关在房间里,拒绝用药	观察影响睡眠的因素	①体位:□被动体位 □患侧卧位 □健侧卧位 □仰卧位 ②导管:□输液管 □引流管 ③疼痛:□有 □无 药品名称:______ ④居室环境 温度:______ 湿度:______ 噪声:□有 □无 床单位:□干燥 □平整 □无渣屑	
	提出改进措施	□选择舒适体位 □导管畅通、无扭曲 □无疼痛或缓解 □居室舒适	
	协助老年人改进睡眠	□按摩 □香薰 □精油 □泡脚	
		□开启地灯 □关闭大灯	
	征求老年人对改进措施的意见	同意 不同意___	

(三)老年人睡眠状况观察、记录并报告

1.知识学习

睡眠过短或过长、睡眠障碍(如呼吸异常和失眠)等与冠心病、脑卒中、糖尿病、肥胖、高血压等风险增加有关。

(1)养成良好的睡眠习惯

睡眠习惯指个体在一定时期内,持续、重复出现的睡眠行为特征,包括夜间上床时间、早起时间、睡眠潜伏期、睡眠时长、睡眠效率和睡眠时段等。随着年龄增长,人类在不同年龄阶段,睡眠习惯会表现出生理性变化。睡眠充足不仅让身体获得充分休息,也可以让大脑重组资讯,帮助维持一个人的身心健康。睡眠习惯会对身体产生相关影响,养成良好的规律的睡眠习惯是保持健康的重要措施之一。

1)每天按时起床、就寝,作息规律

建议午睡30~60 min。建议采用正确的舒适的睡眠姿势,提倡卧如弓,即屈膝侧卧位。按时进食,晚餐少食。睡前不进食,不饮用有兴奋作用的饮料。建议观察并记录睡眠时间、睡眠长度、就寝与起床的时间及睡眠品质,掌握动态健康状况。

2)睡前排空大、小便,避免夜间排尿对睡眠造成影响

睡前热水泡脚,温度控制在40 ℃左右,时间为10~15 min,按摩足背和足底涌泉穴。睡觉时穿着宽松、舒适的睡衣,可以选择棉质睡衣。

3)白天适当活动,如散步、打太极拳等

睡前不看刺激性的书刊及影视节目,不谈论兴奋的话题,不当风而睡。睡前做身体放松活动,如按摩、气功、静坐、冥想等。放松训练是通过一定的肌肉松弛训练程序,有意识地控制自身的心理及生理活动,降低唤醒水平,改善躯体及心理功能紊乱状态,达到治疗疾病的目的。放松训练可以帮助老年人把注意力集中在自己的身体和呼吸上,为其提供平静体验。

(2)避免不良的睡眠习惯

老年人的睡眠质量不能仅以睡眠时间的长短来衡量,而应以是否消除了疲劳,精力是否充沛来评判。

1)晚餐过饱或过少

临睡前吃东西会加重肠胃负担,影响入睡。睡前不食用或饮用对中枢神经系统有兴奋作用的食物,避免精神亢奋,导致入睡困难。睡前饮酒有时可以让人很快入睡,但是仅停留在浅睡期,很难进入深睡期,醒来后会感觉疲乏。

2)睡前用脑过度、活动过度

看刺激性或引起不适的视频、文字,易扰乱睡眠节律,打乱本身的生物钟。一般而言,老年人的最佳睡眠时间为晚9点至次日清晨5点。由于新陈代谢减慢,老年人的睡眠时长一般为6~7 h。

睡眠相关知识

3)白天睡眠过多而晚上难以入睡

某流行病学期刊曾发布过一项持续 13 年将死亡率与睡眠习惯做比对的研究结果,发现天天午睡超过 1 h的人,其死亡率相对比较高。长期睡眠不足会引发许多疾病,但是睡眠太多也是一种健康警讯。

4)醒后不及时起床

研究发现,如果老年人醒后不起床,试图躺在床上增加滞床时间,则不仅不能补充睡眠,还可能降低睡眠质量。滞床时间受多种原因影响,如各种原发或继发的睡眠障碍、老年人生物节律性下降、褪黑素的分泌随着年龄的增长而减少,以及睡眠相前移等。

(3)操作实施

实施观察、记录并报告老年人睡眠状况的任务,操作流程与方法详见表4-1-11。

表4-1-11 操作流程与方法(老年人睡眠状况观察、记录并报告)

操作流程	操作方法	注意事项
老年人睡眠观察要点	①观察老年人的入睡时间、夜间觉醒时间及次数、总睡眠时间、睡眠质量(早晨起床后的精神状态)等 ② 当发现老年人晨起精神不佳或主诉睡眠不好,应重点观察是否有入睡困难、不能维持睡眠、昼夜颠倒、睡眠呼吸暂停、夜间阵发性呼吸困难、嗜睡等	如实记录老年人睡眠情况,内容详细,字迹清楚
异常睡眠记录内容	①异常睡眠记录内容包括床号、姓名、睡眠一般情况(入睡时间、夜间觉醒时间及次数、总睡眠时间、睡眠质量)、老年人主诉、异常睡眠的表现、有无采取助眠措施等 ②观察并确认老年人存在异常睡眠情况,做好记录的同时应报告医护人员或家属	夜间查房注意走路轻,开关门轻,避免惊醒老年人 观察应全面且方法正确
整理归位	①整理物品归位 ②符合感控要求	记录内容详细,字迹清楚

2.技能操作

(1)操作准备

了解老年人的身心及睡眠状况,做好准备工作,见表4-1-12。

表4-1-12　操作准备(老年人睡眠状况观察、记录并报告)

准备类型	具体要求	准备记录
环境准备	房间安静整洁,舒适安全,光线柔和,温度、湿度适宜,关闭门窗,拉好窗帘,老年人感到舒适、轻松	是□　否□
物品准备	被褥、毛毯、体位垫、软枕、笔、记录单、免洗洗手、生活垃圾桶、医疗垃圾桶等	是□　否□
护理员准备	着装整洁,洗净并温暖双手,无首饰和长指甲,未涂指甲油,查阅既往照料记录,了解老年人近期状况	是□　否□
老年人准备	洗漱,排空大、小便,情绪稳定	是□　否□

(2)操作过程

按照操作流程,实施观察、记录并报告老年人睡眠状况的任务,将操作记录填写在表4-1-13中。

表4-1-13　操作过程记录表(老年人睡眠状况观察、记录并报告)

基本情况	操作记录		完成情况
王奶奶,80岁,冠心病5年,脑出血后1年。目前意识清楚,能正常交流,脑出血后遗症导致左侧肢体活动不灵,右侧肢体活动正常。经康复训练,日常生活可以借助轮椅进行体位转移。近期,王奶奶中耳炎再次发作,使得情绪波动较大,睡眠质量变差,有时会对护理员发脾气,有时还会把自己关在房间里,拒绝用药	睡眠观察要点	入睡时间、夜间觉醒时间及次数、总睡眠时间、睡眠质量(早晨起床后的精神状态)等	是□　否□
	异常睡眠记录内容	床号:______姓名:______ 入睡时间:______夜间觉醒时间:______次数:______总睡眠时间:______ 睡眠质量: □良好 □入睡困难 □不能维持睡眠 □昼夜颠倒 □睡眠呼吸暂停 □夜间阵发性呼吸困难 □嗜睡 □报告医护人员或家属	是□　否□
	整理归位	整理物品归位	是□　否□

检查评估

护理员按照表4-1-14中的检查项目进行自我检查，并将检查结果和自我点评记录在表4-1-14中。

表4-1-14 自我检查记录表（晚间综合护理）

序号	检查项目	检查结果	自我点评
1	是否穿护理服并保持服装整洁	是□ 否□	
2	操作前是否洗净双手	是□ 否□	
3	用物准备是否齐全	是□ 否□	
4	是否按照标准步骤进行操作	是□ 否□	
5	是否完成操作记录	是□ 否□	

护理对象根据表4-1-15中的检查项目对护理员的服务情况进行检查，并将检查结果和结果点评记录在表4-1-15中。

表4-1-15 护理对象检查记录表（晚间综合护理）

序号	检查项目	检查结果	结果点评
1	是否清楚说明晚间睡眠照护的目的	是□ 否□	
2	是否询问有无排泄等特殊要求	是□ 否□	
3	服务态度是否和蔼，语言是否亲切	是□ 否□	
4	是否协助调整入睡姿势	是□ 否□	
5	进行睡眠照护时是否轻稳、安全	是□ 否□	
6	是否按照标准步骤进行操作	是□ 否□	

教师根据表4-1-16中的检查项目对护理员的任务完成情况进行检查，并将检查结果和结果点评记录在表4-1-16中。

表4-1-16 教师检查记录表（晚间综合护理）

序号	检查项目	检查结果	结果点评
1	是否按时完成任务	是□ 否□	
2	团队协作是否顺畅	是□ 否□	
3	设备、用具及物品是否整理恢复	是□ 否□	
4	实训床位是否整理干净	是□ 否□	
5	工作页填写是否准确、完整	是□ 否□	

任务小结

- 晚间综合护理
  - 老年人睡眠环境布置及入睡协助
    - 知识学习
      - 睡眠与健康的关系
      - 老年人睡眠的生理特点
      - 老年人睡眠环境布置
    - 技能操作
      - 操作准备
      - 操作过程
  - 睡眠障碍的老年人入睡照护
    - 知识学习
      - 老年人睡眠障碍的常见原因
      - 老年人睡眠障碍的常见表现
      - 保证老年人睡眠的措施
      - 睡眠障碍老年人入睡照护的操作步骤与方法
    - 技能操作
      - 操作准备
      - 操作过程
  - 老年人睡眠状况观察、记录并报告
    - 知识学习
      - 养成良好的睡眠习惯
      - 避免不良的睡眠习惯
      - 操作实施
    - 技能操作
      - 操作准备
      - 操作过程

教学资源

任务二　临终老年人护理

任务导入

场景：某养老院

人物：小李（护理员）、王奶奶

情节：王奶奶，83岁，脑肿瘤支持治疗，入住养老院2个月，近日病情恶化，大面积脑梗死，不可逆转。时常陷入昏迷状态，叹气样呼吸，进入临终期。假如你是护理员小李，应该如何做好临终老年人护理，并为家属提供心理慰藉？

任务目标

- 能够为临终老年人提供陪伴，完成临终老年人的照护工作。
- 能够协助为临终老年人家属提供心理慰藉及哀伤应对，完成临终老年人家属心理与精神照护工作。
- 能够进行遗体清洁、遗物整理、终末消毒，协助老年人家属处理后事，完成临终老年人护理的其他工作。

任务实施

（一）临终老年人的照护

微课　临终老年人心理表现及需求

1.知识学习

（1）认识临终

临终即濒死，指已接受姑息治疗，虽然意识清楚，但病情加速恶化，各种迹象显示生命即将结束，是生命活动的最后一个阶段，身体会发生一些转变，家属需要清楚并留意，给予临终关怀。临终者最需要的是对他表达无条件的爱，亲友应控制悲伤、激动的情绪，不应扰乱了临终者死亡那一刻的平静。

(2)临终老年人的生理变化及需求

1)生理变化

疼痛是肿瘤老年人临终常见的主要症状之一。

2)需求照护

①帮助肿瘤老年人减轻疼痛,使之无痛苦地走过人生的最后阶段,这是临终照护的主要内容之一。

②改善呼吸功能。痰液堵塞导致呼吸困难是临终老年人出现的另一常见症状,主要是因呼吸衰竭,清除分泌物的能力丧失,使痰液堵塞呼吸道。因而,当老年人病情允许时,为保持呼吸道通畅,尽可能开窗通风,适当取半卧位或抬高头与肩,以改善呼吸。痰多而黏稠时,可给予翻身、叩背,多喝温开水,也可使用雾化吸入,将痰液变稀。无力咳痰时,可给予电动吸痰处理。当呼吸表浅、急促、困难或有潮式呼吸时,及时吸氧,以缓解呼吸困难症状。对张口呼吸者,用湿巾或棉签湿润口腔,或用护唇膏湿润嘴唇,在睡眠时用湿纱布遮盖口部。临终时,老年人肺通气功能下降,易反复发生肺部感染,应遵医嘱给予抗感染、止咳、平喘、营养支持治疗,静脉输液滴速以25~30滴/min为宜,以防急性肺水肿发生。

③意识障碍。当老年人出现意识模糊时,一方面要密切观察、评估,找出可能的原因;另一方面,对躁动不安的老年人,要保证其安全,必要时可使用护具,如床挡、约束带等安全设施。同时,积极配合医护人员给予对症处理。

(3)临终心理表现及需求

1)临终心理表现

美国学者库布勒·罗斯(Kubler Ross)曾经与数百位临终老年人谈话,通过观察提出临终老年人大多要经历否认期、愤怒期、协议期、忧郁期、接受期等一系列复杂的心理变化过程。

①否认期。在临床观察中发现,临终老年人的否认期比较短,往往表现得不明显。

②愤怒期。当衰老进展迅速或病情逐渐恶化时,否认心理难以维持。临终老年人常表现出气愤与激怒、绝望、愤世不公,甚至将愤怒的情绪向家属、朋友、医护人员等接近他的人发泄,或对医院的制度、治疗百般挑剔。

③协议期。当生命垂危时,临终老年人反而出现了求生欲望,愿意努力配合治疗,以换取生命的延续。

④忧郁期。临终老年人默认生命已为时不久,任何努力都无济于事,表现出明显的忧郁和深深的悲哀,情绪低落,甚至有轻生的念头,想见到亲人、朋友,交代后事,喜欢由自己喜爱的人陪伴和照顾。

⑤接受期。濒临死亡前夕,临终老年人似乎从极度疲劳中挣脱出来,表情坦然,心理平静,对外界反应淡漠,有的呈嗜睡状态,静等死亡的到来。

认识死亡

疼痛缓解

日常生活问题

除以上各期的心理体验，还有个性化的心理特征，临终老年人的心理变化十分复杂，需要认真、细致地观察。

2)临终心理需求

临终老年人心理变化的各个过程无明显界限，但各个过程都包含了求生的希望。他们真正需要的是脱离痛苦和恐惧，以及精神上的舒适和放松。因此，及时了解临终老年人的心理状态，满足临终老年人的身心需要，使老年人在安静、舒适的环境中以平静的心情告别人生，这是临终老年人心理照护的关键。

(4)安慰临终老年人的常用方法

1)聆听

与老年人交谈时认真聆听，表示热心、支持和理解。疏导老年人情绪，让其倾诉内心的忧虑和恐惧。谅解、宽容老年人的过激情绪及行为。

2)延长护理时间

经常出现在老年人的身边，让他感到没有被抛弃，时刻受到人们的关怀，并尽量满足老年人的各种合理需求。

3)语言关怀

用鼓励与支持的语言增加老年人与疾病做斗争的信心和勇气，多给予老年人关怀，多与老年人交谈他们感兴趣的话题。

4)肢体关怀

通过握住老年人的手或是抚摸老年人的肩膀，传递对于他们的关心与爱心。

2.技能操作

(1)操作准备

在实施陪伴临终老年人操作前，需要做好必要的准备，见表4-2-1。

表4-2-1 操作准备(临终老年人的照护)

准备类型	具体要求	准备记录
环境准备	保持清洁、温馨、舒适的环境，温度、湿度适宜，根据季节关闭门窗	是□ 否□
物品准备	笔、记录单等	是□ 否□
护理员准备	保持服装整洁，洗净并温暖双手，保持良好心态	是□ 否□
老年人准备	衣物整洁，取舒适卧位	是□ 否□

(2)操作过程

1)沟通

利用聆听、语言关怀与肢体语言等方式陪伴临终老年人，疏导老年人的情绪，让其倾诉内心的忧虑和恐惧。

临终老年人心理照护

温馨提示

○保持居室空气新鲜、光线适宜，将老年人打扮得体，让老年人享有安全感和心理上的平静。

○护理员与老年人交谈时认真聆听，表示热心、支持和理解。

○经常出现在老年人的身边，让他感到没有被抛弃，时刻受到人们的关怀。

注意事项

○为更好地陪伴临终老年人，需要先收集老年人的资料，包括老年人的个人身体状态信息、老年人在机构内以往被照护的记录等。

2)操作实施

将操作记录填写在表4-2-2中。

表4-2-2　陪伴临终老年人记录表

基本情况	操作记录		完成情况
王奶奶,83岁,脑肿瘤支持治疗,入住养老院2个月,近日病情恶化,大面积脑梗死,不可逆转	需求照护	①减轻疼痛: □药物_____　□非药物_____ ②改善呼吸: □吸痰　□翻身叩背 _____h/次　□吸氧 ③□饮食照护　□口腔护理 □排便排尿照护	是□　否□
	陪伴照护	沟通:□语言安慰　□肢体语言 聆听:□语言安慰　□肢体语言 安抚:□语言安慰　□肢体语言	是□　否□

(二)临终老年人家属心理与精神照护

1.知识学习

(1)临终老年人家属的心理反应

在临终关怀中,老年人家属不仅承担着照顾老年人的角色,而且也是护理员的服务对象。在做好临终老年人护理的同时,也要做好对临终老年人家属的关怀及照顾工作。

临终老年人家属一般都很难接受亲人濒临死亡的事实。家属从老年人生病到濒死阶段直至死亡,也有着非常复杂的心理反应。他们也和老年人一样会经历否认、愤怒、讨价还价、忧郁等阶段。

临终老年人家属的改变与需求

(2)临终老年人家属的护理

1)鼓励家属表达感情

护理员要注意与家属沟通,建立良好的关系,取得家属的信任。与家属交流时,尽量提供安静、隐秘的环境,耐心倾听,鼓励家属说出内心的感受及遇到的困难,积极解释临终老年人生理、心理变化的原因和治疗护理情况,减少家属疑虑。对家属过激的言行给予容忍和谅解,避免纠纷的发生。

2)指导家属对老年人进行生活照顾

鼓励家属参与老年人的照护活动,如计划的制订、生活护理等。护理员对老年人家属应耐心指导、解释并示范有关的护理技术,使其在照料亲人的过程中获得心理慰藉,同时也减轻老年人的孤独情绪。

3)协助维持家庭的完整性

协助家属在医院环境中,安排日常的家庭活动,以增进心理调适能力,保持家庭的完整性,如共进晚餐、看电视等。

4)满足家属本身生理、心理和社会方面的需求

护理员对家属要多关心,帮助安排陪伴期间的生活,尽量解决其实际困难。

(3)协助为临终老年人家属提供心理慰藉及哀伤应对

1)认识哀伤

广义的哀伤是指因为任何的丧失而引发的哀伤情绪体验,狭义的哀伤是指人在失去所爱或所依附的对象(主要指亲人)时所面临的境况,这种境况既是一种状态,也是一个过程。在本环境中的哀伤是指临终老年人家属的悲痛与忧伤。

2)常用心理慰藉及哀伤应对的方法

①满足家属照顾老年人的需要:让家属陪伴在老年人身旁,护理员为其提供必要的信息和指导。

②鼓励家属表达情感:护理员要与家属积极沟通,鼓励家属表达内心的感受和遇到的困难,容忍和谅解家属的过激言行。

③指导家属对老年人进行生活照料:鼓励并耐心指导家属照料老年人,使家属在此过程中获得心理慰藉,让老年人感到亲情的温暖。

④营造家庭生活氛围:鼓励家属多与老年人相聚、交谈,安排日常的家庭活动,调节老年人的心情,维持家庭的完整性。

⑤满足家属各项合理需求:护理员要关心、理解家属,合理安排陪伴,满足家属的合理需求。

(4)丧亲者的护理

死亡是临终老年人痛苦的结束,但同时又是丧亲者悲哀的高峰。丧亲者的照护通常是从老年人进入濒死期开始的,即协助临终老年人家属做好后事准备,在临终老年人去世后,协助办理丧葬事宜,并重点做好家属的居丧辅导工作。

①陪伴与聆听。对于老年人家属的悲痛心情,应予以理解和同情。通过了解亲属的感受,给他们以心理支持,并适时地引导家属说出他们内心的悲伤与痛苦。

②协助办理后事。应帮助家属接受死者已逝这一事实,在家属办理后事的过程中,给予家属表达内心悲痛的机会,使其内心的悲痛得以宣泄。

③鼓励家属表达内心的悲痛。护理员应劝慰家属节哀,适当安排发泄内心悲痛的场所。协助家属适时地、自由地、痛快地哭出来,通过哭泣这种宣泄方式,有效缓解内心悲伤的情绪。

④协助家属建立新的生活方式,回归社会。应协助家属建立新的人际关系,并鼓励其积极参与社交活动。

临终老年人家属的心理反应

悲伤的四个阶段

温馨提示

- 在临终照护中,不能忘记老年人的家属也会因为将失去家人而感到不安与悲伤。
- 帮助家属树立肯定感,肯定其为老年人进行了最好的照护。
- 鼓励家属表达内心的悲痛,适当安排发泄内心悲痛的场所,以便有效缓解内心悲伤的情绪。

2.技能操作

(1)操作准备

在实施临终老年人家属心理与精神照护前，需要做好必要的准备，见表4-2-3。

表4-2-3　操作准备(临终老年人家属心理与精神照护)

准备类型	具体要求	准备记录
环境准备	保持清洁、温馨、舒适的环境，温度、湿度适宜，根据季节关闭门窗	是□　否□
物品准备	笔、记录单等	是□　否□
护理员准备	保持服装整洁，洗净并温暖双手，保持良好心态	是□　否□
老年人准备	衣物整洁，体位舒适	是□　否□
家属准备	情绪平稳，愿意沟通	是□　否□

(2)操作过程

1)沟通评估

利用哀伤应对的技巧协助为临终老年人家属提供照护，将操作记录填写在表4-2-4中。

表4-2-4　协助为临终老年人家属提供照护记录表

项目	具体内容	完成情况
观察记录	□注意观察王奶奶的消极情绪 □记录 □指导家属对老年人进行生活照料	是□　否□
沟通评估家属的状况和需求	□满足家属照顾老年人的需求 □鼓励家属表达情感 □满足家属各项合理需求 □适当安排发泄内心悲痛的场所	是□　否□
护理员措施	□富有爱心，尊重、理解家属的言行 □保护老年人及家属隐私 □协助家属照顾临终老年人 □保持良好的心态和稳定的情绪	是□　否□

2)操作实施

协助老年人家属处理后事,将操作记录填写在表4-2-5中。

表4-2-5 协助老年人家属处理后事记录表

基本情况	具体内容	完成情况
王奶奶刚去世,家属还处于哀伤中,应陪伴家属,给予其心理支持	□协助办理后事 □陪伴与适当的语言安慰 □能帮助家属良好地应对哀伤 □尽力依照家属意愿来处理 □整理、看管物品 □家属举行告别仪式 □准备相关物品、资料	是□ 否□

(三)遗体清洁与遗物整理

1.知识学习

(1)遗体清洁

老年人去世后应做好遗体清洁,这是对逝者人格的尊重,同时对老年人家属也能起到心理安慰、减轻哀伤的作用,更是对老年人实施护理的最后步骤。

1)遗体清洁的目的

清洁遗体是为了使遗体整洁、外观良好、易于辨认。

2)遗体清洁的操作要求

①老年人经抢救无效,由医生证明确已死亡,方可进行遗体清洁。

②如有治疗导管,应予以拔除,并防止体液外流。

③放平遗体,垫枕头,避免面部淤血。

④有义齿者代为装上,闭合老年人双眼及口唇。

⑤清洁身体,填塞口、鼻、耳、肛门、阴道等孔道。

⑥更换衣服,整理遗容。

3)遗体清洁的方法

①撤除各种治疗用物

在清洁遗体前,先撤除各种治疗用物,如输液管、胃管、导尿管及各种引流管等。拔除前应抽尽管路内的内容物。有伤口者应更换敷料,粘贴整齐。有明显胶布痕迹处可擦拭去除。

②闭合老年人双眼

闭合老年人双眼。如老年人眼睛不能闭合,可轻轻提起其上眼睑,将浸湿的棉花置于眼穹隆处使其下垂闭合。

③为老年人梳理头发

用梳子顺着头发的纹理自然梳理,长发可梳理后扎成辫子,使老年人头发整齐、无打结。

④擦洗老年人遗体

用蘸清水的毛巾按脸、上肢、胸、腹、背、臀、下肢的顺序依次擦洗清洁,使皮肤干净、无污渍。

⑤填塞“七窍”

“七窍”即口咽、双鼻孔、双耳孔、阴道及肛门。为防止老年人死亡后从七窍中流出分泌物,须用纱布(或大团棉花)对遗体“七窍”进行填塞。

(2)遗物整理

1)遗物整理的原则

①老年人物品经两人清点后交予家属。

②贵重物品由家属直接保管。

③若为传染病老年人,应将其物品单独放置,并按规定销毁。

2)遗物整理的方法

①整理遗物的时机

整理遗物最好在家属在场的情况下进行,若家属不在场,应由两人同时清点并登记。

②清点遗物

先将遗物整理归类,再清点记录。遗物的类别有如下几种:

a.衣物类。清洁衣物叠放整齐,污染衣物打包。

b.书籍类。书籍码放整齐,放入纸箱中。

c.用品类。清洗干净,叠放整齐。

d.贵重物品类。遗嘱、钱财及贵重物品等应直接由家属整理,若家属不在场,应由两人清点后登记,暂时交予主管领导保管。

③登记

记录老年人遗物的名称、数量,并由两名清点人签全名。交予家属时,应核对无误,家属签全名后领取遗物,具体见表4-2-6。

表4-2-6　老年人物品登记表

登记时间	物品名称	颜色	件数	登记人	核对人	家属确认签名	备注

3)整理遗物的要求

①整理遗物要认真,易损物品轻拿、轻放。

②登记要准确、全面并签全名。

4)操作实施

进行遗体清洁、遗物整理操作实施,详见表4-2-7。

表4-2-7 进行遗体清洁、遗物整理操作实施

实施步骤	护理员措施	关键点记录(能否体现足够耐心、认真聆听)
与家属沟通	①携用物至老年人床旁 ②安慰家属并征求家属意见,共同或由护理员协助擦拭遗体,家属可在房间外等候	遵照家属意愿进行或协助其进行老年人遗体清洁工作
擦拭遗体	①戴好橡胶手套 ②撤除各种治疗用物,伤口或针眼更换新的敷料,粘贴牢固 ③轻抚老年人眼睑片刻,使其闭合双眼。上托下颌片刻,使其闭合口唇 ④打开遗体料理包,持镊子夹取棉球填塞老年人"七窍" ⑤使用温热湿毛巾清洁老年人遗体 ⑥为老年人更换清洁衣裤,将老年人头发梳理整齐 ⑦将大单盖于老年人遗体上	填塞"七窍",应避免填塞物外露
整理用物	①倾倒水盆 ②右手捏住左手手套外面脱下,左手伸进右手手套内侧,翻转手套脱下。双手捏住口罩系带摘下口罩,装入医用黄色垃圾袋内 ③请家属向遗体告别	
遗物分类清点并记录	①由两名护理员与家属共同将老年人遗物分类放置并清点 ②清点、整理遗物者应戴橡胶手套 ③由一名护理员将衣物、书籍、日常用品分类打包并口述名称和件数,另一名护理员及时记录,填写"老年人物品登记表"。两名护理员在"老年人物品登记表"上签全名,使家属得到精神慰藉	老年人遗物需要两人同时在场清点 贵重物品应先行记录并由主管领导妥善保管 "老年人物品登记表"至少留存一年

2.技能操作

(1)操作准备

在进行遗体清洁、遗物整理操作前,需要做好必要的准备,见表4-2-8。

表4-2-8 操作准备(遗体清洁与遗物整理)

准备类型	具体要求	准备记录
环境准备	保持清洁、安静	是□ 否□
物品准备	橡胶手套2副、遗体料理包1个、镊子1把、棉球若干、大单1条、屏风1个、自备毛巾1条、水盆1个(盛装温水,对患传染性疾病的老年人遗体应使用含有效氯500 mg/L的消毒液)、清洁衣裤、梳子1把、记录单1份、笔1支、老年人物品登记表等	是□ 否□
护理员准备	保持服装整洁,戴口罩、手套	是□ 否□

(2)操作过程

进行遗体清洁、遗物整理,将操作记录填写在表4-2-9中。

表4-2-9 进行遗体清洁、遗物整理记录表

基本情况	操作记录		完成情况
王奶奶刚去世,家属还处于哀伤中,遵照家属意愿进行或协助其进行老年人遗体清洁及遗物整理工作	擦拭遗体	①遵照家属意愿进行或协助其进行老年人遗体清洁工作 ②填塞"七窍"即:______ ③清洁老年人遗体:□干毛巾 □凉湿毛巾 □温热湿毛巾	是□ 否□
	整理用物	①倾倒水盆 ②脱手套、口罩:______手捏住______手手套外面脱下,______手伸进______手手套______侧,翻转手套脱下。双手捏住口罩系带摘下口罩,装入______色垃圾袋内	是□ 否□
	遗物分类清点并记录	①由______名护理员与______共同将老年人遗物分类放置并清点 ②"老年人物品登记表"至少留存:□半年 □一年 □两年	是□ 否□

（四）终末消毒

1.知识学习

（1）概念

终末消毒是指老年人离开后，对老年人居住过的居室及居室内物品进行彻底消毒，目的是将遗留在居室及各种物体上的病原体消灭掉。终末消毒的工作内容包括对居室内床铺、地面、物品表面、空气等全部消毒。

（2）操作实施

老年人离开后，对老年人居住过的居室及居室内物品进行彻底消毒，具体操作见表4-2-10。

表4-2-10　终末消毒操作实施表

实施步骤	护理员措施	关键点记录（能否体现足够耐心、认真聆听）
物品整理	①撤出旧被褥 ②收集各类垃圾并使用相应垃圾袋装好、密封好，放至规定地点	□操作时务必戴口罩、手套
环境消毒	①使用抹布蘸取消毒液擦拭居室内所有物品表面 ②使用拖把蘸取消毒液擦拭居室内地面 ③开窗通风	□操作时务必戴口罩、手套 □选用0.05%浓度的有效氯溶液擦拭物品表面 □至少开窗通风30 min
更换新被褥	更换新被褥，并将被褥放置好，备用	□操作时务必戴口罩、手套

2.技能操作

（1）操作准备

在进行终末消毒操作前，需要做好必要的准备，见表4-2-11。

表4-2-11　终末消毒操作准备

准备类型	具体要求	准备记录
环境准备	室内温度、湿度适宜	是□　否□
物品准备	消毒液、抹布、拖把、干净被褥等	是□　否□
护理员准备	衣着整洁，戴口罩、手套	是□　否□

(2)操作过程

将操作记录填写在表4-2-12中。

表4-2-12 进行终末消毒记录表

基本情况	操作记录		完成情况
老年人离开后，对老年人居住过的居室及居室内物品进行彻底消毒	物品整理	□撤出旧被褥 □垃圾分类密封 □放至规定地点	是□ 否□
	环境消毒	①使用抹布蘸取_____浓度的有效氯溶液擦拭居室内所有物品表面 ②使用拖把蘸取消毒液擦拭居室内地面 ③开窗通风_____min	是□ 否□
	更换新被褥	更换新被褥，并将被褥放置好	是□ 否□

检查评估

护理员按照表4-2-13中的检查项目进行自我检查，并将检查结果和自我点评记录在表4-2-13中。

表4-2-13 自我检查记录表(临终老年人护理)

序号	检查项目	检查结果	自我点评
1	是否穿护理服并保持服装整洁	是□ 否□	
2	操作前是否洗净双手	是□ 否□	
3	是否对遗体状况进行评估	是□ 否□	
4	用物准备是否齐全	是□ 否□	
5	是否按照标准步骤进行操作	是□ 否□	
6	是否完成操作记录	是□ 否□	

护理对象家属根据表4-2-14中的检查项目对护理员的服务情况进行检查，并将检查结果和结果点评记录在表4-2-14中。

表4-2-14 护理对象家属检查记录表(临终老年人护理)

序号	检查项目	检查结果	结果点评
1	服务态度是否和蔼，语言是否亲切	是□ 否□	
2	是否按要求完成遗体护理	是□ 否□	
3	是否妥善处理遗物	是□ 否□	
4	用物准备是否齐全	是□ 否□	
5	是否按照标准步骤进行操作	是□ 否□	

教师根据表4-2-15中的检查项目对护理员的任务完成情况进行检查，并将检查结果和结果点评记录在表4-2-15中。

表4-2-15 教师检查记录表（临终老年人护理）

序号	检查项目	检查结果	结果点评
1	是否按时完成任务	是□ 否□	
2	团队协作是否顺畅	是□ 否□	
3	设备、用具及物品是否整理恢复	是□ 否□	
4	实训床位是否整理干净	是□ 否□	
5	工作页填写是否准确、完整	是□ 否□	

任务小结

- 临终老年人护理
  - 临终老年人的照护
    - 知识学习
      - 认识临终
      - 临终老年人的生理变化及需求
      - 临终心理表现及需求
      - 安慰临终老年人的常用方法
    - 技能操作
      - 操作准备
      - 操作过程
  - 临终老年人家属心理与精神照护
    - 知识学习
      - 临终老年人家属的心理反应
      - 临终老年人家属的护理
      - 协助为临终老年人家属提供心理慰藉及哀伤应对
      - 丧亲者的护理
    - 技能操作
      - 操作准备
      - 操作过程
  - 遗体清洁与遗物整理
    - 知识学习
      - 遗体清洁
      - 遗物整理
    - 技能操作
      - 操作准备
      - 操作过程
  - 终末消毒
    - 知识学习
      - 概念
      - 操作实施
    - 技能操作
      - 操作准备
      - 操作过程

参考文献

[1] 王燕.老年护理[M].北京:北京大学医学出版社,2020.
[2] 人力资源社会保障部教材办公室.养老护理员(初、中、高级)[M].北京:中国劳动社会保障出版社,中国人事出版社,2020.
[3] 王玉龙.康复功能评定学[M].北京:人民卫生出版社,2013.
[4] 董韵捷,颜婉彤.生活照护[M].北京:中国劳动社会保障出版社,2021.
[5] 柳树亮,贾媛.养老陪护[M].北京:科学出版社,2019.
[6] 张继英.养老护理[M].北京:中国劳动社会保障出版社,2012.
[7] 中国营养学会.中国居民膳食指南(2022)[M].北京:人民卫生出版社,2022.
[8] 周郁秋,张会君.老年健康照护与促进[M].北京:人民卫生出版社,2019.
[9] 章稼,王于领.运动治疗技术[M].北京:人民卫生出版社,2022.
[10] 单伟颖,郭飏.老年人常用照护技术[M].北京:人民卫生出版社,2023.
[11] 冷发敏,卢国连,刘亚.老年健康与照护[M].北京:中国人口出版社,2022.
[12] 人力资源社会保障部职业能力建设司.健康照护师(初、中、高级)[M].北京:中国劳动社会保障出版社,中国人事出版社,2022.
[13] 臧少敏,陈刚.老年健康照护技术[M].北京:北京大学出版社,2022.
[14] 王社芬,黄玉荣.基础照护知识与技能[M].北京:中国科学技术出版社,2019.
[15] 赵文慧,吕海琴.基础护理技术[M].2版.河南:河南科学技术出版社,2021.
[16] 赵文星.老年人综合能力评估[M].北京:人民卫生出版社,2022.
[17] 张连辉,邓翠珍.基础护理学[M].4版.北京:人民卫生出版社,2020.
[18] 郑洁皎.老年康复学[M].北京:人民卫生出版社,2018.
[19] 李小寒,尚少梅.基础护理学实践与学习指导[M].北京:人民卫生出版社,2018.

[20] 罗仕荣,周香凤.基础护理学[M].2版.北京:北京大学医学出版社,2022.
[21] 孙建勋,陈春霞.临床护理技能训练[M].西安:世界图书出版社,2020.
[22] 邹文开,赵红岗,杨根来.教育部1+X失智老年人照护职业技能教材(初级)[M].北京:化学工业出版社,2020.